現代 自然治療學 理解와 實際

慶熙大 漢醫科大學 教授(前)
漢醫學 博士 宋炳基 著

★ 총론
★ 자연치유법의 실제

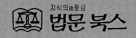
지식의&중심
법문북스

現代 自然治療學 理解와 實際
<small>現代</small>

慶熙大 漢醫科大學 教授(前)

漢醫學 博士 宋炳基 著

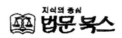
지식의 중심
법문북스

自　　序

오늘의 醫學思潮는 自然科學을 基礎로한 現代醫學과 全體性統一原理를 主軸으로한 漢醫學의 二大系統이 있다.

現代醫學은 物理 化學의 知識을 應用함으로써 人體의 心臟을 移植할 만큼 技術이 進步되었으며, 漢醫學은 비록 外面的인 變化만은 多樣하지 못할망정 長久한 歲月을 거쳐 그 特有한 治病效果가 認定되고 있다. 그럼에도 不拘하고 現代人은 如前히 病苦에 시달리고 있으며, 어쩌면 더욱 무섭고 새로운 疾病으로 부터 威脅받아야 하는 試練을 겪고 있지 않은가?

이것은 分明히 矛盾이다.

釋然치 못한 疑問을 간직한채 醫療界의 末席을 지킨지 十餘星霜… 1967年 初春 筆者는 實로 光明과도 같은 새로운 醫學思想에 接할수 있었으니, 日本의 西勝造氏가 提唱한바 있는 自然醫療思想이다.

그후 꾸준히 이 方面의 書籍을 耽讀하면서 自然醫療思想은 漢醫學의 全體性原理와 一脈相通하는 點이 있음을 發見하게된 筆者는, 平素 漢方藥物療法의 不便點에 對한 改善과 醫療手段의 擴大를 渴望하던 바이므로, 此際에 約一年半동안 本書 第二編에 收錄한바와 같은 純粹한 自然治療方法에 依하여 實際로 患者를 診療한 結果 最新醫術로도 難治 或은 不治病으로 共認하고 있는 成人病, 例하여 糖尿病, 高血壓症, 心臟及腎臟病, 胃腸病, 肥滿症, 精神神經症等 患者의 體質改造가 可能할 뿐 아니라, 더우기 非合理的인 生活環境에는 寸度의 反省도 없이 스스로의 健康과 生命問題를 一邊倒로 醫術과 藥品에만 依存하려는 現代人의 健康管理姿勢는 根本的인 誤謬를 犯하고 있음을 確信하게 되었다.

따라서 現代人에게는 健康管理上의 올바른 方向提示가 緊要하거니와, 그렇다고 이를 施行하는 過程에 專門技術을 要하거나 特殊한 醫療裝備가 應用되거나 費用의 負擔이 많아서는 他山之石에 不過하여 實效를 거둘 수 없다.

自然療法은 各者의 意志 하나로써 自身의 健康問題를 解決할 수 있으며,

또한 疾病을 治癒로 誘導할 수 있는 治療法인 同時에 强健術이다.

筆者는 이를 一般大衆에게 널리 普及하여야 한다는 使命感같은것을 느끼는 한편 漢醫學의 全體性原理를 새로운 角度에서 具顯하여 보려는 意圖에서 起草를 作定하였다. 그러나 막상 擧筆에 臨하니 그 領域에 나의 力量이 未及할뿐만 아니라 參考資料 또한 不充分하여 그 編述을 數次 中斷 或은 削減하면서 縮小한것이 本書의 草稿다.

草稿를 다시 整理하고 보아도 資料의 取捨가 그宜를 得하지 못하였음을 自認하게되며, 文脉의 粗雜함이 他誤를 犯하지나 않았을까 두렵고, 叙述의 趣旨가 오히려 繁을 加함에 瑕疵는 叱責이 所望일 뿐이다.

다만 이方面에 對한 著述이 아직 우리글로 出刊되지 않았기로 이에 關心이 있는 同道諸賢에게 案內書的 役割이라도 堪當할 수 있었으면 하는 期待와 健康에 留意하는 者에게 毫毛의 도움이나마 되지않을까 생각한나머지 顔汗를 무릅쓰고 世上에 내놓는다.

多幸히도 先輩의 批判과 覽者의 鞭韃이 따른다면 此後機會에는 疾病에 對한 自然治療法을 個別的으로 叙述하여볼 勇氣가 나겠다.

끝으로 本書의 出版은 敎育事業에 精進하시는 한편 營利와는 距離가먼 漢醫書出版에 貢獻하시는 東洋綜合通信大學 敎育部 理事長 朴鐘甲先生의 厚意로 이루어졌음을 여기 明記하여 衷心으로 謝意를 表하는 바이다.

聖心院에서, 著者적음

凡　　例

內容：本書는 學術的인 趣旨와 實際治病을 爲한 두가지 目的에서 叙述하였다.

　　前者는 全體性醫學理論을 自然療法에 適用함으로써 漢醫學臨床手段을 擴大 乃至 開拓하려는 意圖이고 後者는 從來 局所 或은 對應處置의 目的에서 散發的으로 施行되어온 雜多한 自然治療方法을 하나의 體系로 統一하여 旣存醫術로 解決할 수 없는 많은 疾病을 새로운 角度에서 治療하려는 것이다.

分類：第一篇에서는 漢醫學의 基礎原理를 自然科學의 側面에서 考察함으로써 自然療法에 適用할 수 있음을 納得할 수 있게 하였고 第二篇에서는 斷食療法을 爲始한 많은 自然療法의 實際를 個別的으로 說明하였다.

構成：患者는 學術的인 理論보다 疾病治療와 健康恢復및 增進이 貴重하다. 그러나 現代人은 藥이나 醫療裝備의 效能을 過信한 나머지 特殊한 藥이나 器具가 必要없는 自然療法에 對하여는 그 成果를 輕視하는 面이 없지 않다.

　　아무리 優秀한 治療法이라도 施行하지 않고는 그 成果를 期待할 수 없다. 本書는 醫學에 專門知識이 없는 一般人도 쉽게 理解할 수 있도록 比較的難解한 漢醫學의 基礎理論도 알기 쉬운 말로 叙述하노라 努力하였으며, 自然療法에 依한 疾病의 治癒機轉을 確信할 수 있게끔 하기 爲하여 科學的論證과 學理的 解說을 試圖하였다.

　　또한 많은 附表와 附圖를 揷入하여 內容을 理解하는데 도움이 되게 하였다.　本書에 收錄된 自然療法은 日本 및 西歐等地에서 많은 患者에게 施行하여 그 成果가 立證된 것이며, 筆者 또한 이를 慢性 및 難治의 成人病 例하여 中風, 高血壓, 糖尿病, 胃腸病, 心臟病, 腎臟病, 婦人病 精神神經症 等에 施行하여 治癒效果가 優秀함을 確認한 것들이다.

目　次

第1篇 總　論

第2篇 自然治療法의 實際

圖 表 目 錄

第一篇　總　論

第 1 章　生命의　概念

第 1 節　生命現象

醫學의　基礎는　生理學이어야　하며, 生理學은　옛날부터　"生命에　關한　自然科學"이라고　定義하여　왔다.

그러나　生命의　本質을　현단계의　知識으로서는　파악할수　없기　때문에, 生命의　表徵으로　認識되는　生命現象을　觀察함으로써　그　根底를　이루고있다고　想定하는　것을　生命이라고　稱하는데　不過하다. 마치　電氣의　本體를　捕捉하지　못하여도　電氣的諸現象을　通하여　電氣라는　것을　想定할　수　있음과　같다. 그래서　우리는　生命現象　或은　生物이라는　自然現象을　生命의　場으로　看做하고　觀察을　通하여　生命의　法則性을　發見할　수　있다. 그렇기　때문에　生命現象은　곧　生活現象이며　全體性立場에서의　自然現象은　人體의　生命現象과　相通한다. 이　말은　生命現象이　相關性　或은　聯關性을　保持한다는데　歸着한다. 即　生物界의　모든　部分的인　事象間에는　緊密한　相關關係가　이루어져서, 根幹的　生活現象을　觀察하면　恒常　統合이　이루어져서　하나의　有機的體系를　組立하고　있기때문에, 其中　一部分의　故障은　全體의　不均衡을　招來한다. 生物의　이와같은　性質을　統合性(integrity)이라고　한다. 統合性을　保持하고　있는　主體個個의　單位는, 內部的으로는　協調(Co-ordination)로서, 外部　或은　環境과의　交涉에서는　適應(adaptation)現象으로서　認識된다. 따라서　生活現象은　生體와　環境　或은　大自然과의　交涉을　全體的으로　觀察함으로써　파악할수　있게　된다. 이러한　關係를　漢方에서는　陰陽法則으로　說明하고　있다. 橋田博士가　生物哲學上　全機性論(生命論參照)을　提唱함도　自然科學的　意味에서　이와　같은　뜻이　있다.

第 2 節　生命論

生命의　本質問題에　關한　論議는　옛부터　여러가지　主張이　있다. 옛날에는 주로 神秘的인 生命力을 想定하였으나, 近來에는 生活現象을 科學的으로 精密하게 觀察함으로써, 生命의 本體를 究明하려는 傾向이다. 그럼에도 現代物理學(物理學·化學 및 理化學을 包括한)의 知識으로는 生命의 本質을 說明할 수 없으며, 앞으로 物理學이 아무리 進步되어도 이를 說明하기에는 무엇인가 不足한 것이 殘存한다는 것을 알수 있으므로 所謂 生氣論(Vitalism)이 主唱되고 있다. 近代生氣論의 代表者인 Driesch는 個體의 維持와 生殖現象을 어떠한 特別한 힘(力) —이를 氏는 Entelechie라고 한다—으로써 說明하려 한다. 이에 反하여 生活現象을 物理學的知識으로 說明하려는 主張을 機械論(Machanism)이라고 한다. 이러한 主張들이 모두 生命의 本質에 關한 結論을 얻을 수 있다는것은 아니며 다만 學問的 立場을 設定한것에 不過하다.

　Oxford의 生物學者「J. S. Haldane」은 生體의 生活現象을 個別的으로 研究, 考察하여서는 生物學의 眞姿勢를 把握할 수 없으며, 各部分은 全體의 所屬部分으로서만 意義가 있기 때문에, 生物學的 現象을 理解하려면 그들을 하나의 維持的全體를 爲한 積極的인 表現으로 보지않으면 안된다고 하여, 「Smuts」가 主張한 全體性(Holism) 槪念에서 生命의 本質을 求해야한다고 하였다. 이 主張은 橋田博士가 "生은 全機의 現象이다"라고 提唱한 全機性論과 恰似하다. 即 生命現象 或은 生活現象이 統合性 或은 全機性을 維持하며 나타나는 그 自體內에서 生命의 本質을 파악할 수 있다는 것이다. 이러한 主張은 統合性 혹은 全體性을 生命現象의 統一原理로 보는 漢醫學思想과 一致하는 點이 있다. 허나 各部分을 物理的으로 究明하면 全體는 따라서 解明되지 않겠느냐하는 主張은 表面上 首肯이 가는듯 하지만, 實際 全體性의 槪念은 生命의 統一을 意味하는것이기 때문에, 生命의 本質을 떠난 科學的 知識의 總集合은 百科辭典은 될수있어도 全體性의 意味를 가질 수는 없다. 人體를 아무리 分析하여도 그곳에서 生命의本體를 發見할 수는 없을 것이며 그 結果는 極細한 物質의 發見에 그칠것이기 때문이다. 이러한 極細物의 集合體가 生命일 수는 없기 때문에 이와같은 理想下에서는 基礎醫學이 純粹한 物理 化學의 領域안에 머물고 말게된다. 이 點이 物理學的 知識만으로는 生命現象을 究明할 수 없는 큰 理由이다.

따라서 生理學은 全體性 立場에서 硏究되어야 한다는 것이다. 「Haldane」은 이러한 思想의 生理學을 新生理學(New physiology)이라 하였고 橋田博士는 生機學이라고 하였다. 勿論 全體性 醫學思想을 主張하는 사람들 이 完全한 全體性醫學을 完成한것은 아니지만 이들 例하여 生機學의 領域이 物理化學的인 事實以外에 生物觀, 生命觀이라는 哲學的問題를 包括하고 있다는 點만에서도 높이 評價될充分한 價値가 있다. 이러한 學問的態度는 全體性思想으로 一貫하고 있는 漢醫學의 立場과 怡似하다. 即 具體的事實에서만 必然的으로 歸納되는 物理化學등과는 달리 生機學이나 漢醫學은 自然哲學의 思想을 包括하고 있다. 生機學派는 自己들의 學問을 宗敎이고 哲學인 同時에 自然科學이라고 主張한다. 이런 主張은 學道一致 또는 知行一如란 말로 表現되는 東洋學問의 思想態度와 一致하고 있다.

第2章 全體性의 概念

生命을 一體로한 全體性觀察方式이 醫學의 本姿勢임을 主張하는 경향은 날로 높아가고 있다. 그러나 現代醫學界에서는 局所의 構造(形態學・解剖學・組織學等)와 機能(生化學・生理學・生物學等)을 把握하면 全體는 따라서 解明된다는 學問의 態度를 固守함으로써 基礎醫學은 人間아닌 動植物과 屍體를 硏究의 對象으로 하고있으며, 따라서 그 結果는 一般生物學 또는 物理學 化學의 限界를 벗어나지 못하고 있다. 그 重要한 原因은 人間＝動物＝物質 故로 人間은 物質이다라고 보게되는 結果의 根本的인 誤謬를 犯하고 있는데서 찾을 수 있다.

醫學思想의 潮流에 따라 오늘날의 醫學에는 全體性醫學과 分析性體學의 兩系統이 있다. 우선 分析醫學으로 代辨되는 現代醫學의 特徵을 考察함으로써 全體性 醫學思想과 比較코저 한다.

第1節 現代醫學의 特性

I. 現代醫學의 科學思想

現代醫學의 特性은 첫째로 무엇보다 科學的이라는 것을 말할 수 있다. 17・8世紀頃부터 西歐에서 自然科學의 發達이 急進함에 따라 醫學도 科學的

方法으로 研究하여야 한다는 思想이 學界를 支配하게 되었다. 特히 17世紀에 「W. Harvey」는 血液循環을 發見함으로써 生理學을 實證的인 學問의 軌道에 올려놓았고 이에 영향받아 醫學의 研究에 急進的으로 科學的 方法을 채택하게 되었다. 即人體는 어떠한 構造로 되어있으며 藥物의 成分은 무엇이며 人體에 어떠한 作用을 하는가를 研究함으로써 現代醫學의 基礎를 確立하였다. 이와 같은 研究態度는 醫學을 物理 化學의 領域內에 歸屬시키는데 貢獻하였을뿐 科學的研究方法 自體가 곧 醫學일 수는 없었다.

人間을 物理・化學的으로 研究한다고 하여 人間의 疾病이 따라서 治癒되지는 않는다. 簡單한 機械라면 그 構造와 機能을 究明함으로써 故障을 修繕할 수 있겠지만 人間은 그렇게 단순한 機械가 아니며, 설사 機械라도 奧妙不可思議하여 科學의 힘이 미치지 않는 그 무엇이 있기 때문이다. 現代醫學은 生理・解剖・藥理 等等의 多數部門으로 分類되어 있으나 世界의 學者가 總動員되어 50年, 100年 研究하여도 그 어느 一部門만이라도 完全한 研究에 到達하지는 못한다. 왜냐하면 人間은 살아있는 生命體이므로 物件다루듯 할 수 없는點도 있지만 또 科學的 方法이란 分析과 歸納의 連續이므로 最終結果가 나오기 前에는 研究의 過程에 不過하다. 人體는 物理的 現象만도 大端히 複雜하여 이 分野의 研究만이라도 完成하자면 無限한 未來에나 可能하다고 推定할 수 밖에 없다. 그렇다고 人間의 疾病治療를 延期할 수는 없지만 또 한편 不過 2・3世紀間의 研究結果인 現在의 不完全한 科學知識으로서 複雜한 人體의 生命現象을 解決하려함도 카다란 危險이 아닐 수 있다. 例하여 生化學者들은 人體의 生理機轉에 關與하고 있는 酵素(Enzyme)의 數를 大略 三萬餘種으로 推算한다. 그中 그 正體가 究明된 것은 各種 Vitamin을 合하여 모두 2・30種에 不過하다. 生命體는 이들 酵素가 서로 有機的인 關係를 가지며 調和를 이루어야 正常的인 生理作用이 可能하다. 이중 한 두가지만 過하거나 不足하여도 그 均衡이 破壞되어 結局은 全體的인 生命現象에 惡影響을 미치게 된다. 漢方에서 太過와 不及이 모두 病이된다고 한것은 이런 경우를 말하는 것이다.

最近 各種 化學藥品 및 抗生劑의 投與로 惹起되고 있는 臨床醫學上의 弊

端에 對하여는 學界에서 論議가 紛紛하거니와 綜合療法 혹은 榮養療法이란
立場에서 試圖되고 있는 各種 Vitamin劑 酵素劑 홀몬劑의 投與에도 再檢
討 되어야 할 問題點은 있다. 生化學者들의 말대로 三萬餘種以上으로된 未
知狀態의 酵素系統을 不過數種의 酵素로서 調節한다는 것은 넌센스라 아니
할 수 없다. 現代醫學이 科學的이란말은 決코 가장 優秀하다는 뜻은 아니며
또 科學的으로 完成되어 있다는 意味도 아니다. 다만 科學的인 方法으로 硏
究한다는 方法論을 뜻하는것 뿐이다. 萬若 現代醫學이 人體에 對하여 科學
的으로 究硏를 完成하였다든가 或은 現代醫學이 科學的이란말 때문에 萬能
이라고 생각한다면 이는 큰 誤解다. 오늘날의 醫學이 硏究途上에 있는대로
學問의 體系를 科學化 하는데는 어느程度 成功하고 있지만, 이것이 곧 醫療
技術의 向上은 아니다. 여기에 科學偏重인 現代醫學의 問題點이 있다.

Ⅱ. 理論的傾向

이런 見地에서 現代醫學의 特性中 하나는 그 理論的 傾向에서 찾을 수 있
다. 實際方面에 疏閑하고 基礎學에 置重한 나머지 現代醫學은 그 治療學部
門이 貧弱하다. 西洋醫學史上 醫學은 大體로 經驗을 重히여겼던 時代와 理
論을 重視하였던 時代가 交叉되어 왔으나, 現代는 理論의 時代이다. 醫學의
元祖라 일컬어지는「Hipocrates」는 經驗派의 始祖로서 醫師의 實際經驗을
重視하였으며, 希臘時代末期의「Alecsandlia」醫學은 解剖學을 主로 하였
고, 中世醫學은 空想的 思辨的思想이 支配하였다. 前者는 實驗的이고 後者는
思索的이란 點에서는 서로 특징이 있으나 兩者 모두 臨床經驗을 疎外하였다
는 點에서는 相通한다.「哲學은 科學의 根本이다」라는 立場에서 보면 形而
上學의 思辨도 確實히 醫學의 基礎가 될 수 있으며, 이는 解剖學이 醫學의
基礎가 된다는 立場과 差異가 없다. 그러나 形而上學的 思辨이나「Alecs-
andria學派」의 解剖學은 모두 臨床面에 何等의 進步를 가져오지 못하였기
때문에「Rome」의 經驗學派가 생겨났다. 近代醫學은 大體로「Rudolf
Virchow」의 細胞病理學에 基礎를 두고 解剖學・生理學・藥理學 等을 臨床
에 應用하여도 그 治療學部分의 成果는 解剖學的 知識에 그치고 있어, 疾病
혹은 患者에 對한 醫學의 힘은 예나 지금이나 같다. 이러한 缺陷을 病理生

理學의 開發로 補充하려는 경향은 있지만 現在로 病理生理學은 幼稚한 段階에 있다. 특히 人間의 生體를 實驗物로 利用할 수 없는 難點은 그 發展을 더욱 阻害하는 要因이 되고있다.

Ⅲ. 解剖學의 知識

이런 點에서 解剖學的思想은 現代醫學의 特質이라 하겠다. 患者를 診察할 때 醫師는 于先 解剖學 知識에 依하여 考察하며 따라서 診斷이나 疾病의 分類도 모두 解剖學的 思想에 依하여 내려진다. 例하여 —胃가 나쁘다. 腸이 나쁘다. 或은 肺病이다. 心臟疾患이다—라고 診斷하며 이러한 疾病은 각각 身體의 어느 一部分에 位置하고 있으므로 그 部分에만 治療를 加하면 된다고 생각한다. 그러나 이와같은 思考方式이 實際와 相違함을 判斷하기는 어렵지 않다. 萬若 病理生理學의 眼目으로본다면 胃腸病을 胃만의, 心臟病을 心臟만의 故障이라고 생각지는 않을 것이다. 胃腸病의 原因이 단지 暴食等으로 因한 胃의 傷害뿐이라면 몰라도 實際 胃의 機能을 左右하는 데는 自律神經이라든가 內分泌腺이라든가 精神作用의 影響이 크다. 身體各部分의 相互關係에 對하여 소홀히 하고있기 때문에 現代醫學은 모든 疾病을 身體의 어느 一部分에 局限시키고 治療도 局所에만 加하게 된다. 이러한 治療手段이 根本的인 것이 못됨은 勿論이며, 그 弊端은 屍體或은 動物實驗에 依하여 이루어진 病理解剖學知識을 通則으로 臨床에 適用하는데서 極甚하여진다. 神經衰弱症을 大腦의 病으로 생각하여 鎭靜劑나 催眠劑를 投與한다든가 神經痛類에 鎭痛劑를 注射한다든가 하는것이 모두 解剖學的 思想에 依한 局所療法으로서 그 效果가 姑息的인 것은 明若觀火하다. 例하여 氣管支喘息은 氣管支에 分布된 迷走神經이 痙攣性으로 興奮하여 呼吸困難을 惹起하는 것이기 때문에 이때 현대의학은 神經을 痲痺시키거나 鎭靜·遮斷하는 藥物을 投與하며 혹은 迷走神經에 拮抗하는 交感神經興奮劑를 投與한다. 그러나 氣管支喘息은 全身의 生理機能의 不調和로 因하여 痰性物質이 氣管支에 蓄積되기 때문에 惹起되는 呼吸困難症으로서 現代醫學의 Allergy性에 依한 病因說과 怡似하다. allergy反應은 抗原과 抗體가 서로 感作함으로써 이루어지는 것이니, 氣管支喘息의 根本治療는 全身의 生理機能을 調節하여 各種

Histamin物質等 抗體의 役割을하는 痰性物質을 除去함으로써 可能한 것이다. 이러한 見地에서 現代醫學的 治療가 全身的 體質療法의 理想에서 볼때 至極히 局所的인 療法임을 쉽게 看取할 수 있다. 實際 氣管支喘息患者가 神經安靜劑를 먹을 때는 現症이 없으나 藥의 效能이 消失되면 發作은 漸次强盛하여 症狀이 더욱 增惡하여짐은 生理的으로 오는 自然現象이다.

Ⅳ. 人體機械觀

現代醫學의 또하나의 特性은 人體를 機械的으로 보는 思想에 있다. 이것은 現代醫學이 犯하고 있는 잘못중에서도 重大한 事項이다. 人間의 生命現象을 다루는 醫學이 生命의 本質問題를 疎忽히 한다는 것은 큰 矛盾이다. 이러한 思想에 變化가 오지않는한 現代醫學이 아무리 科學的으로 發展되어도 醫學本然의 目的에 到達할 수 없음이 明確하다. 例하여 胃酸過多症治療에 近來에는 自律神經遮斷劑를 쓰기도 하지만 從來는 勿論 아직도 重曹等 鹽基性藥物을 投與하는 것은 現代醫療의 常識이다. 胃가 유리試驗管이 아닌 이상 中和作用에 依하여 胃酸이 減少될 理가 없다. 胃酸이 過多하게 分泌되는 것은 그 自體가 病이 아니며 全身機能의 不調和를 正常으로 恢復하려는 生體의 自然現象이다. 이는 마치 氣管支內에 생긴 痰液을 體外로 排出하려는 自然的인 生理作用으로 기침(咳嗽)이 일어나는 것과 同一한 機轉이다. 그렇기때문에 全體性醫學에서는 "症狀即 治療"라는 思想을 治病의 基本으로 한다. 이에 對하여는 後에 詳述하겠거니와 現代醫學에서 疾病으로 看做하는 모든 症狀이 實은 人體의 故障을 正常으로 恢復하려는 自然治療現象이다. 이러한 點에서 疾病이라든가 症狀 혹은 治療의 槪念은 많이 달라지겠거니와 여기서는 便宜上 旣往의 槪念下에 記述하겠다. 重曹를 常服하는 사람들을 보면 重曹를 쓰면 쓸수록 胃酸分泌가 增加함을 알 수 있가. 胃酸過多가 自律神經의 異常興奮으로 생긴다고 하지만 自律神經의 鎭靜劑나 鹽基性 中和劑로 胃酸過多症이 治療되진 않는다. 가령 家庭不和때문에 胃酸過多症이된 사람이라면 鎭靜劑나 重曹가 夫婦의 不和를 解消시키지는 못할것이기 때문이다. 獨逸의 어느 學者는 胃酸過多症에 少量의 稀燐酸을 長期間 投與함으로써 胃酸分泌가 점차 減少됨을 實驗하고 이를 臨床에 應用하였다 한다. 오히려 中和法보다는 나은 治療法일 수 있을 것이다.

V. 局所治療術

"局所的治療思想"은 現代醫學의 또하나의 특징이다. 疾病은 身體의 組織細胞에 局所的으로 變性或은 壞死를 일으키게 되는 것이라고 보아 그 部分만을 切除하거나 或은 措置하면 된다는 思想이 現代醫學界에 一般化되어있다. 이로 因하여 臨床醫學은 內科・外科・眼科・耳鼻科等으로 分化되어 各各 狹少한 身體部分만을 取扱한다. 眼科醫는 눈만을 擔當하고 耳鼻科醫는 귀만을 들여다 본다. 疾病은 그 病症이 아무리 局所的으로 나타나는것 같아도 原因은 全身의 生理的 不均衡에 있다. 施設이 잘되어있는 眼科나 耳科鼻에서 長期間 治療를 받아도 效力이 없거나 或은 病症이 一時的으로 輕減되었다가도 다시惡化하는 눈병 혹은 귀병이 漢方의 內服藥으로 간단히 治療되는 경우는 얼마든지 있다. 이것은 漢藥으로 全身의 生理現象이 調節되었기 때문이다.

一部外科術이나 免疫學의 貢獻을 除外하면 現代醫療術은 大部分 그 臨床的效力이 極히 無力한 對症療法이거나 局所療法이다. 이것은 어쩔 수 없는 現代醫學의 思想問題로서 마치 무당은 鬼神의 動態로 病이 생긴다고 믿기때문에 病治療法으로 怒한 鬼神을 慰安시키기 위하여 푸닥거리를 하고, 宗敎的으로는 病이 神의 罰이라고 믿기 때문에 罪를 용서받아서 神의 罰을 免하는 것이 病治療法이 된다고 생각하여 祈禱를 하는것과 같이 現代醫學은 病이 細菌 或은 特定病原體에 依하여 局所的으로 發生된다고 보기 때문에 病原體를 撲滅하는 方法과 局所處置術을 最新의 治療方法으로 삼게되는 것이다. 現代 基礎醫學은 많은 發達을 가져왔지만 治療法은 大部分 中世紀때와 달라진 것이 없음은 生理學 解剖學等 基礎學이 實際臨床을 위한 學問으로서가 아니고 各個의 獨立된 學問으로만 研究되어지고 있기 때문이다.

VI. 治療學의 疎外

現代醫學은 治療學部門을 소홀히 取扱하는 一面이 있다. 二十世紀後半에 抗生物質이 開發되어 炎症性疾患의 治療에 大革新을 가져왔다고 할 수 있지만 生理現象과의 關係를 考慮치 않고 抗生物質을 마구 濫用한 結果는 그 治療效果보다 이에 隨伴하는 副作用과 不合理點으로 새로운 醫學的 問題를 提

起하고 있는것이다. 即 抗生劑를 濫用하면 病菌도 따라서 耐性이 增加되어 새로운 病變을 招來하거나 原病이 固疾化되어 根本的인 治療를 더욱 어렵게 한다. 더우기 抗生劑는 病菌에 對해서만 作用하는 것이 아니고 生體에 有效한 細菌에도 作用하며 酵素系統의 均衡을 破壞시켜 그 結果 人體의 抗病力 또는 自然治療能力이 減退된다. 其外에도 藥物自體의 有毒成分에 依하여 肝臟·腎臟·神經等 內部臟器및 組織의 機能에 障碍를 일으키는 等의 數多한 副作用은 抗生療法에 對한 새로운 檢討와 反省을 促求하기에 이르렀다. 이러한 弊端은 비단 生物學製劑에만 局限된 問題가 아니며 現代治療劑의 寵兒인 化學製劑도 例外가 아니나 여기에 일일히 列擧할 必要를 느끼지 않기에 省略한다.

現代醫學은 藥物療法外에 解剖學의 知識에 依하여 外科術이 發達되어 어떠한 疾病에도 手術이 萬能인樣 一般에게 認識되고 있다. 純粹한 外科領域에 限하여서라면 不得已 手術을 하여야할 境遇도 많고 또 效力도 빠르겠지만 全體의 生理不調로 因한 局所的病變 例하여 胃에 潰瘍이 있으면 胃를 切除하고 腸에 病變이 있으면 腸을 切除하고 肝臟이 硬化되었으면 肝臟도 서슴없이 切除함을 茶飯事로안다. 이 얼마나 自然法則에 逆行하는 行爲인가! 이러한 外科手術로 一時苦痛을 免할 수 있다하더라도 疾病의 本源이 除去되지 않는限 生命現象에는 오히려 惡影響을 招來한다는 것은 우리가 實際로 蔓蔓히 볼 수 있는 現象으로서 再言의 餘地가 없다. 비록 간단한 手術이라도 例外는 없다. 蓄膿症에 手術을 하면 한때 病症이 輕減되지만 大部分 곧 再發한다. 耳鼻科醫들은 副鼻腔을 Dollor Box라고 한다지만 2·3次式 手術을 받고도 完治가 안된 蓄膿症患者는 얼마든지 있다. 또한 腦手術이나 心臟手術等 比較的 複雜한 수술은 相當한 技術이 熟練되어 있어야 하기 때문에 一般醫로서는 감히 엄두도 못내지만 優秀한 專門家라도 失敗하는 例가 많기 때문에 腦手術이나 心臟手術은 一·二例만 成功하여도 新聞紙上에 大書特筆되어 一般의 關心이 集中됨은 勿論, 이것으로 모든 心臟病이 다 治療되는 것 같이 떠들어댄다. 其後의 全身機能이 過然 繼續 正常을 維持하는지 어떤지에 對하여는 詳細히 알 수 없지만 手術當時의 成功率만을 보아서도 그리 찬성할만한 것이 못됨은 다음의 例로서 알 수 있다.

比較的 흔히 볼 수 있는 脊椎神經手術의 境遇도 60%程度밖에 成功하기
가 힘든다는 이야기고보면 40%의 失敗患者는 手術을 받지 않은것만 못하다
는 말이 된다. 왜냐하면 失敗患者中에는 完全히 不具者가 되는 境遇도 있을
수 있으며 俗된말로 運이 나쁘면 죽는 경우도 없으란 보장이 없기 때문이
다. 人間의 生命을 무엇보다 貴重히 여겨야 할 醫學의 立場에서 볼때, 手術
에 失敗함으로써 犧牲된 많은 靈靈에 對하여 과연 무엇이라 말할것인가?
이것은 비단 醫學的 見地에서 뿐아니라 倫理的面에서도 再考되어야 할 問題
라 생각된다. 「버나도」博士가 心臟移植手術에 成功한뒤 一部識者들 사이에
이 問題가 論議되었음을 우리는 想起한다. 그러면서도 「버나드」 博士는 몇
사람의 心臟移植에 成功함으로써 世界的인 각광을 받게 되었으며 世界의 新
聞 토픽에도 오르내리게끔 된것을 보면 아이로닉하다.

Ⅶ. 免疫學의 貢獻

끝으로 免疫學에 對하여 考察코저 한다.

「젠너」가 種痘法을 처음으로 發見한 以來 各種 急性 傳染病에 對한 免疫
血淸인 Vaccine이 새로이 開發되어 人間은 무서운 傳染病으로부터 解放되었
으며 이를 계기로 細菌學은 많이 進步되었다. 이 點이야말로 現代醫學이 人
類에게 끼친 貢獻中에서 가장 偉大한 것이다. 그 結果 免疫學의 比重은 重
且大하여 졌으며 또한 이 方面에 對한 關心과 硏究는 더욱 활발하여 졌다.
免疫은 一般的으로 特殊性 免疫과 非特殊性 免疫으로 分類되는데 Vaccine療
法에 依한 免疫은 特殊性 免疫이다. 即 特殊한 細菌或은 毒素에 對하여 選
擇的으로 作用하는 免疫性을 生體에 賦與함으로써 그 特定疾病을 豫防할 수
있게 된다. 即 "코레라" "페스트" 等의 Vaccine에 依한 積極性免疫이나 "지
프테리"狂犬病의 治療에 使用하는 消極性免疫이 그것이다.

非特殊性免疫이라함은 前述한바와 같은 特殊한 疾病或은 病毒素에 對한
人工的인 免疫이 아니고 어떠한 病原에 對하여서도 作用하는 免疫을 뜻한
다. 이 非特殊性免疫은 Vaccine이나 抗體와 같은 特殊한 物質에 依해서 可
能한 것이 아니므로 이것은 넓은 意味에서 人體가 所有하고 있는 自然治癒
力이라고도 할 수 있다. 다시말하여, 生體의 自然治癒力을 增加시키는 것이

곧 非特殊性免疫이며 이것이야말로 醫學의 正道라 할 수 있다. 太古로 부터 醫學은 이를 中心으로 發達하여 왔으며 또한 現在의 理想이기도 하다. 그러나 現代醫學은 科學的인 方法에 依하여 特殊免疫法을 發見함에 따라 이에 도취되어 醫學의 正道인 非特殊性 免疫에는 等閑視하게 되었다. 「비—루」氏 「못슈」氏등은 非特殊性免疫의 方法으로 刺戟療法이라든가 或은 發熱療法·電熱療法이란 것에 依하여 人體의 抗病力을 增强코자 하였으나 뚜렷한 效果를 期待하기는 힘들으며 漢醫學에서는 灸法이라든가 藥物療法에 依하여 그 目的을 어느程度 達成하고 있다. 이러한 勢力은 꾸준히 進行되고 있으나 現在의 漢方療法이 반드시 完全한 것이라고는 할 수 없다. 그 外에 西歐및 日本 等地의 一部 自然 療法醫들은 斷食과 이에 隨伴되는 각종 物理療法을 通하여 所期의 目的을 達成하려고 努力하고있다.

지금까지의 특질로 보아 現代醫學은 醫學 本然의 姿勢에서 離脫되어 있음이 明確하며, 結論으로 現代醫學의 臨床效果는 各種 Vaccine에 依한 特定 傳染病의 豫防治療와, 解剖學知識에 依한 外科術의 發達과, 抗生劑및 化學劑의 開發로서 그 行績을 總決算할 수 있으며 이에偏頗된 나머지 가장 重要한 部分을 疎外하고 있다는 것이다. 여기에서 漢方醫學이나 其他 民間醫術의 實際的인 價値問題를 論外로 하더라도 生命現象을 一體로 觀察하는 全體性 醫學의 必要性은 充分히 認識된다 하겠다.

第2節 全體性醫學의 基礎

現代醫學은 많은 長點이 있는 반면 또한 많은 短點과 缺點을 內包하고 있어서 醫學의 本質的인 問題를 解決할 수 없음을 前節에서 考證하였다. 이로써 全體性醫學의 當位性은 自然히 認識되거니와 全體性이란 곧 統一性이며 이 統一이란 部分의 綜合이 아니고 生命을 一體로한 統一이어야함도 第一章에서 槪念的이나마 叙述하였다.

따라서 醫學的知識을 統一하는데는 生命의 本質에서 出發하여 다시 生命의 本質로 歸着하지 않으면 안된다.

이와같은 理念下에 全體性 醫學의 基礎事項을 自然科學의 側面에서 考察하여 보고저한다.

I. 發育力의 概念

一般人들은 普通「몸이 健壯하다. 或은 氣元가 좋다 또는 弱하다」.는 말로 人體의 健康을 判斷하는데 이말은 至極히 漠然하여 그 基準이있는 것이 아니나 大體로 元氣가 强하다는 사람은 病에 잘 罹患되지 않고 病이들어도 잘 治癒되는 것이 事實이다. 이를 自然科學的으로 說明하자면 마땅히 病에 對한 免疫性이라든가 體質關係를 擧論하여야 하겠지만 이러한 對話의 根底에는 「生命力」或은 「生活力」이라는 意味가 包含되어 있음을 알 수 있다. 大體로 年少하면 生命力이 旺盛하고 年老하면 生命力이 微弱하여지는 것은 分明한 常識이다. 人間은 年齡이 많아지면 老衰하여진다. 老衰現象은 곧 生命力 或은 生活力의 弱化를 意味하는 것이니 이를 起始點으로 自然科學的 側面에서 疾病現象이나 治癒現象을 統一的으로 考察하여 보면 全體性 醫學의 基礎理念을 쉽게 把握할 수 있다.

一般的으로 老人은 消化力이 弱하기 때문에 少食을하며 또 筋肉動作이 鈍하고 感覺도 明敏치 않고 精神作用도 活潑치 못하다. 病에 罹患하여도 病의 反應은 微弱하며 發熱도 甚하지 않다. 例하여 老人性肺炎은 大槪 微熱로 經過한다. 그러나 年少者일수록 모든 機能은 至極히 活潑하여 消化力도 良好하고 疾病治癒도 迅速하다. 다만 幼年일수록 傳染病에 罹患되는率이 높은것은 여기서 叙述한 立場과는 좀 다른面에서 檢討되어야할 性質의 것이다. 卽 幼年者들은 傳染病과 接觸할 기회가 없었기 때문에 特殊性 免疫이 되어 있지 않았으므로 傳染病에 걸리기 쉬우며 또 한가지는 大人은 一般的으로 細菌이나 毒素에 敏感치 않으나 幼年은 大端히 敏感하기 때문이다.

그러면 年少者가 老人보다 大體로 元氣가 旺盛하다는것은 어디에 根據가 있나? 이 疑問은 人體의 細胞構成力으로 解明된다. 年少者는 細胞構成能力이 旺盛하여 傷處의 治癒가 빠르고 炎症으로 破壞된 組織의 再生이 迅速하며 또 成長速度가 빠르다. 이에 反하여 老人은 細胞構成能力이 弱하다. 年少時는 體細胞의 構成能力이 强盛하나 年齡이 많아질수록 減退된다. 그러나 細胞의 構成機能은 一生동안 持續되기 때문에 老人도 外傷이 治癒된다. 細胞가 分裂하여 새로 細胞가 生成되면 身體는 全體的으로 成長하게 되며 이를 發育이라고 한다. 그러나 發育은 一定한 기간동안만 진행되는 것이기 때문에 細胞構成能力과 반드시 一致하는 것은 아니다. 대체로 人間은 20歲前後까지 發育이 진행되며 그後는 漸次 減退되다가 結局은 停止한다. 그런데 이 發育現象의 停止는 外見上의 停止이고 發育의 根底를 이루는 細胞構成은 不斷히 繼續된다. 大體로 20歲를 前後하여 體重이 漸次減少되는 理由는 細胞構成能力보다 消耗의 比率이 過大한 까닭이며 嚴密한 意味에서의 發育은 繼續되는 것이다. 이와같은 廣義의 發育細胞構成力은 生命力을 象徵하는 代表者로서 이것은 生體現象의 特徵이다. 無機界의 諸現象은 自由Energy의 減少로 繼續下降的으로만 進行하나 生體는 發育이라는 現象이 있어서 下降的 現象으로 因한 缺損을 不斷히 補充하기 때문에 우리는 數十年間式 活動을 할 수 있다.

그러면 發育現象은 어떠한 具體的인 內容으로 可能한가? 生體는 外界의 物質을 攝取하여 이를 生體만의 特有한 物質로 變化시킨다. 이것을 同化作用이라하며 同化作用은 各種酵素에 依해서 이루어진다고 알려저 있다. 그래서 同化作用은 發育의 內容이 된다. 이에 反하여 體物質의 消耗는 大部分 酸化作用에 依하여 成立되는데 可令 發熱時나 筋肉運動時는 體內에서 酸化作用이 進行되며 酸化作用으로 發生한 Energy가 熱或은 運動의 原動力이 되어 消耗된다. 이와같이 人體에서는 同化와 異化作用이 不斷히 行하여지며 一般的으로는 同化와 異化 兩作用은 平衡을 이루며 或은 强하게 或은 弱하게 步調를 맞춘다. 그러나 반드시 平衡을 維持하는 것만이 健康狀態라고 할수는 없다. 可令 貯蓄은 없는데 收入과 支出이 꼭 같다면 언제 危急한 일을 當할지 몰라 恒時 破産의 不安을 直感할 것이기 때문에 어느程度의 貯金은 반드시 必要한것과 같이 人體는 脂肪質・蛋白質・含水炭素라는 三大榮養素를 貯蓄하고있다. 貯蓄이 많은 사람은 大體로 病治癒力이 크고 貯蓄이 적어서 瘦瘠한 사람은 病恢復力이 弱할 수 밖에 없으며 또한 貯蓄이 많으면 많을수록 體軀는 肥滿하여진다. 이러한 事實은 發育과 再生과 肥滿(榮養貯蓄)이 同一한 過程으로 進行됨을 말해주며, 生命現象으로서의 疾病・治癒・發育・肥滿 等이 一聯의 過程으로 이루어짐을 意味한다.

"푸지부람'氏에 依하면 生物體는 "表面張力"이 外部로부터 內部로 作用하고 "發育力"이 內部로부터 外部로 作用함으로써 兩勢力이 서로 牽制하여 平衡을 維持하기 때문에 그 形態를 構成한다고 한다. 萬若 表面張力은 强한데 發育力이 弱하면 皮膚에는 주름이 생기고 表面張力에 比해 發育力이 强하면 肥滿하여져서 皮膚가 膨滿된다고 한다. 萬若 皮膚의 一部分이 切除되면 表面張力이 弱化되어 結果的으로 發育力이 局所的으로 强하게 作用하기 때문에 傷處部分이 迅速하게 發育되며 本來의 狀態로 恢復되면 表面張力도 正常으로 强化되어 發育과 平衡을 이루게 된다. 普通 損傷時에 傷痕이 突出되면서 治癒되는 것은 이와같은 理由라고 한다. 以上의 事實로 미루어 보아 皮膚가 損傷되었을때 일어나는 皮膚의 再生도 平時의 發育과 同一한 過程으로 進行됨을 알수 있다. "푸지부람"氏에 依하면 再生部分이 크면 클수록 再生速度는 적어진다고하며 또 어떤 生物學者에 依하면 山椒魚가 어릴적에는 脚을 切除하여도 곧 再生하고 一年間 數回도 再生하지만 老衰하면 一脚이 再生되는데 一年以上의 長時間을 要한다고 한다.

以上의 例證을 整理하면「再生能力」은 發育力이며 發育力은 生命力을 代表한다고 할 수 있다.

이러한 觀點에서 人間의 體質은 外形的으로 肥滿型과 瘦瘠型 즉 發育力이 强盛한 型과 發育力이 弱한型, 榮養狀態가 良好한 型과 不良한 型의 二種으로 區分할 수 있다. 漢醫學에서는 前者를 實證이라하고 後者를 虛證이라하며 이 兩者는 各各 그대로의 特性이 있어서 各其 體質에따라 獨特한 疾病을 惹起한다.

Ⅱ. 發育不全─虛證

發育力을 生命의 根本過程으로 본다면 發育力의 强弱에따라 體質이 달라질 것이니 發育力이 微弱하면 體形이 瘦瘠하여지고 强盛한者는 肥滿하여진다. 素問에「虛는 生氣의 虛」이고「實은 邪氣의 實」이라 하였다. 生氣의 虛란 生命力의 微弱한 것을 意味하며, 生命力의 基本을 發育力으로 본다면 體形이 瘦瘠한 것이 이 경우에 該當된다. 漢醫學에서는 이것을 虛證이라고 稱한다.「邪氣의 實」에 對하여서는 다음에 叙述하겠거니와 漢醫學에서는 于先 患者의 體質을 分別하여 治病의 方針을 決定하는데 例하여 瘦瘠한 사람은

如何한 病이라도 大槪 共通된 病變을 나타내며 肥滿한 사람은 그들대로의 特有한 症狀이 나타나기 때문이다. 이들은 各各 體質構成過程에서부터 共通된 反應樣式을 나타내기 때문에 治療 亦是 體質的인 根底에서부터 行하여야 한다. 이와같은 思想으로 말미암아 全體性醫學의 理想이 充分히 具體化되어 있으며 또한 現代醫學의 局所的 傾向과는 差異가 생기게 된다.

먼저 瘦瘠型의 體質的特性과 病理的特性을 觀察하면,

瘦瘠型人은 胸部가 狹少細長하며 呼吸이 淺하다. 또 心臟이 적으며 血管은 가늘고 白血球나 赤血球가 적으며 血壓은 大體로 낮다. 腹部는 陷沒되었으며 胃腸機能이 弱하므로 消化力도 弱하다. 生殖器의 機能은 不充分하여 分明한 發育不全을 示顯한다. 筋肉의 힘도 弱하여 勞動能率도 不良하다. 血色은 恒時 蒼白하며 皮下脂肪等 榮養貯蓄이 적다. 이러한 體質의 病理的 特性은 主로 結締組織의 緊張이 不足하기 때문에 下垂症・脫出症等이 생기기 쉽다. 例하여 胃下垂・腸下垂・腎臟下垂・肝臟下垂・脾臟下垂・子宮下垂症이 이것이며 「蠟계헤루니아」나 子宮脫出等의 脫出症도 下垂症과 같은 理由로 생긴다. 또한 外形的으로 이와 反對의 現象이 나타나는 수가 있으니 卽 睾丸은 發育이 進行되면서 腹腔에서 陰囊으로 下降하는데, 發育이 不良하면 途中에서 停止하여 定差함으로써 下垂現象과는 反對로 異常的으로 上位에 位置하는 수도 있다. 이들의 原因은 모두 同一한 性質이다. 婦人의 境遇는 子宮後屈이 多發한다.

以上의 病變은 必然的으로 "아토니"現象을 隨伴하는데 "아토니"란 緊張不全이란 뜻으로써 弛緩狀態를 指稱한다. 例하여 「胃아토니」란 胃運動이 微弱하여 消化가 不良한 것을 말하며 「腸아토니」는 腸의 蠕動運動이 微弱한 것을 말한다. 「筋肉아토니」는 筋肉이 柔軟하여 緊張이 없다. 故로 "아토니" "下垂症" 子宮後屈・脫出症等은 體質的으로 오는경우가 많다. 그러므로 全身 或은 局所에 「아토니」가 있어서 臟器의 位置가 正常的이 아닌 경우는 單純한 位置異常이 아니기 때문에 外科的인 矯正은 不可하며 緊張을 높여주는 것이 根本的인 治療法이다.

또한 炎症性疾患에서도 이러한 體質은 共通的인 特性이 있으니, 例하여

蓄膿症(副鼻腔炎)의 境遇를 보면 膿은 적으나 水樣性粘液이 많은 所謂 漿液性 副鼻腔炎이 많다. 이런 傾向은 모든 炎症에서 나타난다. 氣管支炎도 透明한 痰液이 많고 黃色膿樣痰은 적다. 皮膚炎도 膿이 적으며, 이런 體質은 皮膚가 乾燥하기 때문에 大槪 乾性皮膚炎이 많다. 膿이 많은 皮膚炎은 一般的으로 肥滿型 即 脂肪質이 많고 皮膚가 硬固한者에 많다. 例하여 "후룽켈"이나 「Carbuncle」같은것이 肥滿人에 많이 생기며, 白癬같은 乾性皮膚病은 結核 體質에 많은것도 같은 理由다. 特異하게 이 體質에도 漿液性皮膚病이 發生 할때가 있는데 그것은 主로 廣義의 浮腫(鬱血)이 있을때 많다.

또 이러한 體質의 炎症은 大槪 發熱이 甚하지않으며 低熱을 隨伴한다. 例 하여 先天的으로 瘦瘠한 貧血性體質에 많은 肺結核은 一般的으로 微熱로 經 過하며 그러면서도 肺內部의 病變은 急速히 進行되어 組織의 破壞가甚하다. 때문에 發熱現象만을 가지고 一方的으로 病의 輕重을 判斷할 수는 없으며, 高熱이 반드시 惡候는 아니다. 發熱이란 生活力의 亢進狀態를 意味하는 것 이기 때문에 先天的으로 無力性 體質인 瘦瘠人은 漢方에서 施灸를 하거나 日光浴等을 하여도 元氣가 쉽게 恢復되지 않는다.

한편 外型上으로는 같은 瘦瘠型이면서도 非常하게 興奮昻奮되기쉬운 體質 이 있으니 이런 體質은 發育力이 弱하여 瘦瘠한것이 아니고 體物質을 過多 하게 消耗하기 때문이므로 上論한 例의 典型的인 虛證體質과는 그 構成性分 이相違하다. 이런 體質을 漢方에서는 肺機能의 異常亢進으로 보며 四象醫學 的으로는 少陽人이라는 特殊體質로본다. 이에 對하여는 本節 Ⅳ項과 第3章 第3節에서 詳論하겠거니와 現代醫學에서는 「無力性體質은 刺戟에 對하여 非常히 敏感하므로 腹壁反射나 膝反射가 昻進한다」고 하는 경우가 이 昻奮 性體質에 該當되는 말이며 典型的인 瘦瘠型인 無力性體質은 刺戟에 對한 反 應이 鈍한것이 原則이다.

따라서 昻奮性體質은 消耗 即 分解過程을 抑制하고 虛證體質은 發育力을 促 進하여 發育과 消耗가 生理的인 平衡을 이루도록 하여야 한다. 漢醫學에서 胃腸疾患이라든가 肺結核같은 慢性疾患에 發育促進劑를 많이 使用하는 것은 이때문이다. 例하여 四君子湯이라든가・六君子湯・八珍湯・十全大補湯・補

中益氣湯·人蔘養榮湯類는 모두 全身에 作用하는 發育劑로서 同化作用을 促進한다. 勿論 漢醫學에서도 局部및 對症治療를 全혀 考慮치 않는것은 아니나 全身의 生活力을 昂進함으로써 虛弱人의 局所的 疾患은 治療된다는 것이 漢方治療思想이며 現代醫學의 局所治療와 다른 點이다. 現代醫學에서도 近來 蛋白療法이라든가 榮養療法·發熱療法等 全身治療에 對한 認識이 높아가고 있거니와 何如間 慢性病은 大概 生活力이 沈滯되어서 發生하므로 이를 昂進시켜주면 病은 治癒된다.

人體는 스스로의 健康을 保護하고 疾病을 治癒할 수 있는 能力이 있다. 沈滯된 治癒力을 補强하여 주는것이 醫學의 正道다. 이것이 漢醫學의 治病思想이며, 針灸療法이라든가 日光浴·水治療法·斷食療法 等 自然療法의 目的도 여기에 있다. 肥滿型은 대체로 漢醫學的으로 實證體質에 該當하는 데 이 체질에서도 慢性疾患은 一種의 滯沈로 發生한다. 다만 이 경우는 發育力 때문이 아니고 分解過程(異化作用)의 微弱에 起因한다. 治癒過程의 立場에서 보면 同化作用은 疾病治癒를 爲한 準備過程이고 異化作用은 治癒를 爲한 勢力或은 物質의 消費過程이다. 이 準備가 不足한 것이 漢醫學의 虛證이다. 同化와 異化는 前述하였듯이 一聯의 過程으로 이루어지기 때문에 이를 嚴密하게 區別하기는 어려우나 이 關係를 漢醫學에서는 陰陽論이라는 獨特한 思想體系에 依하여 說明한다. 陰陽論은 第3章에서 詳論하겠거니와 例하여 小灸는 補(同化 促進)作用이 있고 大灸는 瀉(異化促進)作用을 한다고 하지만 이는 槪括的인 表現이고 實際는 小灸도 榮養을 높이면서 多少는 分解作用을 促進하기 때문에 治癒過程을 短縮시키게 된다.

모든 刺戟은 一般的으로 生命現象全體를 强盛케하는 作用이 있다.

Ⅲ. 分解過程의 不全―實證

虛證은 一般的으로 發育力이 不足하여 瘦瘠한 體質이라 하였거니와 이와 反對로 發育力이 지나치게 强盛한 것을 漢醫學에서는 實證이라고 한다. 實證은 發育力이 過大하여 表面張力이 이를 堪當할 수 없기 때문에 體軀가 肥滿하여지고 皮膚가 膨脹한다. 一般的으로 이런 體質을 健壯하다고 말하지만 반드시 그렇지는 않다.

이러한 體質은 大槪 靑年時節은 健康하지만 壯年以後는 그렇지 못하다. 人間은 10餘歲前後의 靑年期에는 一般的으로 肉體活動이 强盛하므로 榮養吸收와 消耗가 比等하여 健康하지만, 年齡이 많아지면 職業이라든가 여러 가지 環境條件때문에 自然히 偏頗된 不合理한 生活을 ᤆ하게되므로 運動量이 不足하여지며 따라서 榮養消耗는 減少되고 反面 榮養은 吸收되는대로 몸에 계속 蓄積된다. 아무리 財産이 많아도 急히 利用하여야할 때 迅速히 融通할 수 없다면 이 財産은 아무 所用이 없을뿐만 아니라 管理하기만 힘이드는 것 같이 肥滿體質은 몸에 貯蓄된 榮養은 많지만 이를 生理的으로 利用할 수 있도록 Energy化하는 過程이 不充分하여서 오히려 病이 되기쉽다. 近來 우리 國民도 食生活事情이 向上되어 肥滿人이 많아지는데 몸이 뚱뚱한 사람에게 高血壓·中風·糖尿病 等 代謝障碍로 인한疾病이 많은것은 이 때문이다.

이러한 體質을 漢醫學에서는 實證이라고 한다. 實證은 前節에 叙述한無力性 體質과는 反對로 榮養狀態가 良好하여 몸이 肥滿하고 血色이 좋으며 動作도 活潑하다. 胸은 廣大하고 腹部는 皮下脂肪이 많아서 뚱뚱하며 臍는 陷沒되어있고, 上腹角은 鈍角을 이룬다. 一般的으로 肥滿型 體質은 頭가圓型이며 顎이 尖하고 骨이 短하고 突出部가 없어서 全身的으로 둥글은 形態를 이룬다.

實證·肥滿型은 消化力이 大端히 强盛하여 「胃카다ー르」나 「胃아토니」等 症은 생기지 않으며 幼年時부터도 便秘의 傾向이 있고 泄瀉하는 일이 별로없다. 肺는 大하고 强하여서 感氣나 肺結核等 外感(病原論參照)에 잘 罹患되지 않는다. 筋肉은 强하고 疲勞를 모른다.

그런데 이 肥滿體質에는 두 種類가 있으니 하나는 俗稱 社長타입이라고하는 肥滿型이고 다른 하나는 勞動者型의 筋肉質型이다. 筋肉質型은 榮養狀態만 良好하면 정말 健康體이지만, 脂肪質만 많은 肥滿型은 筋肉이 發達되지 않아서 勞動力이 弱하며 貯蓄된 많은 榮養分을 Energy化하는 過程이 不足하여 항시 疲勞를 느끼게 된다. 이것이 漢方에서 말하는 實證病理의 典型이다.

實證體質은 虛證體質에 많은 「아토니」·發育不全·子宮下垂·內臟下垂같

은 病은 없으나 反對로 炎症性疾患에서는 極甚한 病症을 나타낸다. 이런 體質에 肺結核은 別로 發生치 않지만, 結核菌은 누구에게나 한번은 感染되므로 抵抗力에 差異가 있을뿐인데, 이 體質은 肺自體의 病變은 輕微하여도 高熱이 나며 그 反應은 極甚하게 나타난다. 反面 治癒는 迅速히된다. 特別히 肺炎이나 其他急性熱性疾患의 경우에는 極甚한高熱이 난다. 이 高熱現象은 多量의 「에너지」를 消費함으로써 發生하기 때문에 發熱이 極甚한것은 그만큼 體力이 强盛함을 反證하는 것이다.

그런故로 實證體質의 炎症은 大槪 强盛하다. 적은 擦過傷에도 細菌繁殖이 잘 되며 적은 皮膚炎도 充血과 疼痛이 甚하다. 때문에 癰疽는 榮養狀態가 良好한者에 많으며 瘦瘠한 者에게는 적다. 盲腸炎및 蓄膿症等 化膿性炎症도 大體로 이 體質에 잘 發病하며 또 炎症에 膿이 많이 생긴다. 施灸를 하여도 瘦瘠型은 水泡는 생겨도 化膿되는 수는 적은데 반해 肥滿型人은 灸跡에 많은 膿이 생긴다. 炎症의 三要素를 發熱・疼痛・充血이라고 規定하였듯이 炎症은 血液狀態와 密接한 關係가 있으며 白血球가 遊出하여 成膿하는 것이니 白血球・赤血球・血少板等 血液이 많은 사람에게 化膿性炎症이 많이 發生된다는것은 當然하다. 以上에 叙述한 內容을 整理하여 보면 다음과같은 一聯의 共通性을 發見할 수 있다. 即 年少者는 發育力이 强盛하고, 老人은 反對로 微弱하며, 肥滿한 體質은 年少者와 恰似하고 瘦瘠한 體質은 老人과 비슷하며, 一般的으로 年少者와 肥滿者에게는 炎症性疾患이 많고 老人과 瘦瘠型에는 炎症이 共通的으로 적다.

또한 實證體質은 비단 炎症性疾患뿐 아니라 다른 疾病에서도 反應이 强하게 나타난다. 例하여 氣管支喘息에서도 實證人은 呼吸困難이 極甚하며 治癒도 速하나 虛證人은 呼吸困難은 輕微하면서도 長期間 잘 治癒되지 않는다. 이러한 現象은 其他疾病에서도 共通的인 傾向이 있다.

지금까지 論述한것 外에 實證體質에는 또 하나의 病的特性이 있다. 本節 序頭에서도 말하였듯이 保險醫學의 統計에 依하면 肥滿型은 靑年期는 無事하나 壯年以後에는 死亡率이 높으며, 反對로 瘦瘠型은 젊었을때 오히려 死亡率이 높으며 老年에는 減少된다고 한다. 이런현상은 肺結核이 瘦瘠한 靑少年期에 많기 때문이다. 그리고 4.50代以上이 되면 누구나 몸이 肥大해자기 쉬운데 肥滿型은 體物質의 分解作用이 不足하며 不必要한 榮養分 特히 脂肪質이 많이 蓄積되어 여기에서 遊離되는「코레스테롤」·「히스타민」等 毒性物質이 血管壁에 沈差되어 動脉硬化가 되기 쉽고, 따라서 血壓에 異常이 오며 心臟·肝臟·腎臟等 內部臟器및 組織에 機質的或은 機能的 病變을 招來함으로 肥滿型體質은 糖尿病·高血壓·肝硬化等 代謝障碍로 因한 體質的 疾患으로 壯年後에 死亡率이 높다. 以上으로「實證이란 邪氣의 實」을 意味한다는 素門의 意義를 自然科學 的立場에서 槪念的이나마 叙述하였다.

다시 이들을 總括的으로 整理하여 보면 實證은 炎症性疾患이 發生하기 쉽고 病에對한 反應이 强하기 때문에 外的病症이 强盛하며 壯年以後는 分解作用이 不充分하기 때문에 有毒性物質이나 正常分解産物이 잘 排泄되지 않아서 體內에 有害物質이 많이 滯留한다. 故로 이러한 體質의 病治療는 發育力을 促進할 必要가 없으며 排泄過程 或은 分解過程을 强化하는것이 必要하다.

漢方治療法上 前者를 補法(廣義의 强壯法) 後者를 瀉法(汗·吐·下)이라 한다.「邪實則實」「正虛則虛」란 말의 槪念은 瘀血의 槪念을 把握함으로써 더욱 明確해진다. 瘀血에 對하여는 第4章 第5節에서 論說한다.

Ⅳ. 四象體質과 虛實

虛證 實證에 對한 槪念은 李濟馬의 四象論을 引用함으로써 더욱 分明하게 된다.

東武李濟馬는 人稟과 臟腑및 그 附屬器管의 機質的및 機能的인 差異에 따라서 體質을 太陽·小陽·太陰·小陰으로 區分하였으며 太陽體質은 肺大而肝小하고 太陰體質은 肝大而肺小하고 小陰體質은 腎大而脾小하고 小陽體質은 脾大而腎小하다고 하였다.

그런데 結論부터 말하면 小陰人은 前述한 虛證體質에 該當하고 太陰人은 實證體質에 該當된다. 그리고 小陽人은 本節Ⅱ項에서 論及한바있는 非典型的인 虛證에 該當되는데 即 發育力은 正常이나 消耗가 過大하여 結果的으로 수척하게되는 型이다. 筆者의 이러한 見解는 四象論의 臟腑 生理와 病理 그리고 各體質의 藥性論으로서 分明하여진다.

왜냐하면 小陰人은 간단히 말하여 脾小한 것이 特徵인데 四端論에서 脾에는 胃와 筋을 所屬시켰다. 그리고 다시 脾는 收納의 器官이고 腎은 排出의 器官이라하여 脾와 腎이 水穀을 出納하는 府庫라고 하였다. 水穀收納이란 말은 말할 必要도 없이 飮食消化와 榮養吸收機能을 말하는 것이니 小陰人은 한마디로 同化作用이 不足하여 發育力이 弱한 無力性虛證임이 分明하여진 다. 이러한 理論追求는 小陰人의 病症과 藥性으로 더욱 確固하여진다. 小陰 人은 大體로 脉膊이 緩弱하여 氣血循環이 一般的으로 沈滯되어 있음을 알 수 있고 疾病도 發汗過多·泄瀉(亡陽症) 手足厥冷·消化不良·傷風等 慢性 胃臟疾患과 新進代謝, 特히 同化作用의 不進으로 因한 厥冷症·全身的인 筋 肉의 無力으로 因한 自汗·泄瀉等症을 隨伴한다. 또한 이러한 病症이 많이 發生하기 때문에 藥은 主로 人蔘·黃耆·肉桂·附子·乾干·白朮·陳皮·甘 草等 溫補劑로 構成된 發育을 促進하는 强壯劑가 適當하게 된다. 前述한바 도 있듯이 補中益氣湯·十全大補湯·理中湯類는 모두 血液循環을 旺盛하게 하고 筋肉의 緊張을 促進하며 吸收를 旺盛케하는 發育促進劑로서 이들은 모 두 小陰人의 專用方이다.

다음 實證에 該當하는 太陰人에 關하여 觀察하면 太陰人은 肝大肺小하여 同化作用이 旺盛하고 分解作用이 不足한 것임을 알 수 있다. 四端論에 肺와 肝은 呼吸氣液의 門戶라 하였으며, 肺는 呼出하고 肝은 吸入한다 하였으니 여 기의 氣液이란 氣血과 榮衛를 말하며 現代的 表現으로는 Energy, Calolie 等 여러가지를 統稱한 것으로서 肝大니 肺小니한 表現은 單純히 解剖學的인 肝 臟·肺臟을 指稱한 것이아니요 同化機能과 異化機能을 意味하는 것으로 解 釋하는 것이 마땅할 것이다. 그래서 肝에는 榮養分을 吸收하는 小腸과 榮養 分이 蓄積되어 이루어지는 肌肉(一般的으로 말하는 筋肉이 아니며 四象論에 서 筋肉은 脾에 屬함)을 所屬시켰고, 肺에는 胃臟과 皮毛를 所屬시켰다. 太陰 人의 病症에는 胃寒表證이니 肝熱裡證이니 하는것이 있는데 모두 急性傳染 病類에 該當하는 것이며 太陰人에게 罹患하기 쉬운 易感證·特異證은 모두 代謝機能障碍로 因한 高血壓症·血管硬化症·腦溢血·糖尿病·心臟病 等과 細菌및 毒性物質에 依한 炎症性疾患이다.

그래서 太陰人의 藥은 主로 大黃같은 瀉下劑·黃麻같은 發汗劑·桔更같은

祛痰劑 熊膽같은 破瘀劑 意苡仁같은 除濕劑 等으로서, 總括하여 말하면 이들 藥은 모두 强壯作用이나 榮養吸收促進作用은 없으며 다만 血行을 促進하고 代謝物質및 毒性物質을 排泄하는 所謂 漢方의 瀉劑들이다. 瀉의 方法으로는 汗·吐·下三法이 있으며 이들 太陰人藥은 結局 發汗과 瀉下劑가 大部分이다. 例하여 太陰人의 消化劑인 太陰調胃湯에도 麻黃같은 解表劑가 處方되어 있고 陰太人의 血行促進劑이며 消炎劑인 淸肺瀉肝湯에는 大黃같은 下劑가 들어 있다. 結局 太陰人은 發汗과 便通이 良好하면 健康狀態란 말이 된다. 이러한 四象論的見解는 前述한 實證 即 典型的인 肥滿體質에 該當됨을 立證하기에 充分하다.

다음은 小陽體質인데 外型的인 觀察로 少陽人과 小陰人의 鑑別이 困難한 것은 臨床에서 隨時로 當해보는 바이지만 이 兩者는 外型이 다같이 瘦瘠한 것이 大部分이기 때문이다. 前述한 虛證中에 典型的인 瘦瘠體質은 發育力의 不足으로 因한 少陰人에 該當하는 것이고, 發育力은 正常이나 消耗가 過多하여 結果的으로 瘦瘠한 體質에 對하여 暫時論及한바있거니와 이 境遇의 體質이 바로 小陽人에 該當된다. 實際로 小陽人은 小陰人같이 胃腸疾患이나 無力症은 없다. 그런고로 消化吸收機能은 良好하면서도 太陰人같이 肥滿하지 않은것은 體物質의 分解過程이 지나치게 活潑하여 榮養分 即 脂肪 含水炭素 蛋白質等이 吸收되는대로 蓄積될사이 없이 消耗되기 때문이다. 結果的으로 小陽人은 많은 Energy를 消耗하기 때문에 大體로 體溫이 높고 熱性食物보다 寒冷性食物을 좋아한다. 이러한 體質的 特性을 四象論에서는 脾大腎小로 간단하게 表現하였고 腎은 水穀(體內物質) 或은 Energy消耗의 器官으로 象徵하였다. 따라서 小陽人은 抗病力이 不足하고 炎症의 進行을 促進하는 結果를 招來한다. 이러한 狀態를 漢方에서는 陰虛火動이라고 하며 結局 少陽人은 陰虛火動의 狀態가 되기쉬우며 이런 체질을 腺病質이라고도 한다. 小陽人의 瘦瘠型은 肺結核이 많이 發生하는 共通性이 있다.

따라서 小陽人의 藥은 小陰人같이 血行을 促進하거나 吸收를 補强하는 所謂 發育促進劑가 아니고 榮養을 强化케하고 消耗를 抑制하는 六味地黃湯類가 主方이다. 이러한 治療方法을 漢方에서는 滋陰降火라고 表現한다. 古來로 體

質에 相關없이 大體로 消耗가 旺盛한 發育過程에 있는 年少者에게 六味地黃湯을 좋은 補藥이라하여 많이 服用케한 所以도 여기에서 理解가 된다.

以上으로 自然科學的側面에서 觀察한 全體性醫學의 基本思想을 다시 四象論的立場에서 歸納함으로써 全體性原理의 法則性을 多角的으로 考察하였다.

오늘의 漢醫學에는 크게 三分派가있는데, 첫째 傳統的인 漢醫學派 (흔히 近代方이라고함)에서는 症狀을 對象으로, 둘째 傷寒論(古方이라함)은 證을 對象으로, 세째 四象論은 體質을 對象으로 多樣하게 體系를 이루고 있으나 全體性立場에서보면 結局 하나의 共通된 法則性을 發見할 수 있다. 이와같은 論理에서 虛則補·實則瀉의 治療方針은 어디서고 原則으로 通用되는것이며 그 手段이 藥物이건 自然療法이건 形式에 拘碍되지 않는다는 結論을 얻게된다.

이러한 治療原則은 本書의 本論格인 第二篇「自然治療의 實際」에서도 治療思想의 一大體系를 이루게 되며 第7章 第4節「症狀卽療法」欄에서 具體的인 論證을 開陳하려한다.

第3章   漢醫學思考의 原理

모든 學問은 對象事物에 對한 觀察方式의 如何에 따라 그 學問의 性質이 달라진다. 思考方式은 크게 두가지로 分類될 수 있으니 그 하나는 西歐에서 發達한 現代科學的 思考方式이요, 다른 하나는 東洋에서 發詳한 全體性思考方式이다.

「로마로 向한길은 여러개가 있다」는 말과 같이 이들 兩思考方法은 모두 眞理를 探究하기 爲한 서로 다른方法論에 不過하다.

科學的 思考란 다른 말로 歸納的·分析的·物質的方法을 말하며 全體性思考란 演譯的·統一的·生命的 方法을 말하는 것이다.

歸納的·分析的·物質的 方法이란 對象事物을 細分歸納하여 하나의 眞理를 究明하는 方法이며, 演譯的·統一的·生命的 方法이란 對象事物을 있는 그대로 놓고 全體가 하나로 統一되어 進行되는 眞理를 探究하는 方法이다.

從來에는 文學과理學을 區分하였으나 現代에 와서는 文學과理學을 모두

科學의 範疇에 統一한다. 여기서 말하는 科學과 科學的 思考와는 그 뜻이 多少相異하다.

科學的 方法은 物理·化學等 形而下學的 對象을 研究하는 學問에 適合한 方法論이다. 오늘날 物質文明이 高度로 發達한 것은 科學的 思考方式의 혜택으로 이루어진 것이다. 그러나 醫學은 반드시 形而下學的으로만 다룰 수 있는 學問은 아니다.

왜냐하면 醫學의 對象인 生體는 科學的 思考方式으로만은 解譯할 수 없는 너무나 많은 問題들이 內包되어 있기 때문이다.

그래서 最近의 醫學界는 全體性思考의 應用이 切實히 要求되고 있는 것이다.

全體性觀察은 對象事物의 分析에 依하여 解明되는 것이므로 여기에는 어떠한 公理의 發見이 必要하다. 마치 科學에서 應用되는 여러가지 公式과 같이 말이다. 複雜한 數學의 狀況은 公式에 依하여 簡便하고 明瞭하게 認識할 수 있다.

漢醫學은 全體性思考方式에 依하여 研究되어 왔으므로 漢醫學의 基礎原理인 陰陽論과 五行說에 對하여 알아 보는 것은 人體의 生理現象을 全體性立場에서 觀察하는데 큰 도움이 되며 科學的 方法으로 確認된 여러가지 醫學事實을 綜合理解하는데도 緊要하다.

第1節 陰陽論

I. 陰陽說의 生成

陰陽說은 原來 東洋哲學의 根幹을 이루고 있었으나 醫學에서도 이를 導入하여 人體의 生理現象을 究明함으로써 漢醫學의 基礎原理가 되었다.

모든 哲學의 命題인 大自然의 變化原理와 宇宙의 本質을 東洋에서는 約 50世紀前 所謂 河圖와 洛書에 依하여 發明하였으며 그 思惟와 認識을 "象"과 "數"로 象徵하였다.

韓東錫氏는 「象이란 凡人의 눈에는 보이지 않으나 볼 수 있는 準備를 갖춘 사람은 볼 수도 있는 모습이니 이것은 無形이 有形으로 轉換하는 中間過程

에서 나타난다」고 哲學的으로 注解하였으나, 醫學에서는 生命現象 或은 生理現象으로 認識할 수 있는 生命의 本質을 말하는 것이다. 諸書百家의 「理氣」나 現代科學者가 말하는 「Energy」도 象이다.

이러한 「象」의 變化를 數의 分合原理에 依해 表現한 것이 陰陽說이다.

「피타코라스」는 科學의 認識方法으로, 「소크라데스」는 哲學的認識方法으 數理를 重要視한 代表的人物들이거니와 現代의 自然科學도 모두 奇數偶數의 分合原理에 依해 認識되고 있다.

마찬가지로 象數의 原理는 現代人이 잘못 虛構로 認定하기 쉬운 陰陽說의 科學性을 立證하고 있다.

東洋哲學에서는 哲學의 命題인 그 原質을 西洋에서와 같이 물(Thales BC 640—550)이나 空氣(Anaximentos BC 588—524) 불(Herukleites BC 535—475) 或은 原子(Demoklitos B.C. 460—370)와 같은 特定한 事物에서 찾으려하지 않고, 統一된 宇宙에서 첫어 내려고 하였다. 이러한 思想에 依하여 人體를 하나의 小宇宙로 간주하고 生命現象은 精과神의 反復運動이며 物과質의 散合으로 思惟하였다.

精神과 物質이 서로 媒介하면서 끊임없이 變化하는 結果로 生成된 것이 存在이며 生成을 可能케한 原質이 存在者인 것이다. 그러므로 人間은 "精神＋物質＝存在"의 反復運動이다.

精神的存在는 精과神으로 區分되며 物質的存在는 物과質로 辨別된다.

이러한 當爲性에 副應한 自然法則의 發見이 全體性思考의 基本을 이루는 다음과 같은 陰陽法則을 生成해 놓았다.

即 "陽＋陰＝太極" "木＋火＋土＋金＋水＝陰陽"으로 歸納되기도 하고 "太極＝陰＋陽" "陰陽＝木＋火＋土＋金＋水"로 演繹되기도 한다.

이와 같은 基本法則에 依해 萬物의 分合運動과 本質을 測定한다. 陰陽配合量의 差別相은 太極이 生兩儀하고 兩儀가 生四象하고 四象이 生八卦하고 八卦가 生六十四卦라 하여 無限大로 펴져 나가서 여기에 宇宙萬物이 生成하는 것이다. 그런데 古來로 人間觀에는 心身을 二元으로 觀察한 氣先理後說·或은 理先氣後說이 있고 一元으로 본 唯心論·或은 心身一如說이 있으나 陰陽

說을 基礎思想으로 한 漢醫學의 人間觀은 다음 表와 같이 「一元論(太極)⇄二元論(陰陽)⇄多元論(五行)⇄平衡＝存在⇄多元論(힘)⇄二元論(形)⇄一元論(象)」의 連續的인 循環過程으로 보고 이들의 相互統制와 分合運動에 依해 現象事物을 하나로 統一 觀察한데 眞面目이 있다.

그러면 陰陽이란 무엇이며 陰陽의 作用은 어떠하며 醫學的으로는 어떻게 應用되는가 하는 것이 여기서 陰陽論을 論及하게된 要旨이다.

II. 陰陽의 槪念

陰이니 陽이니 하는 것은 서로 相對性을 갖고 있는 象徵語다. 때문에 絶對的인 陽이나 絶對的인 陰은 存在할 수가 없다.

가령 晝間을 陽이라 하고 夜間을 陰이라 하면 아침(朝)은 밤(夜)에 比해서는 陽이고 대낮(晝)에 比해서는 陰이 된다. 또 재녁(夕)은 밤(夜)에 比해서는 陽이 되고 낮(晝)에 比해서는 陰이 되며, 朝와 夕은 朝는 陽이되고 夕은 陰이 된다.

이와 같이 모든 現象事物은 陰과 陽의 復合으로 이루어졌으며 그 所持量의 差異에 依해 多樣多象의 差別象을 볼 수 있다.

다시 말하여 陰性을 전혀 갖지 않은 陽은 없으며 陽性을 전혀 갖지 않은 陰은 없다.

陰中에는 陽이 있고 陽中에는 반드시 陰이 있기 때문에 이 사람은 朴가 저 사람은 金가 하듯이 이것은 陽 저것은 陰이라고 區別할 수는 없다.

그래서 陰과 陽은 하나도 아니고 둘 도아니다. 陰陽은 하나이며 둘이고 둘이며 하나다. 素問에 「一而二요 二而一이다」라고 한 것은 이를 뜻한 것이다.

그러나 現實的으로 現象事物을 觀察하려면 陰과 陽의 槪念을 個別的으로 認識하지 않으면 안된다.

그래야 우리는 모든 現象事物의 性質을 比較할 수 있기 때문이다.

왜냐하면 醫學的으로는 體質의 陰陽을 區別하고 症狀의 陰陽을 區別하고 藥性의 陰陽을 區別하여야만 陰陽의 平衡을 調節한 수 있기 때문이다. 陰陽 兩大勢力의 平衡이야 말로 모든 現象事物의 正道이며 醫學이 指向하는 最終 目標며 人間의 眞正한 健康이기 때문이다.

이러한 陰陽은 相對的인 槪念이므로 그 區分은 幾何級數的으로 無限하게

細分할 수 있으며 그러고도 終末은 있을 수 없다.

이와 같은 陰陽의 相關關係와 對待性을 모르고는 陰陽說을 充分히 理解할 수 없으며 陰陽說을 理解하지 못하고는 全體性思考와 觀察은 不可能하다.

陰陽의 相關關係를 便宜上 區別하여 보면「第一表」와 같은 關係를 갖는다.

第1表　節候의 陰陽區分

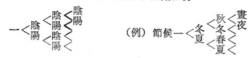

「第1表」의 例에서 節候는 始初고 晝夜는 終末이 아니다. 다시 말하여 節候는 晝夜의 連續이며 晝夜는 節候의 連續이기 때문이다. 모두 陰陽의 分合運動過程이고 連續이며 一體일 뿐이다.

그러나 現象事物의 陰陽을 區別하는 데는 便宜上 一定한 基準을 設定해둘 必要가 있다.

Ⅲ. 陰陽의 基準

위에서도 말하였듯이 絶對的인 陰, 絶對的인 陽은 없으며 陽中에는 陰이 있고 陰中에는 陽이 있음으로 다음의 區分은 그 性向이며 絶對値는 아니다. 다만 이로서 陰陽의 對待性과 相關關係를 理解할 수 있으면 된다.

即 動은 陽 靜은 陰—積極性인 것은 陽 消極的인 것은 陰—前進은 陽 後退는 陰—빠른 것은 陽 느린 것은 陰—加는 陽 除는 陰—擴大는 陽 縮少는 陰—多는 陽 小는 陰—促進은 陽 弛緩은 陰—日은 陽 月은 陰—晝는 陽 夜는 陰—明은 陽 暗은 陰—春은 陽 秋는 陰—朝는 陽 夕은 陰—淸은 陽 濁은 陰—寒은 陰 熱은 陽—凉은 陰 溫은 陽—歡喜는 陽 悲哀는 陰—天은 陽 地는 陰—上은 陽 下는 陰—外는 陽 內는 陰—形而上은 陽 形而下는 陰—力은 陽 物은 陰—精神은 陽 肉體는 陰—火는 陽 水는 陰—固體는 陰 氣體는 陽—白色은 陽 黑色은 陰—辛은 陽 苦는 陰—圓은 陽 角은 陰—曲線은 陰 直線은 陽—左는 陽 右는 陰—男은 陽 女는 陰—實은 陽 虛는 陰—奇數는 陽 偶數는 陰—南은 陽 北은 陰—等等 이와 같이 區別을 해가면 限이 없으나 萬物은 모두 陰陽勢力의 消長 盛衰로 生成되었다.

人體는 그 陰陽勢力이 過不及없이 生理的中和를 이루고 있을 때 이를 **健康**이라 한다. 지나친 것도 病이요 모자라는 것도 病이란 말은 이를 두고 하는 말이다.

우리 人體는 精神과 肉體로 構成되어 있다.

精神生活은 神經에 依해 支配되며 意識에 依해 認識된다. 意識은 動物性神經作用에 依한 現在意識과 植物性植經作用에 依한 潛在意識으로 分類된다. 이 關係를 圖表로 보면 「第2表」와 같다.

第2表　精神과 陰陽

人間 < 精神(陽) 肉體(陰) < 意識(陽) < 現在意識(陽) 潛在意識(陰) 神經(陰) < 動物性神經(陽) 植物性神經(陰)

結局 精神生活은 動物性植經의 支配를 받는 現在意識과 植物性 神經의 支配를 받는 潛在意識에 依하여 運營되며 이들은 또한 肉體와 密接하게 相互 關聯한다. 陰陽勢力이 生理的으로 均衡을 이루면 精神이 健全하고 따라서 人間은 眞健康狀態를 維持하게 되며 그렇지 못할 때 健康要素로서의 精神은 勿論 肉體도 健康을 잃으며 따라서 우리는 여러가지 疾病에 걸리게 된다.

意識과 神經과의 相互關係에 對하여는 第5章 「健康의 原理」에서 詳述한다

다음 肉體는 神經에 依하여 精神의 作用을 傳達받으며 逆으로 肉體의 作用을 精神에 傳達하며 相互 영향을 주고 받는다.

肉體는 크게 內臟과 外形으로 構成되어 있으며 外形은 크게 四肢와 皮膚로 分類할 수 있다. 內臟에는 五臟과 六腑가 있다. 이를 圖表로 보면 「第3表」와 같다.

第3表　肉體의 陰陽分類

人間 < 精神(陽) 肉體(陰) < 外形(陽) < 四肢(陽) 皮膚(陰) 內臟(陰) < 五臟(陰) 六腑(陽)

外形은 主로 動物性神經의 支配를 많이 받으며 內臟은 植物性神經의 統轄에 依해 內外가 서로 關係하며 作用한다.

現代生理學은 主로 五臟六腑에 對한 機能을 研究하는데 主力하고 있다. 五臟六腑의 作用은 生命의 力源인 榮養과 密接한 關係가 있다.

그래서 前述한 精神과 함께 四肢·皮膚·榮養은 健康의 基本要素가 된다.

精神·四肢·皮膚·榮養에 對해서는 第5章「健康의 原理」에서 個別的으로 詳論하겠으며 臟腑의 生理에 對하여는 第6章「疾病의 機轉」에서 論及하겠으므로 여기서는 省略한다.

그러나 다만 같은 말로 表現되는 臟器의 取扱에 있어 現代醫學과 漢醫學은 서로 그 立場을 달리하고 있으니, 現代醫學에서는 解剖와 實驗에 依하여 臟器의 構造와 臟器相互間의 連絡關係 各臟器의 作用을 研究하나 漢醫學에서는 解剖的 實驗보다 生理現象을 各系統으로 分類하여 그것을 統制代表하는 臟器를 設定하여 놓았다. 例하여 漢醫學에서 心이라는 것은 現代醫學에서 말하는 心臟을 意味하는 同時에 心臟의 모든 作用과 心臟으로 因한 모든 現象을 代表하므로 一面으로는 抽象的意味가 包含되어 있다.

現代醫學에서의 臟에는 肺臟·心臟·脾臟·膵臟·肝臟·腎臟이 있고 腑에는 胃·小腸·大腸·膽囊 膀胱이 있으나, 漢醫學에서는 脾臟과 膵臟을 하나로 보아 肺·心·脾·肝·腎을 五臟이라고 하며 胃·小腸·大腸·膽·膀胱과 三焦라는 것을 合하여 六腑라고 한다. 이러한 五臟·六腑의 連絡關係도 解剖學上으로 나타나는 連絡關係가 아니라 經絡에 依하여 生理 機能的立場에서 影響 받는 各器管의 相互關係를 研究하였다.

臟腑의 相互關係는 一定한 法則性을 띄고 있는데 이것은 五行說에 依하여 說明된다.

五行說에 對하여는 本章 第2節에서 說明하겠으며 經絡에 對해서는 第5章 第1節 Ⅳ項에서 論及하겠다.

Ⅳ. 體質과 陰陽

人間의 健康은 陰陽兩勢力에 依해 調節된다. 따라서 生理現象을 陰陽兩面으로 區分할 수 있다. 이를 便宜上 對照하면 「第4表」와 같다.

第4表 陰陽兩型의 生理現象對照

陽盛(陰虛)	陰盛(陽虛)
1. 體溫이 높다.	1. 體溫이 낮다.
2. 서늘한 것을 좋아한다.	2. 따뜻한 것을 좋아한다.
3. 脉膊이 强하고 빠르다.	3. 脉膊이 弱하고 늦다.

4. 呼息이 强하다.	4. 吸息이 强하다.
5. 感情의 活動이 劇烈하고 肉體的으로 도 고요히 있지 못한다.	5. 고요히 있기를 좋아한다.
6. 水分을 많이 要求하고 特히 冷水를 좋아 한다.	6. 渴症이 別로 없고 더운 물을 좋아한 다.
7. 淡白하고 淸潔한 飮食物을 좋아한다.	7. 더운 飮食과 辛香生 飮食物을 좋아한 다.
8. 消化가 잘되고 食慾이 旺盛하다.	8. 消化가 不良하고 食慾이 적다.
9. 얼굴에 붉은 빛이 돈다.	9. 얼굴에 검은 빛이돈다.
10. 小便이 붉고 分量이 적고 드물다.	10. 小便이 맑고 分量이 많고 자주눈다.
11. 便秘가 잘된다.	11. 泄瀉하기 쉽다.
12. 寒節을 좋아한다.	12. 溫節을 좋아한다.

第4表의 보기는 大體로 가른 것이니 微妙하고 複雜한 生命現象을 全部 이틀에 맞추려고 해서는 안된다. 다만 어느 편에 맞는 것이 더 많은가를 細心히 觀察하여 그 體質을 究明하면 된다.

위에서 例示한 陰盛 現狀과 陽盛現狀이 生理的 範圍內에서 調節되면 이를 陰體質 或은 陽體質이라고 하며 若萬 生理的 限界를 벗어난 것은 陰症 或은 陽症이라 하여 病的現象으로 보는 것이다. 때문에 體質과 症勢의 區劃線은 莫然한 感이 있어 어디까지를 素質이라 하고 어데서 부터를 病症勢라하기는 어려우나 體質을 떠나서는 病을 말할 수 없으며 그 사람의 生理的 變化를 떠나서는 그 사람의 體質을 말할 수 없다. 故로 健康과 疾病의 定義를 밝혀야 하나 이는 第7章 第2節에서 論及하겠으므로 여기서는 省略한다.

人體의 生理現象은 季節·氣候·時刻等에 依하여 變化한다.

例하여 낮(晝)은 陽이요 밤은 陰이며 晴은 陽이요 雨는 陰이므로 陽症은 낮이면 陽이 더욱 旺盛하므로 偏陽이되어 더욱 惡化하고 陰症은 夜에 더욱 陰이 旺盛하여져서 惡化한다.

가령 日出後에는 몸이 더욱 疲困하여지나 日沒後 或은 흐린날은 몸이 便하고 氣分이 爽快하면 이는 陽症임을 알 수 있고 反對로 日出後면 氣分이 爽快하고 몸이 편하나 해가지면 病이더하고 밝은 것이 싫으면 이것은 陰症인 것이다.

이와 같이 陰陽의 區分은 醫學的으로 體質·病症·藥性等 어데서도 可能

하며 또한 이와 같은 陰陽의 區別로 自然環境과의 相關關係를 알 수 있으며 따라서 陰陽의 生理的 調節이 可能한 것이다.

V. 陰陽과 病候

漢醫學은 陰陽說에 依해 體質을 鑑別하고 病症을 鑑別하여 이를 藥의 陰陽으로 調節하는 治療醫學이다.

體質에는 陽型體質과 陰型體質이 있으나 陰型體質을 가진 사람은 늘 그 自身이 不健康하다는 것을 認識하게 되므로 體質自體가 病的現象을 나타낸다. 이는 무슨 말이냐 하면 第2章에서 論及하였듯이 「實은 邪實을 말함이요 虛는 正虛 即 體質의 虛를 말한다」는 것과 同一한 意味를 갖고 있다.

勿論 陰性體質도 生理的範圍內에서 調節될 때는 一括的으로 疾病현상으로 볼 수는 없으나 陰症은 體質의 虛를 말하는 것이므로 陰性體質이란 말은 根本的으로 陰症疾病 現象이란 意味를 內包하고 있다. 趙憲泳氏는 體質과 病症과의 關係를 第5表와 같이 分析하였다.

第5表 病症과體質의 陰陽關係

陽症疾患			陽性體質			陰症疾病			陰性體質	
陽邪急性病 (外來的原因)		陰虛慢性病 (內在的原因)	陽		臟健康	陰邪急性病 (外來的原因)		陽虛慢性病 (內在的原因)	陰健	臟康

陽型體質이라도 陽中에는 陰勢力이 있고 아무리 陰盛한 體質이라도 陽勢力을 갖고 있으므로 陰型體質도 陽의 平衡勢力에 依하여 生理的으로 調節되어 健康을 維持할 수 있으며 또한 治療할 수 있는 自然治癒力을 갖게 된다. 또한 陽型體質은 더욱 强力하여지려는 陽의 作用에 依하여 그렇지 않아도 弱한 陰勢力을 더욱 弱化시켜 健康을 喪失할 수 있다.

陽症은 體質의 强力한 陽의 作用 即 病에 對한 抗拒力에 依하여 症勢가 强力하게 나타나지만 陰症은 體質의 抗拒力이 弱하여 症勢가 겉으로 잘 나타나지 않는다.

그러나 陰症도 病인 以上 亦是 身熱이 난다. 이것은 陰性 體質이라도 陽勢力이 全혀 없는 것이 아닌 즉 그 弱한 陽이나마 非常時에 當하여 必死의 努力으로 病에 抗拒하기 때문이다.

이러한 症狀을 虛熱或은 假熱이라고 하여 治療法으로 熱을 除去하는 措處를 取하면 微弱한 陽勢力에 致命傷을 주어 生命이 危險하다. 病이 났을 때는 病症狀이 반드시 나타난다. 그 理由와 生理的 意義에 對하여는 第7章 第2節에서 다시 論及하겠거니와 漢醫學에서 症候의 陰陽을 區別하는 데는 體質以外에 다음과 같은 事項을 알아 둘 必要가 있다.

1) **表裡와 下上**　　이를 病情이라고도 하는데 病이 發現하는 部位에 따라 表裡의 辨分과 上下를 區分할 必要가 있다.

表는 陽이고 裡는 陰이니 急性病은 大槪 表症이고 慢性病은 裡症이 많다. 表症의 治療方法은 發汗解熱에 依하여 病毒을 皮膚와 呼吸器를 通하여 體外로 發散시키고 裡症의 治療方法은 利尿瀉下의 方法에 依하여 病毒을 體外로 排泄시키면 된다.

다음 上은 陽이요 下는 陰이므로 病的現狀이 나타나는 部位가 胸膈 以上에 있는 것은 陽이요 以下에 있는 것은 陰이다. 例하여 頭痛·上氣·咳嗽·喀血 等은 陽이요, 脚氣·泄瀉·脫腸·遺尿 等은 陰이다.

2) **呼吸**　　呼吸에 따라서도 陰症·陽症을 區分할 수 있으니 陽症은 呼息이 强하고 陰症은 吸息이 强하다.

3) **氣血**　　漢醫學에서는 氣血이라는 特殊한 述語가 많이 使用된다. 氣血의 槪念을 한 마디로 說明하기는 대단히 힘이드나, 大體로 氣는 呼吸에 關係된 것으로 볼 수 있으니 呼吸에 依하여 酸素를 供給해서 榮養分을 燃燒시켜서「에너지」를 얻는 것을 意味하고, 血이란 血液循環에 依하여 榮養分을 運搬供給하는 것이니, 大槪 呼吸器疾患은 氣에 關係된 病이 많고 心臟疾患은 血에 關係된 病이 많다.

氣는 陽이요 血은 陰이다. 第5章 第1節에서 論及한 皮膚의 作用은 氣와 關聯이 많고 榮養의 作用은 血과 關係가 많음을 알 수 있다. 表裡·上下·氣血은 서로 別個의 것이 아니고 相互 關聯이 있으므로 지금까지의 說明은 統一體內에서의 性向을 따로 따로 要略하여 본 것이다.

第2節 五行說

I. 五行說의 槪要

　　陰陽論이 二象의 相關關係로 모든 宇宙現象을 觀察하는 思想關係라면 五行說은 五象의 相互抑壓과 助長에 依하여 現象事物을 說明하려는 思想體係다.

　　五象이란 木·火·土·金·水가 代表하는 서로 다른 性向의 存在이며 現象事物은 모두 五象의 限界內에 存在한다.

　　五象은 서로 連鎖的 關係에 있으며 그 循環運動은 相生作用과 相剋作用에 依해 統一된다. 東洋에서는 天體의 運行·季節·時刻·氣候의 變遷·生物의 生長盛衰等 모든 現象事物이 五行說의 相生相剋作用에 依해 永久히 循環不已하는 原則을 說明하였다. 五象의 配屬은 第6表와 같다.

第6表　五行配當表

五行	五臟	五腑	五志	五方	五色	五味	五季	五官	五常	五數	五氣	五體	五聲	五液	五臭
木	肝	膽	怒	東	青	酸	春	眼	仁	三	風	筋膜	呼	泣	臊
火	心	小腸	喜	南	赤	苦	夏	舌	禮	二	熱	血脉	笑	汗	焦
土	脾	胃	憂思	中央	黃	甘	長夏	鼻	信	五	濕	肌肉	歌	涎	香
金	肺	大腸	悲	西	白	辛	秋	身	義	四	燥	皮毛	哭	涕	腥
水	腎	膀胱	恐驚	北	黑	鹹	冬	耳	智	一	寒	骨髓	呻	唾	腐

II. 相生과 相剋作用

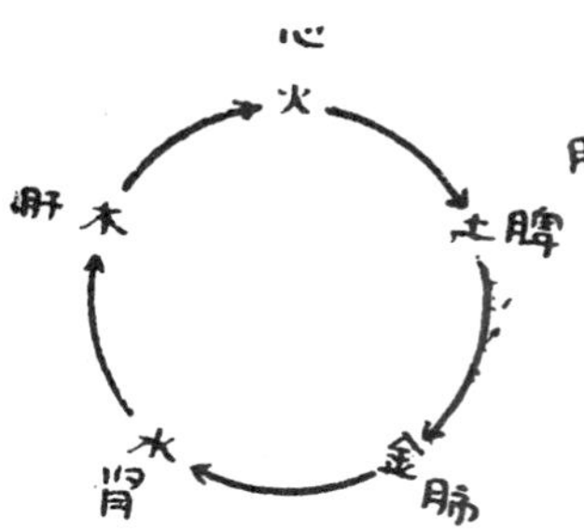

第3圖　相生相剋圖（疲勞回復　消耗補充）여기生理的 均衡과 健康維持를 볼 수 있다.

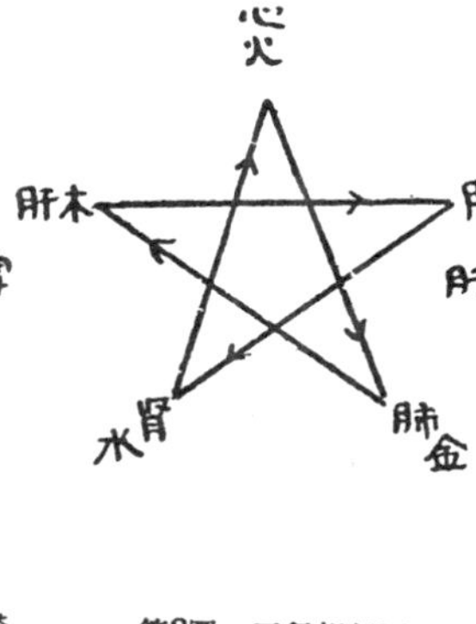

第2圖　五行相剋圖（一臟不再傳）

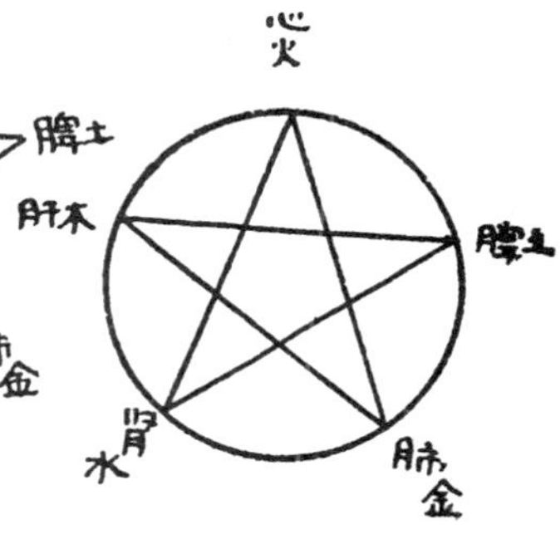

第1圖　五行相生圖（循環不已）

五象이「→木→火→土→金→水」의 順으로 끝없이 循環하는 運動을 相生이라고 하며「→木→火→土→金→水」의 順에서 一象을 건너 뛰어 次象으로 直接循環하는 運動을 相剋이라고 한다. 相生은「木生火·火生土·土生金·金生水·水生木」의 連續作用이고 相剋을「木剋土·土剋水·水剋火·火剋金·金剋木」의 連續運動이다.

Ⅲ. 五行과 生理現象

漢醫學에서는 五行說에 依하여 臟器相互間의 關係를 說明한다. 肝은 木·心은 火·脾는 土·肺는 金·腎은 水이며 膽은 木·小腸은 火·胃는 土·大腸은 金·膀胱은 水에 配當시켰다.

漢方臟腑論에는 解剖學的으로 볼 수 있는 이와 같은 十種의 臟器外에 命門과 三焦라는 것이 있는데 이 三焦를 合하여 六腑라고 한다. 命門과 三焦는 陰陽關係에 있으므로 當然히 臟도 六臟이라고 하여야 되겠지만 普通 六臟이라고 하지는 않으며 腑만 三焦를 合하여 六腑라 한다.

命門·三焦는 그 作用만이 認定될 뿐 部位나 形體가 없으므로 解剖學的으로는 究明하기 힘드나 陰陽數에 맞추기 爲해 臟器에 配屬시킨 것이라고 볼 수 있다.

그리고 火에는 君火와 相火의 二種이 있는데 心臟은 君火고 命門은 相火라고 한다. 陰陽論에서 純陰·純陽은 存在치 않는다고 하였으나 五臟의 五行만을 보면 腎은 陰中의 陰이므로 腎의 五象(水)은 純陰이 아닌가 의심이 되지만 所謂 相火를 水中에 있는 火로 規定하여 純陰不存在의 原則을 理論的으로 確立하여 놓았다.

그렇다고 命門이라는 것이 陰陽說의 合理化를 爲한 假想的 存在가 아님을 生理現象으로 알 수 있다.

命門과 表裏關係인 三焦는 五臟六腑內에 包含되어 있으나 命門은 臟腑論上 獨立되어 있지 않음으로 命門의 作用은 腎에 包含하여 說明되고 있다.

生理學上으로 본 腎臟은 다만 泌尿作用을 가진 器管이지만 漢醫學에서 말하는 腎臟은 泌尿·生殖 및 命門의 機能을 包含하고 있으며 命門의 作用은 三焦와 心包라는 것에 依해 兩面性으로 나타난다. 때문에 十二經絡中에는 命

門經은 없으나 三焦經과 心包經은 있다. (第5章의 四肢와 經絡項 参照). 命門
·三焦·心包의 存在는 漢方生理學上 大端히 重要하나 本書에서는 別論할
機會가 없겠으므로 여기에서 簡略히 說明한다.

Ⅳ. 命門·三焦·心包

漢醫學에서는 生命의 源泉이 腎에 있다고 보며 그 作用을 眞陰과 元陽이
라는 것으로 說明한다. 眞陰이라는 것은 腎水를 말하고 元陽이라는 것은 命
門을 意味하는데 命門은 다른 臟器와 달리 形態를 찾을 수 없고 그 作用만
을 認識할 수 있다.

지금까지 말한 陰陽關係는 서로 對立되어 그 盛衰와 消長이 相反하게 나
타나는 有形的 陰陽이었으나 眞陰과 元陽은 그 生理的作用에 依해서 推定이
可能할 뿐이므로 無形的 陰陽이라고 할 수 있다. 無形的 陰陽이라고 하여
陰陽의 相關關係가 根本的으로 다르지는 않지만 體質 및 病症等 有形的 陰陽
과는 相反되게 作用하며 眞陰과 眞陽이 서로 협조하는 作用을 나타낸다.

例하여 몸에 熱이 過할 때는 呼吸할 때 大體로 吸氣가 弱하고 呼氣가 强
한데, 吸氣가 弱한 것은 酸素의 供給을 小量으로 하여 體內의 燃燒作用을
抑制케 하기 爲한 生理現象의 發現이며 呼氣가 强한 것은 旺盛한 燃燒作用
에 依하여 産出된 炭酸가스를 速히 體外로 排出하는 同時에 呼氣時 多量의
蒸氣發散에 依하여 熱을 내리게 하려는 生體의 自然治癒力의 發動이다. 이
것이 眞陰의 作用인 것이다. 反對로 吸氣가 强하고 呼氣가 弱한 것은 眞陽
의 作用인데 幼兒는 모두 吸氣가 强하고 呼氣가 弱하다. 그 理由는 成長發
育을 促進하기 爲하여 吸氣를 强하게 하여 同化作用을 旺盛케하려는 元陽의
作用 때문이다. 이때 眞陰은 元陽의 作用이 지나치게 旺盛하여서 生理的限
界를 벗어나지 않도록 그 作用을 調節한다. 萬若이때 元陽의 作用이 生理的
限界를 벗어나면 所謂 陰虛火動이 된다. 陰虛火動이란 腎水(陰) 속에 있는
命門火(元陽)가 腎水 밖으로 뛰쳐나간 狀態를 象徵한 말이며, 肺病初期가
陰虛火動의 現象이다. 肺病이 新陳代謝가 旺盛한 發育成長期에 많이 發病되
는 것은 이 때문이다.

이와 같이 眞陰·元陽의 作用이 生理學上 內分泌의 作用과 相通하는 點이

많아 學界에서는 命門을 內分泌系統의 總稱이라고 說明하는 傾向이 많다.

趙憲泳氏는 그의 著書「通俗漢醫學原論」에서 命門과 內分泌系統과의 關係를 第7表와 같이 說明하였다.

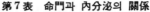

第7表　命門과　內分泌의　關係

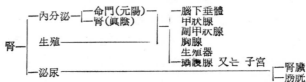

第7表와 같이 命門이 各種內分泌에 依하여 모든 生理的營爲를 統制한다고 할때, 그 作用은 器管의 運轉과 故障防止라는 兩面으로 나타나게 되며 이 兩面으로 나타나는 作用中 前者는 三焦의 作用이고 後者는 心包의 作用이라고 보는 것이다.

그래서 命門의 機能을 趙憲永氏는 第8表와 같이 說明하였다.

第8表　三焦와　心包의　機能

命門─┬三焦─器官運轉(積極的·陽)
　　　└心包─故障防止(消極的·陰)

三焦란 上焦·中焦·下焦를 말하며 上焦는 대개 橫膈膜 以上을 말하고 中焦는 橫膈膜以下에서 橫行結腸 사이를 말하고 下焦는 體腔의 下部를 말한다.

따라서 上焦는 心臟과 肺臟의 機能을 調節하고 中焦는 脾, 胃, 脺·膽囊의 機能을 調節하고, 下焦는 腎·膀胱·大腸의 機能을 調節하는 것이라고 추측한다.

이렇게 볼 때 三焦는 新陳代謝의 三過程인 榮養攝取·運化(同化와 異化作用) 作用, 排泄(代謝物質) 作用과 密接한 關係에 있음을 알 수 있다. 다시 趙憲泳氏의 說明圖를 引用하면 三焦의 機能은 다음과 같다.

第9表　上焦·中焦·下焦의　機能

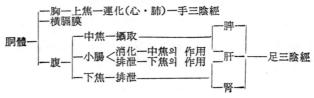

第9表에서 우리는 興味있는 事實 한가지를 發見할 수 있다. 即 小腸은 經絡上 手三陽에 屬하는 手太陽經의 代表器管이고 心臟과는 表裏關係에 있으므로 五行上 火에 屬한다. 또한 五臟은 陰이고 六腑는 陽이므로 臟腑中에는 至陽이다. 그런데 本節初頭에서 論及하였듯이 腎臟은 陰(臟)中의 陰이므로 純陰같으나 腎水中에 相火라는 存在가 있어서 純陰不存在의 原則이 立證되었듯이 小腸은 陽(六腑)中의 陽이므로 純陽으로 認識되기 쉬우나 小腸은 解剖學的으로도 分明히 陰部位인 下腹部에 位置하고 있으며 機能도 中焦의 作用인 消化吸收의 作用과 同時에 下焦의 機能인 大便排泄作用을 兼하고 있음으로써 臟腑五行上으로는 純陽인듯 하나 그 機能에 腎機能의 一面인 排泄作用을 擔當하고 있음으로써 純陽不存在의 原則을 立證하고 있다.

따라서 命門의 存在는 陰陽論的 觀點에서 臟腑陰陽循環을 合理的으로 連結하는 作用이 있으며, 多樣性 있는 그의 機能은 經絡學의 立場에서 一個正經 만으로서는 擔當할 수 없기 때문에 奇經八脉이라는 陰性的 經絡에 依하여 分擔統制된다고 볼 수 있다.

以上의 論證으로 命門이 臟器로 取扱되면서도 五臟에는 包含되지 않은 點과 또 十二正經에는 三焦와 心包라는 兩面器管으로 나타났으면서도 命門自體는 專屬 正經이 配屬되지 않아 外面上 釋然치 않게 보이는 疑問點이 明瞭하게 解說되였다.

經絡說에 依하면 十二正經은 모두 臟器와 配屬이 되어 있으나 第5章 第1節 Ⅳ項의 (「四肢와 經絡」參照) 奇經八脉은 臟器와의 配屬이 없다.

奇經八脉이란 督脉·任脉·陽維脉·陰維脉·陽蹻脉·陰蹻脉·帶脉·衝脉의 八經絡을 말한다. 이들의 機能을 보면

① 督脉은 陽을 統制한다.

② 任脉은 陰을 綜合한다.

③ 陽維脉은 陽을 連絡한다.

④ 陰維脉은 陰을 連絡한다.

⑤ 陽蹻脉은 陽에서 陰과 連絡한다.

⑥ 陰蹻脉은 陰에서 陽과 連絡한다.

⑦ 帶脉은 運動(筋肉의 伸縮)을 調節한다.

⑧ 衝脉은 榮養을 調節한다.

奇經八脉은 全部 元陽과 眞陰에 統制되어 있어서 모든 生理的作用을 調節하기 때문에 正經全體에 對하여는 陰勢力으로 作用한다. 또한 奇經은 모두 어떤 特定器管에 配屬되어 있지 않고 그 作用만이 認定될 뿐이므로 奇經의 作用을 理解하려면 現代生理學上 神經과 內分泌의 作用을 想起하는 것이 좋다.

現代醫學에서는 神經과 內分泌에 依해 微妙複雜한 生理 作用이 調節된다고 보지만 漢醫學에서는 이 奇經의 相互作用에 依해 生理現象이 調節된다고 보며 奇經은 元陽과 眞陰의 統制를 받고 眞陰과 元陽은 命門의 兩面作用이므로 奇經八脉은 命門에 所屬된다고 볼 수 있다. 比較的 單純하고 特定한 作用을 하는 五臟과 六腑는 各各 專屬經絡이 있으나 命門은 그 機能이 너무나 多樣하고 微妙하므로 奇經八脉全體가 그 作用을 서로 分擔代行한다고 볼 수 있다. 이는 마치 우리 社會生活에서도 任務가 큰 사람일수록 秘書가 많아야 하는 理致와 같다고 할 수 있다.

第10表는 命門・三焦・心包와 經絡과의 關係를 表示한 것이다.

第10表　命門의 機能과 奇經八脈

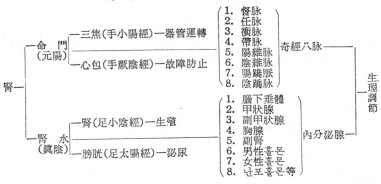

內分泌의 作用에 對하여는 第5章 第2節에서 論及하겠으므로 重複을 避하기 爲하여 個別的인 說明은 省略한다.

以上으로 漢方思考의 原理라 할 수 있는 陰陽論과 五行說에 對하여 그 槪

要를 說明하였다. 陰陽論과 五行說은 原來 毫繁하고 難解하므로 그 全部를 理解하기에는 本章의 內容이 未治하다 할 수 있으나 本書의 趣旨가 아니므로 簡略히 叙述하였다. 다만 全體性思考를 通하여 本書의 內容을 理解하기에는 이 程度로 充分하리라고 思料한다.

第3節　傷寒論과　四象論

傷寒論은 去今 二千餘年前 漢人 仲景張機에 依하여 完成되었고 四象論은 不過 百三十餘年前 李朝末葉에 東武 李濟馬가 提唱하였다. 兩說은 各其 獨特한 體係로 하여 理論的으로는 相互 待峙되고 있으나 臨床的으로는 同律的價値가 認定되고 있어서 漢方醫學의 双壁을 이루고 있다.

그 內容을 簡單히 말하면 傷寒論은 疾病現象을 크게 六系統으로 分類하고 病理的으로 相異한 病證에 對하여 治療法을 說明하였고 四象論은 體質을 臟腑機能의 差異에 따라 四區分하고 生理的인 不均衡을 調節함으로서 疾病現象이 自然治療된다는 理論으로 體系化하였다. 때문에 李濟馬는「二者不可混看 又不可厭煩然后 可以探其根株而採其枝葉也」라 하였거니와 兩說의 內面에는 思想的으로 相通하는 脉流가 있음을 發見할 수 있다. 다시 말하여 이들은하나의 全體性原理를 兩面으로 具顯한 것이니 兩說이 體系的으로 結合하는 곳에 全體性醫學의 眞面目은 明瞭하게 浮刻되리라 思料된다. 東武는 四象體質의 臟腑性理를 仲景 및 宋元明諸家의 學說에서 發見하였다고 밝혔으며 그 大部分은 傷寒論에서 引用한 것이므로 兩說의 比較는 于先 傷寒論의 系統을 따라 叙述하는것이 順序라하겠으나 于先 四象論의 內容을일별할 必要가 있다.

I. 四象體質에 對한 生理的 考察

四象體質이란 太陽人・太陰人・小陽人・小陰人을 말하며 各體質은 外模・性格・食性等 모든面에 差異가 있으나 그 鑑別基準은 壽世保元에서 밝혔듯이 臟理의 大小關係에서 求하지 않으면 안된다. 臟理란 말에는 解剖學的인 意味와 生理學的인 意味가 包含되어 있으나 一般的으로 漢方에서 말하는 臟器名의 概念에는 生理學的인 意味가 重要視되고 있다 함은 前章에서 叙述한 바와 같다.

58

四象論에 依하면

太陽人은 肺大·肝小하고

太陰人은 肝大·肺小하고

少陽人은 脾大·腎小하고

少陰人은 腎大·脾小하다.

漢方에서 脾란 榮養 消化機能의 官府이고 肝이란 同化 吸收機能의 官府이고 肺란 呼吸·氣化機能의 官府이고 腎은 生殖과 排泄機能의 官府이다. 心은 君主의 官이라하여 가장 重要한 臟器라고 생각하며 精神作用도 心이 主宰한다고 생각한다.

靈蘭秘典論에 보면 「心者君主之官也 神明出焉, 肺者相傳之官 治節出焉, 脾胃者倉廩之官 五味出焉, 腎者作强之官, 伎巧出焉」이라 하였다.

그런데 傷寒論을 包含한 傳統的 漢方臟腑論은 經絡說에 따라 五臟과 六腑에 陰陽·表裡關係를 賦與하여 心一小腸·肺一大腸·肝一膽·脾一胃·腎一膀胱을 同律的으로 配屬하고 있으나 四象論에서는

脾堂에 胃·兩乳·目·背膂 筋을

肝堂에 小腸·臍·鼻·腰脊·肉을

肺堂에 胃脘·舌·耳·頭腦·皮毛를

腎堂에 大腸·前陰·口·膀胱·骨을 配屬하여 多分히 自然科學的 立場을 取하고 있다. 六節臟象論에는 「心者生之本神之變也, 其華在面, 其充在血」「肺者氣之本 魄之處也 其華在毛其充在皮」,「腎者主蟄封藏之本, 精之處也, 其華在髮, 其充在骨」,「肝者罷極之居也其華在爪. 其充在筋以生血氣·其味酸·其色蒼」, 「脾胃大腸小腸三焦膀胱者倉廩之本榮也 名曰器能化糟粕轉味而入出者也 其華在唇四白 其充在肌其味甘·其色黃」이라 하였거니와 生理學的으로 胃는 消化器管이므로 脾堂에 所屬되었으며 小腸은 榮養을 吸收하여 肝臟으로 보낸다. 그래서 小腸과 筋肉은 肝에 所屬된다. 榮養分은 肝臟 및 筋肉等에 貯蓄되었다가 肺를 通하여 들어온 酸素에 依하여 酸化作用이 일어남으로서 氣化(Energy化)되어 生命現象을 運營하므로 肺는 分解作用을 하는 器管이라 할 수 있다. 여기서 副産物로 發生한 毒素는 膀胱을 通하여 體外로 排出됨

다. 또한 腸管에서 吸收되지 않은 淺滓物은 大腸을 通하여 體外로 排出된다. 故로 膀胱과 大腸을 排泄器管인 腎에 配屬한 것은 理致的이다. 때문에 四象論의 臟器配屬은 自然科學的인 立場에 充實하다. 여기에서 胃脘이란 四象論의 內容으로 보아 食道 및 氣道를 意味한 것이므로 肺屬이며 皮膚는 呼吸作用을 하므로 肺屬이다. 肉이란 筋肉을 意味한 것이다. 또한 漢醫學的으로 腎은 性機能의 官府이며 性作用도 하나의 排泄作用임엔 틀림없다.

第2章에서 叙述하였듯이 生命力의 基本을 同化作用과 異化作用으로 본다면 李濟馬는 四象體質을 生命現象의 根源에서 生理學的으로 區分하였다 하겠다.

生理過程에서 일어나는 同化와 異化를 一律的으로 區分할 수는 없으나 大體로 消化와 吸收는 同化의 過程이고 分解와 排泄을 異化의 過程이라 할 수 있다. 이러한 生理過程에서 볼때 少陰人은 消化 吸收機能이 弱한 體質이고, 少陽人은 分解와 排泄이 지나치게 過大한 體質이며 太陰人은 消化吸收는 强하나 分解와 排泄이 弱한 體質이며 太陽人은 消化吸收는 弱하나 分解作用은 强한 體質이다.

生命現象의 原動力이 榮養分과 水分과 空氣에서 얻어진다는 것은 말할 必要도 없거니와 飮食物을 攝取하면 大體로 胃와 腸에서 消化되어 이것이 腸管을 通過하는 동안 小腸에서 榮養分은 吸收되고 淺滓物은 大腸을 通하여 糞便이 되어 體外로 排泄된다. 한편 吸收된 榮養分은 門靜脉에 依하여 肝臟으로 輸送되어 여러가지 生化學的 過程을 거쳐 轉化하여 全身器管 및 組織細胞에 補給된다. 이러한 體物質은 반드시 酸素에 依하여 燃燒分解되며 여기에서 생긴 「Energy」에 依하여 生命現象이 營爲되며 이때 發生한 不必要한 物質은 肺 或은 腎臟을 通하여 體外로 排泄된다. 이러한 過程은 實로 生理過程의 全部다.

이 過程에서 榮養分과 酸素·水分等 體物質과 여러가지 毒素를 要所要所에 輸送하는 것이 循環系統의 作用이다. 心臟은 말할 必要도 없이 循環系統의 統帥이므로 四象論에서는 心을 一身의 主宰라고 하였으며 어느 體質의 特性에도 配屬시키지 않았다. 壽世保元에 心은 一身의 主宰로서「耳目鼻口無所不

察·肺脾肝腎無所不忖·頷臆臍腹無不誠·頭手腰足無所不敬」이라 한것은 心
臟 및 循環系統의 機能을 自然科學的으로 잘 說明한것이라야 하겠다.

이러한 生理過程이 機能的으로 均衡을 이룰때를 漢醫學에서는 陰陽和平이
라 하고 不均衡일때를 陰陽不和라 한다. 陰陽和平이란 完全한 健康을 意味
하는 것으로서 하나의 理想이며 實際 모든 人間은 적어도 生理的範圍內에서
體質的으로 不均衡임이 分明하니 이것을 理論的으로 體系化한 것이 四象論
이다.

陰陽을 生理現象의 全過程이라고 한다면 이를 生理學的으로 消化·吸收·
分解·排泄의 四過程으로 區分할 수 있으며, 心臟이 관장하는 순환기 系統
은 各過程을 有機的으로 連結한다.

完全健康의 理想的體質을 陰陽和平으로 본다면 이에 對하여 生理的限界에
서의 不均衡을 新陳代謝의 過程에서 四區分할 수 있으니 이것이 곧 四象體
質의 差異點이다. 榮養의 消化作用, 吸收作用, 分解作用, 排泄作用을 一連

第4圖　四象體質圖

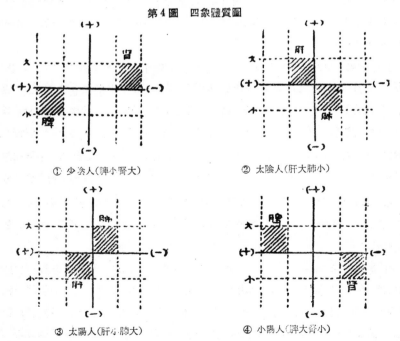

① 少陰人(脾小腎大)　　　　② 太陰人(肝大肺小)

③ 太陽人(肝小肺大)　　　　④ 小陽人(脾大腎小)

으로 하는 生理過程上에서 四象體質의 差異를 「그라프」로 表現하면 第4圖와 같다.

第4圖에서 ①은 第2章 第3節에서 論及한 典型的인 虛證體質로서 生理的으로 消化吸收機能이 弱한 陽虛體質이고 ②는 榮養蓄積은 過多한 反面 그 代謝機能이 不良한 典型的實證體質로서 第2章 第3節에서 論及한 實證體質에 該當한다. ③은 體物質의 酸化過程이 지나치게 活發한 陽實體質로서 이 體質은 榮養補充만 適節히하면 健康한 體質이다. 다음 ④는 吸收된 榮養分에 比해 體物質의 消耗가 過多하여 陰虛하기 쉬운 體質로서 第2章 第2節에서 論及한바 있는 非典型的 虛證에 該當된다.

第4圖를 第5圖와 같이 擴大하여 「그라프」의 內容을 詳細히 說明코저 한다

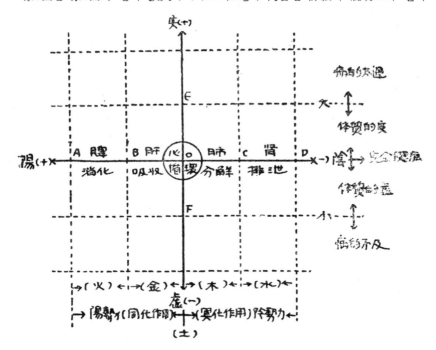

第5圖   四象生理分析圖

第5圖에서 左右의 陽(十)과 陰(一)을 水平으로 連結한 直線을 橫軸으로 하고 上下의 實(十)과 虛(一)를 垂直으로 連結한 線을 從軸으로 할때 陰

陽線과 虛實線이 交叉되는 點(中央土)는 四象論的으로 心臟의 位置다. 四象論에서는 心臟을 一身의 主라고하여 五行上 中央土에 配當하였다. 土點을 中央으로하여 左向은 陽이고 右向은 陰이다. 生理現象은 陰陽兩勢力의 循環作用이며, 그 循環은 中央土인 心臟에 依하여 調節된다. 이렇게 볼때 土點에서 左로 갈수록 陽勢力이 强하고 右로 갈수록 陰勢力이 强한고로 五行은 마땅히 左로부터 火·金·中央土·木·水의 順으로 右를 向하여 配置된다.

陰陽線上에 假想點인 ABCD를 定하면 A와 B사이는 四象論的으로 火인 脾臟의 生理範圍가되고 B와 O사이는 金인 肝의 領域이며 交叉點인 O點은 中央土인 心臟의 位置며 O와 C사이는 木인 肺의 活動범위가 되고 C와 D사이는 陰中陰인 腎의 作用限界를 表示한다. 陰陽線上의 脾·肝·心·肺·腎의 五行配當은 그대로가 消化·吸收·循環·分解·排泄의 過程과 一致하는 順序가 된다. 이는 어느 한部分이라도 上으로 올라간 것은 機能的으로 實한 것이고 下로 내려온것은 虛다. 그러나 生理的인 限界內에서 調節될 수 있는 不均衡은 不得已한 것이므로 이 生理限界를 第5圖에서 上下의 虛實線上에 E·F點으로 假想하면 陰陽線과 平行을 이루는 E線과 F線사이는 곧 各體質의 最大限의 健康範圍가 된다. 健康範圍內에서 體質的으로 오는 臟腑機能의 太過와不及을 四象論에서는 大小란말로 表現하였으니 이 範圍內에서 先天的으로 脾(消化)機能이 小하고 腎(排泄)機能이 大한 體質을 少陰人이라고 하였으며 (第4圖의 ①參照), 肝(吸收) 機能이 大하고 肺(分解) 機能이 小한것 太陰人이라 하였다. (第4圖의 ②參照) 反對로 脾大·腎小는 少陽人이고 肝小·肺大는 太陽人이다.

四象各體質은 先天的으로 이와같은 體質的特性이 있으므로 生理過程上의 不均衡이 조금만 지나치면 第5圖의 E線과 F線의 限界를 넘어설 우려가 많다. 各臟腑의 作用이 E線을 벗어난 것을 太過라고 하며, 이것이 病的인 實證이고 反對로 F線을 벗어난것을 不及이라고 하며, 이것은 病的으로 虛證이 된다.

第4圖에서 보는바와같이 少陰人은 脾虛證과 腎實證이 되기쉽고, 大陰人은 肝實證과 肺虛證이 되기쉽고, 太陽人은 肝虛證이 되기쉽고, 少陽人은 脾實證과 腎虛證이 되기쉬운 特性이 있다.

이러한 特性을 壽世保元에서는 四象人의 局限證 或은 易感證이라 하였다.

即 少陰人의 脾系統이 機能的으로 더욱 不及한것을 四象論에서는 少陰人의 胃受寒裏寒病이라 하였으며, 그 症狀은 傷寒의 太陰經證·少陰經證·厥經證과 같다고 한다. 또 少陰人의 腎系統의 機能이 病的으로 太過하여 진것을 腎受熱表熱病이라 하였으며, 그 症狀은 傷寒論의 太陽傷風證·下焦血證·胃家實·大黃承氣湯證·脾約證·亡陽證·當歸四逆湯證·吐蛔證과 같다고 하였다.

太陰人의 肝系統이 太過한것을 四象論에서는 肝受熱裡熱病이라 하였으며 그 症狀은 傷寒論의 陽毒及瘟疫證·燥熱證·食後痞滿症及脚膝無力症·泄瀉症 咳嗽症·哮喘症·腹脹浮腫症·卒中風等症과 같다 하였고, 肺系統機能의 不及을 胃脘受寒表寒病이라 하였으며, 그 症狀은 傷寒論의 桂枝湯症·寒厥症·頷結咳症과 같다고 하였다.

太陽人은 肝系統의 機能이 不及하여 外感이되면 腰脊病(內經의 解㑊病이) 생기고 內觸이 되면 小腸病이 生기니 그 症狀은 噎膈·反胃等이다.

少陽人은 脾系統의 太過로 因하여 脾受寒表寒病과 胃受熱裏熱病이 生기니 脾寒表症은 傷寒論의 大靑龍湯症·小柴胡湯症·結胸症·亡陰症·發狂譫語症이고 胃熱裏症은 傷寒論의 桂麻各半湯症·白虎湯症·陽厥(熱厥)症·消渴症이다.

그런데 病理生理學의 立場에서 消化·吸收의 過程은 榮養吸收 및 蓄積의 過程이며 漢醫學에서 말하는 榮血의 過程이므로 이 過程은 陰에 屬하나 이 生理過程을 擔當한 臟器는 五行上 火(脾)·金(肝)等 陽性臟器이며 分解·排泄의 過程은 陰過程에서 生成된 體物質을 分解하여 그 Energy를 生活現象에 利用하는 過程이므로 生化學的으로는 熱의 生成過程이다. 따라서 이 過程은 陽이 되나 실제는 陰性臟器인 木(肝), 水(胃)에 依하여 營爲된다. 이것이 實로 陰陽循環의 原理인 것이다. 따라서 Energy의 生産은 陽性臟器의 生理的 結果이고, Calorie의 生成(吸收·貯蓄)은 陰臟器의 生理的結果로 나타나는 것이다. 그런데 生命의 原動力 및 疾病治癒力은 體物質의 酸化에 依하여 發生한 Energy 이므로 體物質의 分解는 毒素의 排泄作用을 하

-는 肺黨의 機能이 實한것으로 因한 病症은 없으리라는 自然科學的思考로 볼때 四象論에서 肺實症을 밝히지 않은 뜻을 理解하게 된다. 다음 腎系統은 不必要한 物質의 排泄作用뿐 아니라 性作用等으로 因하여 Energy의 消耗를 代表하므로 漢醫學에서는 腎實症은 없다고 보며 腎虛症만을 認定한다. 少陽人은 消耗性體質의 典型이다. 虛火上升症, 亡陰症이 少陽人의 易感症임은 이것을 意味하며, 少陽人의 處方이 主로 滋陰降火를 爲主로 하는것으로도 알 수 있다. 다음 太陰人은 榮養貯蓄作用은 强하고 分解作用은 弱함으로 榮養이 過剩滯溜하여 體型이 肥大하여지며 또한 分解機能의 低調로 循環 및 代謝障害疾患을 일으키기 쉽다. 少陰人은 消化作用만 잘되면 體型이 太陰人과 비슷하다. 그러나 消化機能은 生命力의 原泉이므로 脾系統의 機能이 弱한 少陰人은 體質的으로 虛弱한것이 特徵이다. 따라서 一般的인 生命現象이 低調하니 少陰人의 亡陽症은 이것을 意味한 것이다.

II. 傷寒論에 對한 自然科學的 考察

傷寒論은 急性熱病의 時期를 陰陽二期로 大別하고, 다시 이를 各各三區分하였으니 太陽症·陽明症·少陽症과 太陰症·少陰症·厥陰症이 그것이다. 그러나 傷寒論은 急性熱病에만 適用되는 것은 아니고, 雜病 및 慢性疾患에도 應用할 수 있다.

大體로 陽病이란 體溫이 37°C 以上의 明白한 發熱狀態인 陽性時期를 意味하고, 陰病은 老人性肺炎에서 身熱은 없으나 炎症은 進行되는 境遇라든가 小兒의疫痢에서 體溫은 下降되었으나 元氣가 없고, 粘液이 잘 끄치지 않아 苦痛하는 따위의 경우와 같이 病의反應이 弱化한 狀態를 말한다.

이 關係를 體質的으로 말하면 陽病은 普通 强壯體質의 發熱狀態라 할 수 있는데, 傷寒論은 이를 太陽症·陽明症·少陽症으로 分類하였다.

太陽病은 大體로 發病初期의 惡寒이 나는 前驅期이며, 陽明病은 痲疹의 發疹期와 같이 高熱이 繼續되는 時期이고, 少陽症은 例하여 腸치부스의 解熱前에 있는 弛潮熱狀態라든가 肺炎初期와 같이 寒熱이 交叉하는 時期이다.

毒感·肺炎. 腸치부스等 흔히 볼 수 있는 모든 急性熱病도 大體로 이와 같은 經過로 進行한다. 例하여 痲疹의 境遇 大槪의 小兒는 發病初에 身熱과

戰慄(惡寒)을 하면서도 잘 놀지만 이때 口腔內에는 소위 「코푸리쿠 班點」이
나타나며, 이것이 確認되면 痲疹이다. 이 時期가 太陽病期이며, 全身에 本
格的으로 發疹이 나며 高熱로 煩惱할때가 陽明病이다. 그後 順調롭게 解熱
되면 痲疹은 陽明症을 끝으로 治癒되는 것이나, 大槪 體力이 衰弱하여저서
萬若 肺門淋巴腺炎等이라도 發病하면 所謂 寒熱往來라하여 朝 37°C 夕38°C
程度로 體溫이 變化하니 이때가 少陽病期다.

一般的으로 疾病은 患者의 體質에 따라서 經過가 다르다. 같은 感冒라도
1·2日의 太陽病으로 治癒되는 사람이 있는가 하면 陽明·少陽病으로 轉位되
는 사람도 있다. 例하여 扁桃腺炎의 境遇, 健康人이면 普通 第1日은 甚한 惡
寒이 있고, 第2日째는 이미 高熱을 發하며, 第3·4日이면 解熱된다. 乳腺炎
도 비슷하다. 이 境遇의 第1日은 太陽病, 第2日은 陽明病, 第3日은 陽明病
에서 그대로 治癒되는 것이다. 그러나 糖尿病等으로 抵抗力이 弱化된 사람
이면 陽明期가 相當히 長期間持續된다.

傷寒論에서도 三陽症을 主로 發熱現象의 差異에 따라 區分하였지만, 發熱
은 自然科學的으로 細菌 및 毒素 或은 外傷等으로 體組織의 一部分이 損傷
될때 일어난다고 한다. 이러한 發熱物質이 體內에 侵入하면 間腦에 있는 發
熱中樞를 刺戟하여 肝臟이라든가 筋肉等에 昂奮이 傳達된다. 이로 因하여
組織에 貯蓄되어 있는 體物質은 酸化作用을 일으키며, 이때 發生하는 多量
의 酸化熱이 體溫을 上昇시킨다.

이와같이 一定한 過程에 따라 熱現象이 進行되므로 그때그때 나타나는 病
症 또한 大體로 規則的이다.

太陽病期는 疾病의 初期이므로 熱生産은 急速히 增加하는데 反하여 熱放
散態勢는 아직 갖추어지지 않았으므로 熱放散作用이 緩慢하다. 따라서 多量
의 熱이 體內에 滯溜하여 體溫이 急上昇한다.

陽明病期에는 熱放出努力도 어느程度 强力하게 進行되기는 하지만 아직
熱生産이 强하게 繼續되고 蓄積된 熱이 많으므로 身熱이 가장 높고 病症 또
한 頑强하다. 少陽病期는 人體의 熱放散作用도 完全히 成熟되어 熱의 生産

과 放散이 比等하기 때문에 寒熱이 一進一退한다.

이와같은 熱의 進行過程에 따라 血液象에도 變化가 생긴다. 大體로 急性 熱病의 前驅期에는 中性嗜好性多核白血球가 增加하는데 이때가 太陽病의 時期이다. 中性嗜好性白血球가 減少하면 Eozin 嗜好性白血球가 增加하는데 이때가 陽明病症이 나타나는 時期다.

다음 淋巴球가 增加하는 時期가 있는데 이때가 大體로 少陽症期이며, 寒熱往來現象이 있다.

痲疹 및 猩紅熱時의 血液內에는 Eozin 嗜好性白血球가 增加하는것이 特徵이라고 하나 그 理由를 傷寒論의 立場에서 보면 痲疹이나 猩紅熱은 大體로 太陽病症에 該當하는 前驅期症狀이 輕微할뿐아니라 短期日에 經過하여 버리므로 이 時期는 모르게 지나가 버리고 Eozin 嗜好性白血球가 增加하는 陽明病症이 最初부터 나타나는 것같으며 이 病症이 그대로 長期間 持續되기 때문이다. 特히 病理實驗上 猩紅熱은 血液內에 Eozin 嗜好性白血球의 增加를 確認하는 것이 確診法으로 되어있다.

이 時期의 植物性神經狀態를 現代醫學에서 "바코토니"라고 한다. "바코토니"란 迷走神經緊張症인데 痲疹 · 猩紅熱 · 蕁痲疹 Anaphylacse(過敏症) 等의 境遇에 Eozin 嗜好性白血球가 增加하면 迷走神經 緊張症이 일어난다. 따라서 陽明病 · 少陽病의 時期는 神經病理的으로 迷走神經緊張狀態이다. 太陽病의 主症인 惡寒은 交感神經의 緊張으로 皮膚에 分布한 毛細血管이 收縮되어 血液이 體表에서 內臟 特히 肝臟으로 集中되므로 그 結果 皮膚에는 貧血이 일어나며 熱放出을 防害하기 때문에 實際體溫은 上昇되나 感覺으로는 惡寒을 느끼는 것이다. 이때 迷走神經이 緊張하면 皮膚血管이 擴張되어 熱이 發散된다. 陽明病期는 皮膚血管이 完全히 擴張되지 않아서 熱放出이 不足한 때이고 少陽病期는 血管이 擴張되어 있기는 하나 間間히 血管收縮이 일어나는 때다. 惡寒은 血管收縮期現象이다.

지금까지 叙述한 內容을 簡略히 整理한 것이 第11表다.

第11表　三陽經症과　病理現象對照表

三陽症 ＼ 症狀	熱現狀의 時 期	自覺症狀	熱의 生産 과 放 出	血液象	神經狀態	新陳代謝의 狀態
太陽症	發熱의 初期	惡寒	生産增加 放出正常	中性嗜好 性白血球 增加	交感神經 緊張	物質代謝 强盛 分解作用 優勢
陽明症	發汗解熱 의 直前	身熱·惡熱 煩 燥	貯蓄多量 放出增加 (不足)	Eozin細 胞增加	迷走神經 緊 張	物質代謝 强盛 分解作用 優勢
少陽症	一旦解熱 된後나有 熱	寒熱往來	生産減少 放散減少 (不充分)	淋巴球增 加	〃	物質代謝 緩慢 同化作用 優勢

　三陽病의　經過에　따라　第11表와　같은　病理生理學的인　變化가　惹起되는　것은　人體가　病因을　驅遂하기　爲한　自然的인　手段이며　方法이다.　病의　原因이　體內에　侵入하면　生體는　急히　多量의　Energy　및　體物質을　動員하여　臨戰態勢에　突入한다.　即　肝臟·筋肉等의　器管　및　組織에서　酸化作用이　活發하여저서　體物質을　分解하여　病原과의　戰鬪를　開始한다.　太陽病期는　病原體와　生體와의　接戰이　始作되는　때다.　漸次　戰鬪가　激化하여　生體가　많은　體物質과　Energy를　消耗하면서　戰鬪에　總力을　傾注하는　때가　陽明病期다.　때문에　陽明病期는　病症　또한　가장　極甚하게　나타나기도　하지만　이때야말로　戰鬪의　勝敗를　판가름하는　時期다.　陽明病期의　戰鬪에서　大部分의　病菌　및　病源은　掃蕩되었으나　아직　殘溜한敵과의　局部戰이　繼續되고　있는때가　少陽病期다.

　體質强壯人　즉　體物質이　豊富하게　貯蓄되어　있는　사람은　陽明病期에서　治癒되지만　虛弱人은　많은　體物質을　消耗하였으므로　元氣가　더욱　衰弱하여져서　이제는　外敵인　原病때문이　아니라　內亂　即　體力의　虛弱으로　正常生理活動에까지　支障을　招來하게　될　수　있으니,　이것이　三陰病으로　進行하는　經路다.

　素問에서「實은　邪(病因)의　實」을　말하며,「虛는　正虛」即　體力의　衰弱을　말한다는　深奧한　意味는　實로　傷寒六經病症의　大係가　잘　立證하였다.　壽世保元에서　傷寒論의　三陰病症은　모두　少陰人病症이고　陽病症에는　四象人의　病症이　모두　包含되어　있다고　한것도　實은　實則邪實　虛則正虛의　構體的表現이다.　陽病은　疾病의　初期이므로　어떠한　體質이건　多少의　體力이　저축되어　있을때고　陰病은　體力이　衰弱할　때이므로　體質的으로　虛弱한　사람은　陽病期

에서 많은 體力을 消耗하였으므로 陰病으로 進行하게 된다.

따라서 傷寒論의 三陰病證은 四象論의 小陰體質과 깊은 關係가 있다. 그러나 小陰體質도 平常時는 體力의 餘裕가 있으므로 病初에는 陽病證을 나타냄은 勿論이다.

Ⅲ. 三陽病證과 四象體質

六經病證의 陽病證에는 四象各體質의 病證이 均等하게 包含되여있고 三陰病證은 모두 小陰人病證이라고한 意味를 分析하여볼 必要가 있다. 三陰病證은 모두 小陰人病證임으로 이에 對하여는 다음項에서 따로 考察하고 지금까지 叙述한 四象體質의 生理的特徵과 三陽病의 病理的 特徵을 比較하여보면 兩説사이에 서로 共通된 點이 發見된다.

于先 前述하였듯이 滯溜熱은 많은데 反하여 放出이 不足한 狀態가 陽明病이다. 一般的으로 强壯人은 이렇한 現象이 生理的으로 일어나는데 普通 脂肪質이니 多血質이니 하는 肥滿人은 皮膚가 硬固하여 發汗이 困難함으로 體內의 熱을 放散하지 못하기 때문에 寒冷에는 잘 참으나 暑熱에는 견디지 못한다. 太陰人이 이경우에 該當됨은 四象論의 內容으로 알 수 있다. 太陰人은 吸收作用이 强한데 反하여 分解排泄作用이 弱하여 吸收된 榮養分 및 脂肪이 體內에 蓄積되어 肥滿한 者가 많다 함은 前述한 바와같거니와 便秘・便閉・汗不出等의 病證을 太陰人의 險證이라고한 點으로서도 立證된다. 따라서 臨床的으로 太陰人은 過剩한 體物質로 因하여 循環障害・代謝障害에 依한 高血壓・中風・糖尿病・肝硬變症等의 疾患에 많이 罹患한다. 傷寒論에서는 陽明病治療法으로 發汗法과 通便法을 指示하고 있으며, 이는 主로 發熱性疾患의 境遇에 局限되고 있지만 이와같은 現象을 素因으로하는 太陰人에게는 發汗과 通便이 모든 治病 및 健康의 大原則으로 되여있다. 따라서 太陰人은 恒時 陽明病的 狀態에 있다 할 수 있다.

다음 太陽病時에 皮膚血管이 收縮하여 惡寒 發熱이되는 狀態는 體質的으로 元氣가 虛한 사람에게는 平常時도 나타난다. 이런 現象은 四象體質中 虛弱한 小陰人에게 많다. 太陽經證인 傷寒과 傷風中에서도 傷風症이 小陰人에 잘 걸리는것도 이런 理由때문이다. 勿論 熱生産이 非常하게 强盛하고 中性

嗜好性白血球가 增加한다는 太陽病의 病理的現象만으로는 體質的 識別이 困難하기도 하지만 太陽病은 疾病의 初期임으로 어떻한 體質이건 最初에 侵入한 病菌에 對한 最少限의 防衛能力은 갖고 있음으로 唯獨 强壯體質이 아니라도 太陽病證은 일어날 수 있다. 이런 點으로 보아 壽世保元에서 太陽病證·陽明病證은 太陰·小陰·小陽人의 病證이 均等하게 包含되여 있다고한 理致가 自然科學的으로 納得된다.

小陽病證은 一般的으로 所謂 腺病質에 該當함이 明白한데 腺病質의 特色은 淋巴腺腫脹이 發生하기 쉬우며 肺結核等에 感染發病되기 쉬운 體質이다. 前項에서도 叙述하였듯이 淋巴球가 增加하는 것이라든가 迷走神經이 昻奮하는 小陽病의 病理的 現象은 그대로 腺病質의 體質的 素因이다.

臨床的으로 小陽人에게 肺結核이 많으며 또한 小陽人의 處方이 主로 體物質의 消耗를 防止하는 六味地黃湯 系統으로 構成되여 있는 것을 보아도 알 수 있다. 이런 이유에서 보아 李濟馬가 小陽經證을 小陽人病證이라 한것은 당연하다.

以上의 內容은 主로 發熱現象에 隨伴되는 生理學的 變化에 따라 叙述되었거니와 여기에서 잠간 發熱現象에 對하여 論及코저 한다. 一般的으로 發熱은 人體에 有利하다는 說과 有害하다는 主張이 있다. 이에 따라 治療의 方向은 全혀 달라지는데, 現代醫學은 그 臨床의 傾向으로 보아 有害說을 追從하고 있다. 그러나 「바루시우·빌」氏, 「뮤라」氏等 一部學者는 「熱은 病毒이 生體에 侵入하여서부터 이에 對한 免疫性을 獲得할때까지 일어나는 一種의 反應이다」. 「熱은 自然이 賦與한 防禦裝置다」라고 有利說을 主張하였으며, 特히 漢醫學을 包含한 全體性醫學의 立場은 全的으로 有利說을 追從하고 있다. (第七章 「自然治療의 槪要」 參照) 漢醫學은 病의 現象을 生體의 防禦的 活動으로 보기때문에 例하여 肺結核의 發熱에도 施灸를 하여 發熱作用을 促進하며, 또 藥劑도 發熱에는 發熱促進劑를, 下痢에는 下劑를, 炎症 或은 瘀血에는 血行促進劑를 投與함으로서 生體의 自然的 治癒勞力을 補助하는 方法으로 原則을 삼는다.

이와같은 自然療法的立場에서 볼때 現代醫學에서 發熱에 下熱劑를 下痢에

止瀉劑를 炎症에 消炎劑를, 痛症에 鎭痛劑를 使用하는 治療法은 自然現象에 對한 反逆이라 할 수 있다. 特히 高熱에 어름찜질을 하는 것은 發熱의 有害·有利說을 떠나서도 皮膚血管을 無理하게 收縮시킴으로 自然的인 熱放散勞力마저 阻害할뿐아니라, 內臟鬱血을 助長하여 廣義의 瘀血을 助盛케 함으로 百害無益한 治療法이다.

發熱現象은 生理學的 立場으로는 다만 物質代謝 或은 Energy 代謝等 臟器의 機能的 變化에 不過하지만 한편 發熱狀態를 太陽病證의 경우와 같이 病理學的系統에 따라 追求하면 大部分 炎症의 隨伴現象임을 알 수 있다. 이런 理由로 發熱에 對한 現代醫學的措置는 結局 炎症治療와 同一視되지만 漢方에서의 太陽病藥은 實際로 發熱現象이 없을때도 有效한 境遇가 많다. 傷寒論의 內容에만 執着하면 太陽病藥을 發熱現象 以外의 경우에는 使用할 수 없을지 몰라도 例하여 葛根湯은 無熱의 皮膚疾患이나 蓄膿症에도 使用할 수 있고, 四象的으로 太陰人에게는 病證에 相關없이 發汗通便劑를 常用할 수 있다.

이런 見地에서 傷寒論의 太陽病治療는 發熱과 炎症에 對한 治療法이라고 말할 수 있으며, 그 治療機轉은 發熱 或은 炎症을 助長하여 疾病進行上의 當然한 過程을 미리일으켜 疾病의 過程을 短縮시켜서 早期에 病症이 終息케 하는 것임으로, 現代醫學的인 消炎解熱劑와는 그 作用이 根本的으로 相異하다.

따라서 漢方藥은 傷寒論이나 四象論을 不問하고 藥劑의 有效性分보다 生體에 미치는 全體的 刺戟量에 따라 適應證이 다르다. 刺戟의 强弱은 藥性·氣味等 漢醫學特有의 思考方式에 依하여 鑑別되거니와, 例하여 傷寒論에서 應用된 葛根湯·桂枝湯·麻黃湯等은 모두 發汗消炎劑이지만 그 昂奮作用의 强度가 다르기 때문에 그 適應證이 서로 다르다.

生物學에 "푸루겔"의 法則이라는 것이 있거니와 漢藥은 이에 適用된다. 「푸루겔」의 法則이란 「生物體에 輕한 刺戟을 加하면 生活力이 旺盛하여지고 强한 刺戟를 加하면 生活力이 抑制되고 極甚한 刺戟을 加하면 生活力이 全部 消滅된다」는 內容으로서 漢方의 發汗劑는 小量投與하면 그 作用이 顯出되지 않으나 適當한 分量을 使用하면 昂奮作用이 일어나 治療面에 應用되며

過量을 使用하면 生命力이 下降 或은 減衰되여 害가 된다. 刺載量의 適正基準을 傷寒論에서는 「證」으로 四象論에서는 「體質」로 區分하였다.

例하여 桂枝湯·葛根湯·麻黃湯·大靑龍湯은 무두 發汗消炎劑지만 傷寒論에서는 「證」으로 그 適應範圍를 表示하였고, 四象論에서는 桂枝劑·葛根劑·紫胡劑의 適應限界를 體質로 區分하였다. 一般的으로 桂枝劑는 小陰人의 發汗消炎劑고, 葛根·麻黃劑는 太陰人의 消炎發汗劑고, 紫胡劑는 小陽人의 發汗消炎劑다. 만일 四象的으로 小陰人이 麻黃劑를 使用하거나 傷寒論에서 桂枝湯證에 麻黃湯을 使用하면 生體의 狀態에 比하여 强한 刺載量을 加하는 것임으로 生命力이 衰沈하여 虛脫에 빠진다. 이런 현상을 漢醫學에서 所謂 亡陽症이라고 하여 危險症狀으로 간주한다.

故로 漢醫學에서는 疾病을 다음과 같은 一定한 基準에 따라 區分한다.

例하여 輕微한 炎症은 病毒이 微弱하거나 體質이 虛弱한데 原因이 있다. 一般的으로 虛弱體質은 急性熱病의 境遇에라도 强壯體質에 比하여 低熱 및 輕微한 炎症이 나타난다. 虛弱體質의 輕微한 炎症의 經過를 第6圖 (88페지)의 「그라프」에서 D曲線으로 表示하였다.

虛弱人의 病進行은 曲線이 表示하는 바와같이 發熱(其他 症狀도)은 輕微하지만 他病이 倂發하든가 或은 急性이 慢性으로 移行되는 등으로 原病이 早速히 治癒되지 안는다.

다음 强壯體質의 病進行狀을 C曲線으로 表示하면 C曲線은 D曲線보다 發熱 및 炎症은 强하게 나타나지만 治療는 빠르다. C曲線은 一般的으로 中肉·中脂의 普通健康體質에 該當한다.

이보다 더욱 强壯한 體質을 B曲線으로 表示하였고 가장 强壯한 體質을 A曲線으로 表示하였다. 體質이 强할수록 體物質의 酸化作用이 强하게 進行되기 때문에 病症이 極甚하게 나타나며 많은 Energy를 消耗하여 病原體에 抵抗함으로 治癒도 빠르다.

모든 炎症이나 發熱現象이 반듯이 第6圖 (88페지)의 「그라프」와 같이 規則正然할수는 없지만 이렇한 規則性은 傷寒論의 證이건 四象論의 體質에 共通的으로 認定된다. 以上과 같은 發熱現象에 發汗劑를 授與할때 D體質은 虛

弱함으로 强한 發汗劑를 授與하면,「푸류겔」의 法則에 따라 體力이 지나치게 消耗되여 生命力이 減衰된다. 이것을 所謂 汗多亡陽이라 한다. 이런 경우에 傷寒論에서는 輕한 昂奮性發汗劑인 桂枝湯을 使用하게 되여있으며, 四象的으로 이에 該當하는 體質은 小陰人이다.

桂枝湯은 Graph (88페이지)의 D와같이 昂奮作用도 輕微하지만, D'와같이 體力의 消耗도 輕微하다. "藥은 毒"이라는 말이 있듯이, 一般的으로 모든 藥은 相反된 두가지 作用을 한다. 그 한쪽이 治病에 應用된다면 다른 한쪽은 副作用이다. 例하여 Morphin은 麻痺作用과 그 反對의 興奮作用이 있고 Caffain은 興奮作用과 鎭靜作用을 한다.

桂枝湯은 藥性이 穩和함으로 實際에 副作用을 隨伴하지는 않지만 昂奮作用과 沈靜作用이 있으며, 發熱時에는 그 昂奮作用을 利用하는 것이다.

다음 C曲線의 體質에는 葛根湯을 摘用하는데 葛根湯은 相當히 强한 昂奮性發汗劑임으로 急性熱病에 長期間使用할 수는 없다. C曲線이 表示하는 바와같이 葛根湯은 桂枝湯보다 强한 昂奮作用이 있으나 C'와 같이 强한 疲勞를 隨伴함으로 이를 敢當할 수 없는 境遇 즉 證 或은 體質的으로 該當이 않될 때는 오히려 疾病을 惡化시킨다. 傷寒論에서「陽病을 誤治하면 陰病이 된다」고 한것이 이런경우에 該當된다. 그러나 蓄膿症같은 慢性疾患의 경우라든가 四象的으로 太陰人體質의 경우에는 相當期間 繼續使用하여도 强한 發汗이 되지 않고 適應되기도 한다.

B曲線의 경우에는 麻黃湯證이 該當되는데 麻黃湯은 發汗作用이 强하며 따라서 體力消耗도 强하다.

다음 A曲線과 같이 强한 炎症에는 大靑龍湯이 摘用된다.

麻黃湯이나 大靑龍湯은 强力한 發汗劑임으로 發熱初期에나 使用할 수 있으며, 長期間使用할수는 없다. 萬若 이들을 過用하거나 誤用하면 生命力이 極甚하게 沈衰하여져서 虛脫에 빠진다. 이런경우를 漢醫學에서는 亡陽證이라 한다. 이와같이 强力한 藥性을 갖었어도 漢藥은 그 證或은 體質만 付合되면 實際로 副作用은 나타나지 않는다. 可令 葛根湯證에 葛根湯을 麻黃湯證에 麻黃湯을 使用하면 B' 或은 C'와 같은 作用은 나타나지 않는다. 이렇한 論理로 四象論에서는 體質에 따라 그 特定된 體質藥을 使用하는것이니 例하여 같은 發熱이라도 小陰人은 蘇葉·桂枝劑를, 太陰人은 葛根·麻黃劑를, 小陽人은 紫胡劑만을 使用하게 되어있다.

強壯體質인 太陰人의 葛根·麻黃劑를 虛弱體質인 小陰人에게 誤用하면 D′曲線程度밖에 堪當할 수 없는 體力을 B′C′와 같이 過量消耗하여 亡陽이되며, 小陰人의 桂枝劑를 太陰人에게 授與하면 B′C′와같이 많은 分解作用을 하여야만 新進代謝가 圓滑한것이 그 分解作用이 C′曲線같이 抑制되어 所謂 陽極似陰이 된다.

지금까지 太陽病治療法에 對하여 叙述하였거니와, 傷寒論의 太陽病藥方은 위에서 例擧한것 以外에도 많으나 本稿의 趣旨가 않임으로 略한다.

다음 陽明病證은 主로 身熱이 極甚하여 煩燥하고 오히려 惡熱하며 太陽病의 특징인 惡寒은 없다. 病理生理的으로 皮膚血管이 擴張되여 發熱에 對한 自然的인 措置가 進行되고 있기때문이다. 그러나 靜脉管의 擴張으로 鬱血이 되여 炎症現象이 나타난다. 痳疹의 境遇 이 時期에 多量의 發汗 或은 出血이 있으면 解熱된다. 一般炎症 或은 充血에 瀉血療法이 效果的인 것과 같이 痳疹에도 瀉血을 行하면 解熱이 되는것은 이때문이다. 이렇게 하면 皮膚發疹도 輕하여진다. 皮膚發疹이란 結局 靜脉鬱血로 因한 皮下出血現象에 不過함으로 瀉血은 有效하다. 瀉血療法은 體質的으로 靜脉性鬱血體質에도 有效하다.

이런 見地에서 靜脉性鬱血現象은 陽明病의 治療目標가 된다 하겠다. 그러나 傷寒論에서 下劑를 選用한데는 理由가 있다.

傷寒論의 陽明病은 病理生理的 槪念外에 病理解剖的 意味가 있으니 所謂 「陽明病胃家實」이란 말은 胃臟機能의 減衰로 因한 便秘 및 腹部硬滿現象을 陽明病證으로 規定한 것이다. 便秘 및 腹硬滿으로 因한 生理的障害에 對하여는 第6章「疾病의 機轉」에서 詳述하겠거니와 胃家實現象은 腹部器官을 物理的으로 壓迫하여 門靜脉系統에 血行障碍를 招來하여 全身으로 靜脉鬱血을 助長함으로 結局 全身의 血液循環이 鈍化되여 解熱作用을 防害하는 同時 腦神經을 刺戟하여 精神症狀을 誘發한다. 이것이 所謂 譫語·循衣盾裳等

의 症狀이다.

이때 瀉下를 하여 燥糞을 除去하면 全身의 血行障害가 解消되고 解熱이 促進됨으로 適節한 治療方法이다.

全體性立場에서의 治療法은 무엇보다도 生活力을 助長하는 手段이여야 함으로, 그 障害物을 除去하는 意味에서도 下劑의 使用은 適切한 治療劑라 할 수 있다. 下劑의 適用如否는 主로 腹診에 依하여 結定되는데 古方의 腹診은 腹腔內의 瘀血 및 宿便을 檢診하는것 外에 다른것이 없다. 四象的으로 이런 狀態는 多血質·肥滿型에 屬하는 太陰人에게 많으며, 小陰人中에서도 多小 있다. 四象論에서 太陰人은 熱性疾患이 아니라도 發汗劑와 下劑를 選用하여 物質分解를 促進하고 血行을 助長하게 한것은 傷寒論의 陽明病治療機轉과 共通하는 것이다. 陽明病의 治療劑는 大承氣湯과 같은 瀉下劑以外에 麻黃·葛根等 發汗劑와 原朴·損實·大黃·芒硝等 健胃性下劑의 合方이 많은데 이것은 四象 太陰人의 處方構成原則과 一致한다.

發熱現象을 主證으로하는 太陽病證과 胃家實을 主證으로하는 陽明病證은 結局 病毒을 驅逐하려는 自然的過程임으로 發汗劑와 下劑는 人體의 自然治癒勞力을 補助하는 役割을 한다.

傷寒論에는 이러한 藥方外에도 많은 藥方이 陽明病篇에 收錄되여 있거니와 그中 石古劑인 白虎湯같은것은 "表寒裏熱"의 境遇에 應用하며, "表寒裏熱"은 主로 陽明病의 末期에 炎症은 強盛하나 溶解가 成熱치 못한때 나타나는 症狀이다. 白虎湯에 人蔘을 加한것은 같은 경우이나 發汗過多에 摘用한다. 即 血管은 擴張되여 있음으로 血行은 充分하지만 血管壁의 滲透性이 不充分하여 炎症이 早速히 消散되지 않는 狀態를 "表寒裏熱"이라하며 石古는 血管壁의 滲透作用을 促進하여 炎症을 早速히 消散케 한다.

이런 點으로 太陽病藥은 熱生産을 旺盛케하고 陽明病藥은 石古劑건 下劑건 모두 熱의 放散을 旺盛케하는 共通된 特性이 있다. 그外에 瀉心湯類·陷胸湯類·解毒湯類가 陽明病에 使用되었으나 이들은 모두 病理的過程에서 副次的으로 惹起되는 症狀 및 局所的病變을 除去하기 爲한 手段으로 應用되었음으로 陽明正證治療劑는 아니라 할 수 있다. 瀉心湯證인 「心下痞」陷胸湯

證인 「結胸」 「水結」 梔子鼓湯證인 「心中懊惱」가 이에 該當한다.

盲腸炎에는 大槪 大黃牧丹皮湯을 摘用하는데 이경우 太陽病時期에는 瀉下를 할 수 있으나 陽明病期는 이미 成膿이되여 脉洪大함으로 瀉下하면 腹膜이 破裂하여 腹膜炎 같은것을 惹起시킬 危險이 있음으로 陽明病期의 下劑는 禁忌다.

다음 小陽病은 高熱이 나는 時期는 經過하였으면서도 아직 病이 治癒의 過程에 進入하지 못하고 있는 妙한 狀態다. 小陽病은 흔히 肺結核의 初期라든가 感冒後의 淋巴腺炎等의 경우에 많이 볼 수 있는데 漢醫學的으로는 이를 半表半裏라하여 陽性的一面과 陰性的 一面이 交錯하는 狀態다. 이런 狀態에 對하여 現代醫學에서는 뚜렷한 措置法이 없으나 漢醫學에서는 穩和한 昂奮劑와 輕微한 沈靜劑를 合한 方劑를 使用한다. 傷寒論에서 이러한 治療法을 和法이라고 하는데 이때 發汗과 瀉下는 모두 禁忌로 되여있다.

小柴胡湯은 그 代表的方劑이며 이 處方中의 柴胡·黃芩은 沈靜·解熱作用을 하고 人蔘·半夏는 昂奮刺戟作用을 함으로서 處方全體는 一種의 血行促進作用을 한다. 그러나 葛根湯·麻黃湯같이 强한 血管擴張作用은 없고 그렇다고 强한 温補作用도 없는 穩和한 刺戟劑다. 實際로 寒熱往來外의 狀態에는 服用하여도 별反應이 現出되지 않으며, 肺結核·肋膜炎等의 治療에는 뚜렷한 效果를 期待할 수 없다. 頸部淋巴腺腫脹·扁桃腺의 急慢性疾患에는 많이 應用되며 特히 感冒後에 續發하는 頸部淋巴腺炎의 경우에는 治癒率이 良好하다. 病理解剖學的으로도 高熱의 時期를 지나 數日間 微熱이 持續하는 狀態는 病毒이 淋巴系統에 殘溜되여 있는 경우가 많음으로 小柴胡湯은 循環系統의 一種인 淋巴系統에 어느 程度 選擇的으로 作用한다고 보여지거니와 傷寒論에서는 "手足温"을 小柴胡湯의 摘用條件으로 提示하고 있음으로 미루어보아 相當한 高熱과 體力의 餘裕가 있는 경우에만 使用할 수 있는 處方이라 하겠다.

以上과 같은 傷寒論의 內容을 四象論的 立場에서 述述하면 小陽病證은 小陽人의 發熱 및 炎症現象이라 할 수 있다. 따라서 小柴胡湯은 小陽人이 元氣衰沈하여 手足이 厥冷하지 않은限 使用할 수 있다. 그러나 小陽人은 體物

質의 消耗가 過大한 體質로서 恒時 昂奮狀態에 있음으로 이것이 지나치면 오히려 生命力이 沈衰하여지기 쉬우니 이런 狀態를 漢方에서는 「陰虛火動」이라 한다. 肺結核이라든가 慢性肋膜炎의 경우를 漢醫學的으로 陰虛火動이라 하여 六味地貴湯이나 滋陰降火湯系統의 方劑를 많이 摘用하는데 이들 方劑는 體物質의 分解와 消耗를 抑制하여 異常昂奮을 沈靜하고 生命力을 調節하는 作用이 있다.

小陽人은 體質的으로 이와같은 傾向에 있음으로 壽世保元에 記載된 小陽人藥은 主로 六味地黃湯類의 方劑들이다.

以上으로 미루어 小柴胡湯類와 六味地黃湯類는 淋巴系統의 病變을 隨伴하는 경우에 使用할 수 있다 하겠으나 다만 小柴胡湯은 急性 或은 生命力이 頑强할때 有効하고 六味地黃湯類는 慢性 或은 生命力이 沈衰되었을때 有効하다 할 수 있다. 肺結核이나 慢性頸部淋巴腺腫脹의 境遇에 小柴胡湯으로 治療効果가 별로 없는 理由는 이때문이다.

小陽病의 重要한 症狀인 "胸脇苦滿"은 病理生理學的인 面에서보다 經絡說의 小陽膽經이란 解剖學的 意味와 密接한 關係가 있음이 認定되거니와 肝臟과 淋巴系統은 生理學的으로도 密接한 關係가 있음이 注目되며 (第6章 第3節 淋巴와 疾病 參照) 臨床的으로도 膽의 症狀은 小柴胡湯의 適應症이 되는 것이 興味있는 事實이다.

지금까지 傷寒論의 系統을 따라 三陽病과 四象體質과의 共通性을 病理生理學的인 面에서 觀察하였거니와 傷寒論의 三陽病은 普通 體質强壯한 사람에게 나타나는 狀態로서 病이 順調롭게 經過하면 陽明期 或은 적어도 小陽期에서는 完全克服되거니와, 一般的으로 熱病을 알케되면 必然的으로 體物質이 莫大하게 消耗되어 身體가 瘦瘠하여지고 生命力이 衰弱하여진다. 이때 體質强壯한 사람은 解熱만 되면 體力은 바로 回復되지만 體力이 虛弱한사람은 典型的인 發熱過程 以外에 生命力의 不調和를 招來하여 이로因하여 일어나는 病的現象이 傷寒論의 陰病이다.

四象的으로 疾病의 初期에는 體質的原因의 差異에 相關없이 어느體質이고 生理的活動範圍內의 體力이 있기때문에 太陽病證·陽明病證은 나타나지만,

强한 Energy의 消耗를 必要로하는 陽明病證은 分解作用이 弱한 太陰人에게
더욱 强盛하게 나타나게 된다. 小陽病은 이미 正常的인 熱病의 過程이 아님
으로 體質的으로 原因이 있는 小陽人에게만 誘引現出되는 것이 原則이다.
그리고 陰病은 體質的으로 生命現象이 衰沈한 小陰人에게만 나타날 것임은
當然한 理致다.

이와같은 體質的不均衡은 特定 疾病現象을 誘引하게 됨으로 治病 및 健康
目的을 爲하여서는 四象論的 矯正手段이 根本要件이라 하겠다. 이것은 비단
病理生理學的인 面에서 뿐만아니라 物理的 或은 解剖學的 面에서도 同一視
되여야 한다고 思料된다.

Ⅳ. 三陰病과 虛弱體質

李濟馬는 醫源論에서 傷寒論의 六經病中 三陰病證은 모두 小陰人病證이라
고 하였다. 病理生理學的으로 三陰病은 虛弱體質만 이經過하는 것임을 前項
에서 說明하였다. 以上의 論證으로 小陰人은 虛弱體質을 意味한다는 結論이
成立되지만 實際 虛弱人이 小陰體質에만 있는것은 아니며 또 小陰體質을 虛
弱體質이라고 規定하여야할 根據는 四象論이나 傷寒論의 內容에서 찾을 수
없다. 따라서 虛弱體質에 對한 槪念은 一般的인 意味와 달라져야 하겠거니
와 「三陰病證은 모두 小陰人病證」이라고한 四象論의 理由를 究明함으로서
明白하여질 것이다.

傷寒論은 太陽病篇에 對하여 가장 詳細하게 叙述하였고 따라서 그 內容도
가장 많다. 太陽病篇에는 太陽病을 誤治하였을때 惹起되는 各種 沈衰·疲勞
狀態에 對하여서도 그 治療法을 說明하였기 때문에 그 中에는 自然히 小陰
病이나 厥陰病에 對하여도 論及이 되여있다. 때문에 陰病에 關하여서는 陰
病篇뿐아니라 陽病篇에서도 가끔 論及이되여 있다. 如何間에 陰病이란 體力
이 衰弱하여 元氣沈衰하여 發熱이나 痛症等의 病的反應이 一般的으로 輕微
한 狀態를 意味한다함은 위에서도 말한바 있거니와 傷寒論의 內容은 單只 病
理生理學的 狀態만을 意味한것이 아니고, 解剖學的思想이 結合되여 있다.
漢醫學에서 表 裏 半表半裏는 部位를 말하는 것으로서 本章의 第1節 Ⅴ項에
서 論及하였거니와 太陽病은 表 即 皮膚의 病이고, 小陽은 半表半裏 即 皮

膚와 內臟사이의 病이고, 陽明病은 主로 胃의 病이라는 經絡說의 思想이 內 包되고 있다.   漢醫學에서 疾病은 外에서 內로 進入한다고 보기때문에 陰 病이란 말에는 腹部內臟의 疾患이란 意味가 隱然中 內包되여있다.

傷寒論에서도 陰病篇의 內容은 主로 消化器系統의 病證에 關한것이 많 다. 이러한 局所的病證區分은 現代病理生理學의 立場에서는 不必要하지만 漢醫學乃至 全體性醫學에서는 重大한 意味가 있다.

第2章「全體性의 槪念」에서도 論及하였듯이 强壯體質은 便秘가 되기쉽고 虛弱體質은 泄瀉하기 쉬우며, 또 强壯體質은 同和作用이 强盛하고, 分解作 用이 微弱함으로 分解作用만 促進하면되지만, 虛弱體質은 腹部內의 臟器 即 消化器官의 機能을 刺戟昂奮시켜야 한다.   이러한 點에서도 陰病은 當然히 腹部內臟의 病證이라고 할 수 있다.   그러면서도 傷寒論의 六經病證大係는 經絡說에도 陰陽思考에도 充實하다.   以上으로 三陰病證은 모두 小陰人病證 이라고한 理由가 究明되였으며, 虛弱體質의 槪念이 一般的意味 以外에 小陰 體質을 意味하는 理由도 明白하게 되었다.   小陰人은 腎大脾小를 말하며 胃 腸機能이 特히 微弱한 體質이다. 胃腸疾患은 植物性神經의 立場에서 自律神 經의 緊張이 原因이며 한편 小陰人體質은 平時交感神經의 緊張으로 惡寒現狀 이 나타나는 것으로 보아 小陰人은 植物性神經의 機能이 全般的으로 微弱하 여 生命力이 沈衰한 傾向性이 있음을 알 수 있다.

또한 同和作用은 生命의 根源이며, 發育力의 前提임으로   陽病에서 小陽 ·陽明을 經過하여 陰病으로 轉位되는것은 生命現象의 外緣인 分解器官의 侵襲으로부터 漸次 生命의 根源을 向하여 病毒이 侵襲하여가는 狀況을 意味 하기도 한다.

여기에서 虛弱體質의 槪念은 小陰人의 體質的特徵과 一致하게되며, 體質 的特性이란 生理學的으로 生命力과 가장 密接한 相關關係가 있는 同和器官 이 障害를 받기쉬운 傾向性이 있다는 말이 된다.

傷寒論은 이를 三區分하여 太陰病·小陰病·厥陰病이라 하였다.   이中 厥 陰病은 脉搏마저 中止될 程度의 狀態임으로 鑑別이 容易하나, 太陰病과 小 陰病의 鑑別은 傷寒論에서도 明確한 基準을 提示하고 있지 않아서 實際 困難

하다. 傷寒論에「傷寒에 脉이 浮緩하고 手足이 溫하면 太陰이다」 한點으로 보아 太陰病과 小陰病의 鑑別法은 단지 太陰病은 手足溫한 狀態고, 小陰病 은 手足冷한 狀態의 差異밖에 發見할 수 없을 程度로 그 區別이 明確치 않 다.(中西惟忠—傷寒論辨正) 이런點으로보아 三陰病은 結局 小陰體質의 元 氣가 沈衰한 程度를 區分한 것에 지나지 않으니 그 程度의 差異는 있을망정 그 根本은 하나의 過程에 不過하다. 傷寒論에서「太陰病證은 腹滿 嘔吐·飲 食不下·自痢益甚·時時腹痛하며 이때 瀉下하면 반듯이 胸下가 鞭結한다」라 고 한 太陰病의 定義는 足太陰脾經이란 經絡說에 依하여 脾 即 消化機能의 沈衰로 因한 症候를 叙述한것 外에 다른 意味가 없다。이것만으로는 太陰病 時의 體質的狀況을 判斷하기 힘든다.

그런데 傷寒論에「太陰病에 脉浮한者는 마땅히 桂枝湯으로 發汗을 시켜야 한다」고 하여 太陰病治療에 于先 桂枝湯을 指示하고 있다. 이것은 太陽病에 서 穩和한 發汗劑인 桂枝湯을 使用하여야 하는 경우와 體質的으로 같은 狀 態임을 表示한 것이다. 太陽病時에 下劑를 誤用하여 腹滿(太陰病의 症狀)할 때는 桂枝加芍藥湯을, 大實痛할 때는 桂枝加大黃湯을 使用하게 되여있는 것 으로보아 桂枝湯은 發汗劑지만 體質的으로 太陰病的體質의 藥이라 할 수 있 고, 太陰病時의 生理的狀況은 小陰人의 生理狀況과 同一하다.

太陰病에는 이外에 四逆湯·桂枝附子湯과 人蔘湯·大建中湯·當歸芍藥散 ·半夏瀉心湯·小建中湯等 陽病에 摘用되었든 藥도 應用할 수 있는데 이들 藥은 모두 四象的으로 小陰人藥의 系統이다. 이들 藥劑가 摘用되는 陽症 또 한 小陰人强壯時의 病證이 많음에 注目된다. 小陰病은 太陰病보다 元氣衰弱 한 狀態인데 그 程度는 傷寒論의「小陰病은 脉微細하고 欲寢하려만 한다」는 記錄으로 미루어 手足이 冷할 程度까지 生命力이 減退된 狀態임을 알 수 있다.「下焦에 有寒」이란 말은 下腹部의 血行障害가 甚함을 表現한 것이 다. 이런때는 强力한 昂奮性血管擴張劑가 當然히 應用되여야 할것이니 小陰 病에 附子劑가 많이 使用되는 것은 이때문이다. 四象的으로 小陰人에게 附 子劑를 使用하여야할 경우를 傷寒論의 小陰病으로 보면 될것이다. 傷寒論에 서는 이런 狀態에 다시 發熱을 兼하고 있으면 發汗劑를 合하고 下痢가 있으면 利尿劑를 合하여 使用하게 되었다. 結局 傷寒論도 治療의 基準을 體力即 生命力의 程度에따라 結定한 點에서 四象論的治療方法과 思想的으로 共通된 다.

다음 小陰病의 重篤한 狀態를 厥陰病이라 하며 藥劑도 小陰病方劑인 昂奮 性血管擴張劑를 보다 強力하게 使用하면 된다. 四逆湯·當歸四逆湯·當歸四 逆加吳茱萸生于湯·通脉四逆湯 等이 모두 小陰病證에도 摘用되는 것들이 다. 이러한 藥方의 適應症은 四象論에서는 小陰人篇에서 모두 論及되여있 다.

以上 陰病은 一般的으로 熱生産過程이 衰弱하여서 皮膚血管이 强하게 收 縮되여 熱의 放散을 防害하고 있는데, 이를 植物性神經의 關係에서 보면 交 感神經의 緊張狀態이나 前述한 太陽病에서 發熱作用이 非常히 强力할때의 交感神經緊張과는 本質的인 差異가 있다.

陰病의 境遇에는 먼저 小陰人의 神經狀態를 略述한 바와같이 단지 皮膚血 管만을 考慮한다면 相對的으로 交感神經이 緊張되어 있는것이지만 全體的으 로 보면 植物性神經系統의 어느 一方만이 弱化되여 있는것이 아니고, 太陽 病의 境遇에 比較하여 迷走神經의 緊張도 減退되여 있는 狀態임으로, 陰病 에 使用되는 附子劑는 迷走神經緊張劑인 同時에 交感神經緊張도 助長한다할 수 있다. 이런 藥劑의 使用은 結局 生理作用全體를 旺盛하게 하여서 自然히 病的反應에도 活潑하여지고 한편 治癒過程도 促進되게 한다. 陰病의 治療機 轉은 四象的으로 小陰人의 治療方法과 一致하는 點에서 三陰病的狀況과 小 陰人의 體質的 狀況에는 共通點이 發見된다.

V. 漢方療法의 特性

지금까지 傷寒論과 四象論의 共通性을 찾아보았거니와 本書는 第二篇에서 「全體性思想에 依한 自然療法」을 紹介하는데 目的이 있음으로 第一篇「總論」에 서는 漢醫學的인 것이라도 主로 그 原理部門만을 論及하고 第二篇의 治療法 에서는 自然療法만을 叙述하려 한다. 故로 漢醫學의 治療法에 對하여는 構 體的으로 叙述할 機會가 없겠음으로 이 機會에 傷寒論 및 四象論의 治療法 을 例로 몇가지 重要한 傾向만을 論及코저 한다. 이러한 漢醫學的 治療法은

主로 藥物療法이지만 根本治病思想은 第二篇의 「自然療法의 實際」의 傾向과
도 共通性이 있음을 밝혀둔다.

傷寒論에서는 疾病現象을 大體로 生體가 病毒을 驅逐하려는 努力으로, 思
考하고 있다. 이런 傾向은 全體性醫學의 共通된 思想이다. 따라서 熱에 對
하여는 發熱劑를, 熱放散不足에는 放散促進劑를, 投與하여 生命力을 强化하
고, 生活過程을 促進하여 줌으로서,「症狀은 곧 治療」라는 自然治療思想을
取하고 있어 對症療法과 相對하여 根本治療라는 治療上의 主義가 確立되여
있다. 이것이 漢方療法의 重要한 傾向中 하나다.

이 傾向을 臨床的으로 具顯한것이 傷寒論의 所謂「證治療法」이다. 그러나
證이란 疾病現象이 發生하였을때야 비로서 判斷되는 것이지만, 四象論의 體
質療法은 生活現象의 어느 部分에 缺陷이 있는가를 判斷하여 疾病現象을 未
然에 防止할 수 있다는데서 一步前進한 感이 있다. 이런 뜻에서 傷寒論의
證治思想은 四象論에서 그대로 繼承乃至 體係化되었다 하겠다. 素門에 太過
와 不及은 모두 病이라 하였듯이 人體의 故障은 內傷・外感을 莫論하고 生
活過程의 不調和된 곳으로 侵襲함으로, 病證에 先行하여 體質的不均衡을 調
節함은 보다 根本的 措置인 것이다. 太陰人에게 分解促進을, 小陽人에게 消
耗抑制를, 小陰人에게 同化促進을 助長하는 것은 生命力을 强化하는 方法論
이라 할 수 있다.

다음 傷寒論・四象論 혹은 針灸療法을 莫論하고 漢方療法은 體內에 偏在
한 昂奮狀態를 矯整하려는 治療上의 傾向이 있다.

例하여 不眠이나 疼痛現象에 現代醫學은 直接 腦에 鎭痛鎭靜作用을 하는
藥劑를 授與하지만 漢醫學에서는 間接的으로 昂奮을 誘導하여 疼痛・呼吸因
難等을 消却시킨다. 不眠時 四肢에 針灸를 施行하여 血液을 四肢로 誘導하
면 腦는 反射的으로 貧血狀態를 일으켜 自然 鎭靜이된다. 이러한 誘導法은
藥物療法에서도 應用된다.

傷寒論에서"心下痞에 半夏瀉心湯을 使用하는 것은 結局 誘導法이다. 心下
痞란 胃酸不足으로 消化가不良하여 食物이 胃에 停滯한 狀態로서 傷寒論에
서도 밝혔듯이 腸鳴・惡心・嘔吐症을 隨伴한다. 이런 現象은 主로 胃腸下垂

및 無力의 경우에 많은데 이때 現代醫學에서는 酸性消化劑 및 酵素劑를 投與하여 一時的으로 胃液의 作用을 代行하게 하나, 半夏瀉心湯은 口腔·食道·胃를 刺戟하여 多量의 消化液 및 鹽酸이 分泌되여 그 結果 消化作用이 活潑하여 지게 하는 特性이 있다. 半夏瀉心湯은 主로 虛弱體質 或은 小陰人體質의 適應方이지만 實證일 경우에는 大黃·黃連等 苦味의 昂奮性刺戟劑를 加味하여 應用하면 된다. 이것이 一種의 誘導法으로서 大槪 어느 器官에 炎症·充血 或은 疼痛等 昂奮狀態가 있을 때 그 附近의 器官 或은 皮膚에 强한 刺戟을 加하면 그 昂奮은 곧 沈靜된다.

이 機轉을 獨特한 理論으로 體系化한 것이 漢方針灸療法이다. 따라서 針灸學은 一種의 特殊誘導療法이라 할 수 있다.

傷寒論의 大小陷胸湯도 誘導劑다.

大陷胸湯은 大黃·芒硝·甘遂의 三味로 構成 되었으며 甘遂는 峻烈한 粘膜刺戟作用이 있다. 이 藥은 强한 泄瀉를 일으켜서 그 刺戟에 依하여 胸部의 苦痛을 頓坐시킨다. 陷胸湯의 主證인 「結胸」이란 肺·心臟部等 上腹角附近의 劇痛·大煩·懊惱等 急性症狀을 意味하는 것으로서, 傷寒論에서 急性熱病의 경우에 下劑를 早期에 使用하면 體質强壯人은 結胸이 되고, 虛弱人은 心下痞가 된다고 하였다. 痞는 胃部의 膨滿不和感을 말하며 瀉心湯類를 使用한다 함은 前述한 바와 같다.

特히 「結胸」證에 "水結在裏"라 하여 浮腫이 兼하여 있을 때가 大陷胸湯의 適應證인데 甘遂는 水分奪取의 作用이 强하다.

例하여 氣管肢性 및 心臟性喘息等으로 肺氣腫이 되었을 때라든가, 脚氣 或은 心臟病으로 浮腫이 있을 때 利尿劑는 勿論使用할 수 있지만, 이때 大陷胸湯은 强力한 刺戟으로 心臟의 昂奮을 腹部로 誘導한다. 이것을 醫宗金鑑에 「上焦高邪를 陷下하여 平之하니 故로 陷胸湯이라 한다」고 하였다. 漢方에서는 腸管도 一種의 排泄器官으로 봄으로 結胸證의 治療는 尿管代身 腸管으로 水分을 誘導하여 排泄케 하는 것이다. 이러한 治療는 藥物에 依한 것이지만 例하여 不眠에 日光浴을 한다든가, 溫水에 발을 담근다든가 하는 自然療法도 가장 合理的인 誘導法이다. 그러나 이러한 治療法이 아무리 優秀한 것이

라도 醫術自體는 하나의 技術에 不過하며 藥이나 技術이 人間의 生命現象을
完全히 解決할 수는 없기 때문에 精神的인 面과 自然的인 面이 充分히 顧慮
되지 않으면 理想을 具顯할 수는 없다고 봄이 當然하다.

第4章 病 因 論

第1節 疾病의 原因說

現代醫學에서는 病의 原因을 大體로 主因과 誘因(副因)·外因과 內因으로
大別한다.

內因은 ① 素因及體質(胸腺 Limph性·無力性·滲出性·關節性·卒中性體
質等) ② 免疫과 內因 ③ 內分泌와 內因으로 區分하고 外因은, ① 榮養物의
供給異常 ② 酸素吸入의 變化 ③ 理化學的病因(機械的外傷·創傷·挫傷·過
度伸展·骨折·脫臼·壓迫·振盪·温熱(高温·低温)·電氣·光學的·氣壓·
化學的(體內自家中毒 및 有機, 無機化學藥物中毒等) 病原體(細菌·寄生虫·
virus等)으로 區分한다.

以上과 같은 分類를 納得할 수 없는 것은 아니나 漢醫學의 病因論과 같이
有機的으로 連關性이 없이 黴菌說·中毒說·榮養過剩說·遺傳說 等等 百餘
種以上의 病原說이 있다.

그러나 近來 카나다에 있는 「몬트리오」 大學의 "한스 세리에" 教授의
Stress 學說은 漢醫學病因觀과 恰似한 面이 있어 注目된다. Stress說에 依
하면 ① 暑熱·寒冷·外傷·疲勞等等의 多種外來刺戟이 疾病의 原因이 된다
고 하는데 이것은 漢醫學의 六淫外邪說과 相通하며, 또 ② 精神的인 刺戟인
驚愕·恐怖·感動等 感情에 依한 精神的 Stress는 漢方의 七情所傷의 內傷
病因說과 一致한다. 그러나 Stress說도 漢醫學의 理論體係와 같이 「病因⇄
病症⇄治病」과 같은 連關을 갖으며 臨床에 應用되고 있는 것은 아니다. 또
蘇聯의 「파브로프」氏는 病菌이 病의 原因이 되지만 이는 氣候 및 環境의 變
化와 밀접한 關係가 있다고 하여 漢醫學의 病原說과 共通된 點이 認證되고
있다.

漢醫學에서는 病의 原因을 主로 內傷(不內外因包含)과 外感으로 總括하며 病情은 陰陽・虛實・寒熱・表裡의 八字로 統一하고 治法은 吐・汗・下・和・温・淸의 六大原則에 依據한다. 또 漢醫學에서는 自古로 脾胃의 調理를 醫學의 王道라하여 飮食 節戒는 健康과 治療의 要決이 된다. 아무리 風雨와 寒熱과 病邪에 侵犯되여도 元氣가 虛하지 안으면 病이되지 않는다. 그런故로 邪가 獨自的으로 病의 原因이 되지않으며 반듯이 病邪와 身形이 兩虛相得함으로 疾病이된다. 그래서 病은 標와 本의 區分이 있다. 때문에 古書에 「恬憺虛無(無我의 狀態)하면 眞氣가 이를따라 精神을 內守함으로 病이 罹患치 못한다고 하였다.

第2節 疾病의 素因(內傷)

從來 漢醫學에서는 病의 原因을 內傷과 外傷으로 分類하였고 다시 不內外因이라는것을 追加하였는데 本書에서는 不內外因을 內傷에 包含하여 論述코저 한다. 그러면 本書에서의 內傷의 範圍는

① 飮食攝生의 不調理로 因한 發病의 경우

② 自然의 大道인 四季의 陰陽 即 氣候條件에 順應하지 못하여 發病이 되는 우경

③ 不內外因의 三項目이 總括되는데 不內外因은 所謂 五勞七傷으로 因한 發病과 現代解剖學的意味의 外傷(打撲・跌撲・切傷・咬傷・虫의 螫傷・火傷・銃砲 및 機械等에 依한 事故傷等)이 包含된다.

다음에 各項을 個別的으로 간단히 說明하겠다.

Ⅰ. 飮食・勞倦과 房勞

飮食勞倦은 脾胃를 傷하고 房勞는 腎을 傷한다. 飮食에 依한 病因中에서도 不良한 飮食을 多量攝取한 경우와 濕性・寒性・冷性・燥性・熱性이 過한 飮食을 過多하게 攝取한 경우는 外邪의 一部에 該當하고 五味의 偏食 및 過食은 內傷에 該當하고 疲勞勞倦도 內傷에 屬한다. 五味는 主로 脾胃에 關係되는 것이며, 그 作用을 보면 다음과 같다.

① 酸味가 過多하면 肝을 傷한다. 故로 酸味를 多食하면 肉이 胝膹하여

脣이 渴한다.

② 苦味가 過多하면 心을 害한다.　故로 苦味를 多食하면 皮가 燥하여 **髮拔**한다.

③ 甘味가 過多하면 脾胃를 害한다.　故로 甘味를 多食하면 骨(齒)痛하고 **髮落**한다.

④ 辛味가 過多하면 肺를 害한다. 故로 辛味를 多食하면 筋急하고 爪枯한다.

⑤ 鹹味가 過多하면 腎을 害한다.　故로 鹹味를 多食하면 脉이 凝泣하고 色이 變한다. 以上은 素問에 있는 飮食 勞倦傷에 對한 內容이다.

다음 「房勞」는 男女의 性關係가 過한 것인데 이는 腎氣를 損傷한다.

Ⅱ. 五勞

① 久步하여 筋이 傷하면 肝勞가 된다.

② 久視하여 血이 傷하면 心勞가 된다.

③ 久坐하여 肉을 傷하면 脾勞가 된다.

④ 久伏하여 氣를 傷하면 肺勞가 된다.

⑤ 久立하여 骨髓를 傷하면 腎勞가 된다.

以上은 萬病回春에 있는 五勞의 內容이다.

Ⅲ. 七傷

七傷은 喜·怒·憂·思·悲·恐·驚의 七情에 依하여 發生하는 內傷의 重要한 原因으로서 漢醫學에서 感情은 心이 主管한다고 본다. 이를 五分類하면

① 過怒하면 肝을 傷한다.

② 過悲하면 肺를 傷한다.

③ 過喜하면 心을 傷한다.

④ 過驚·過恐하면 腎을 傷한다.

⑤ 過憂·過思하면 脾를 傷한다.

이 七情過多에 依한 病因은 現代心理學이나 精神醫學에서도 認識을 새롭게 하고 있는 경향이며 職業 및 家庭等 環境의 條件 때문에 생기는 精神的 煩惱와 葛藤이 肉體의 疾病을 發生한다는 것은 科學的으로도 證明된 事實이다.

漢醫學에서는 이미 數千年前부터 感情은 病의 重要한 原因이라고 보았다. 以上으로 內因은 精神的인 것과 肉體的인 것 即 陰陽의 兩因이 있음을 알 수 있다.

Ⅳ. 其他說

以上에 說明한 內傷에 對하여 難經에서는 이를 統括하여 다음과 같이 歸納的으로 分析하였으니 即 ① 怒氣가 逆上하면 肝이 傷하고 ② 憂愁思慮하면 心을 傷하고 ③ 飮食勞倦하면 脾를 傷하고 ④ 形寒飮冷하면 肺를 傷하고 ⑤ 濕地에 久坐하거나 (水)물에 오래 들어가 있으면 腎을 傷한다. 이와 같이 그 主管하는 臟腑에 먼저 損傷을 若起하며 이것이 漸次 他臟器로 傳病한다.

그外에 內傷을 氣・血・痰・飮・食의 五內因으로 分類하기도 하고 或은 物質的으로 瘀血・水毒・食毒의 三毒으로 歸納하기도 한다. 그러나 이들 病因은 모두 氣의 留滯로 歸納統一 되는데 漢醫學의 全體性觀察方式이 있다.

Ⅴ 內傷과 外邪와의 關係

漢醫學의 思考는 病原體(外邪)가 體內에 侵犯하여도 肉體的으로 精神的으로 健康하면 疾病에 罹患되지 안는다고 보며, 外邪는 반듯이 內傷으로 虛弱한 곳을 틈타 侵犯하기 때문에 內傷이 生겼을 때 五臟은 따라서 外邪를 憎惡하게 되며 이를 五惡이라고 稱한다.

① 肝은 風을 惡하고

② 心은 熱(暑)를 惡하고

③ 脾는 濕을 惡하고

④ 肺는 燥를 惡하고

⑤ 腎은 寒을 惡한다.

이들 病邪가 어떤한 經路로 經絡 或은 五臟六腑를 損傷하느냐에 依해서 이를 다시 ① 虛邪 ② 實邪 ③ 賊邪 ④ 微邪 ⑤ 正邪로 區分하며 이를 五邪라고 한다. 五邪에 對하여는 第 4 節에서 說明한다.

第 3 節 外邪(疾病의 誘因)

外邪란 風・寒・暑・濕・燥・熱(火) 六氣를 말한다. 現代醫學에서 말하는

各種 病原菌은 이 外邪에 包含된다.

六氣가 人體를 損傷하지 않을 때는 勿論 外邪가 아니다. 要는 前述하였듯이 內傷 或은 不內外因等의 原因으로 經絡이나 五臟六腑의 調和가 破壞되여 生理機能이 平衡狀態를 喪失하게 되면, 人體의 虛한 部分을 따라서 外邪가 侵入한다. 이와 같이 抵抗力이 弱化된 部位에 外邪가 冒染됨으로서 發病이 되며 始初에는 대개 急性疾病 現象이 나타난다. 故로 內傷이 없으면 外邪에는 冒染되지 않는다. 即 疾病에 罹患되지 않는다. 內傷이나 不內外因이 發生하지 안도록 하는 것은 모든 疾病을 未然에 豫防하는 일이다.

따라서 天地自然의 道理를 知得하여 그 大道에 順應하는 것은 修身治心과 健康長壽의 秘訣이며 要指라 할 것이다.

第4節 病因과 臟腑·經絡과의 關係

위에서 叙述한 內外病因과 經絡·臟腑와의 相互關係에 對한 法則性을 總括的으로 把握하는 것은 實際臨床態勢와 治病戰略을 樹立하는 基本이 된다.

이렇한 法則性을 把握하면 例하여 腎實의 境遇에는 鹹味를 禁하고, 腎虛에는 甘砂糖類를 禁하여야 한다는 食餌療法上의 方策이 樹立될 수 있다. 漢醫學的 見解를 떠나서 特히 甘砂糖에 對한 利害得失은 臨床的으로나 動物實驗등 科學的으로 研究되고 있으며 아직 그 理論的主張은 粉粉하다. 이에 對하여는 第5章 第2節에서 詳細히 論及코저 한다.

한편 美國의 「엘마·겟」教授는 冷却 實驗管內에 自己의 氣息을 吹込하여서 이것이 露結된 無色透明한 液體를 採取할 수 있었으며 이렇한 方法으로 憤怒한 사람을 實驗하였드니 約五分後에 試驗管內에 茶褐色 沈澱物이 殘存하였음을 發見하였다 한다.

이 沈澱物은 怒로 因한 心理變化의 結果로생긴 特有한 生化學的 成分이라 한다. 이렇한 方法으로 感情의 化學的 成果를 試驗한 즉, 怒에는 「茶褐」色 悲哀의 感情에는 灰白色, 悔恨의 感情에는 石竹色의 沈澱物이 各各 殘存하였다 한다. 怒하였을 때 呼氣에서 생긴 茶褐色沈澱物을 集積하여 이것을 人體나 動物에 注射하면 精神이 劇動하여 易怒한다는 것을 發見하였고, 嫉妬

의 感情에서 나온 物質을 돼지와 쥐에 注射하였드니 不過 數分後에 死亡하였다고 報告하였다. 이는 七情過多가 病因이된다는 科學的 根據가 된다.

한편 日本의 瀨淡博士와 大口壽香博士는 人體와 動物實驗結果로 不快한 感情은 血液을 非生理的인 「아지도—시스」로 急變시킴을 證明하였다.

靜潔한 環境은 氣分을 明快하게 하고 感情이 明朗하면 血液이 生理的인 弱알카리性이 되며, 反面 騷亂하고 煩雜한 環境은 感情을 不快하게 하며 憤怒나 悲哀의 感情은 血液을 「아시도시쓰」化 시킨다는 것은 現代 公衆醫學의 常識이다.

「하나의 故障은 스스로를 傷害하는 同時 他에게도 傷害를 준다」고 하는 病的 相剋關係는 多方面으로 立證이 되지만 逆으로 이 原理를 治病에 活用할 수 있음도 想定할 수 있다.

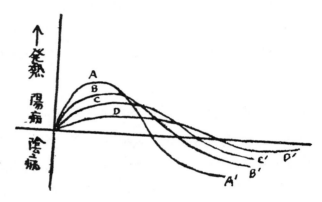

A. 大青龍湯 B. 麻黃湯 C. 葛根湯 D. 桂枝湯
第6圖 體質에 따른 藥의 反應

例하여 甘砂糖類를 過多攝取하면 우선 脾胃를 損傷하는 同時에 다시 血液을 「아지도—시쓰」化하여 腎의 作用을 尅制하여 齒牙와 骨을 損傷한다. 即 甘砂糖의 分解로 産出된 酸物質은 칼슘分과 結合하여야만 排出되기 때문에 石灰質로 構成된 骨組織이 弱化되는 것은 嚴然한 理致이다. 그렇기 때문에 腎虛의 境遇에 甘砂糖의 攝取를 禁하여야 함은 當然하다.

相生相剋關係의 法則性은 自然科學的으로 여러 가지 面에서 證明된다. 또 한 例를 들어보면 「세리예」敎授는 漢醫學的으로 內因과 外因이 되는 刺戟들이 때로 Stresser로 作用한다고 하였다. 「류마치스」의 경우, 이 Stresser는 腦下垂體를 刺戟하여 ACTH가 分泌되고, 「ACTH」는 副腎皮質을 다시 刺戟하여 「Cortison」을 分泌하게 한다고 한다. 이 경우의 「Cortison」은 病的

産物로서 神經機能을 一時的으로 麻痺한다. 또한 Cortison의 過多分泌는 成長 Holmon 「RTH」를 抑壓하는 作用을 하게 된다.

이러한 關係를 漢醫學에서는 五行의 相生相剋原理로 說明하고 있으며 五行原理는 第3章 第2節에서 叙述하였다. 다음에는 難經의 五邪論에 對하여 살펴 봄으로서 實際病理의 法則性을 알아 보기로 하겠다.

◎ 四十九難本經正經自病篇을 要略해 보면 다음과 같다.

心一은 思慮를 主管하는 臟器이기 때문에 憂愁思慮는 心을 傷害한다.

肺一는 皮毛를 主管하는 臟器이기 때문에 形寒飮冷은 肺를 損傷한다.

肝一은 怒를 主管하는 臟器이기 때문에 怒氣逆上하면 肝을 傷害한다.

脾一는 飮食及四肢를 主管하는 臟器임으로 飮食勞倦은 脾를 傷한다.

腎一은 骨을 主管하고 水에 屬함으로 用力作强하거나 濕하면 腎을 傷한다.

以上은 各臟器가 自經의 原因으로 病이 되는 理致를 說明 하였다.

◎ 四十九難本經五邪部를 要略하면 다음과 같다. 五邪란 中風·傷暑·飮食勞倦·傷寒·中濕을 말하는 것이며

中風一風은 木임으로 肝을 傷하고

傷暑一暑는 火임으로 心을 傷하고

飮食勞倦一은 土에 屬하고 脾는 四肢를 主管함으로 飮食은 脾의 外邪이고 勞倦은 脾胃自經의 病邪이다.

傷寒一寒은 金氣임으로 肺를 傷한다.

中濕一濕은 水임으로 霧雨蒸氣等은 腎을 損傷한다.

以上은 各臟器가 五行上 同屬의 外邪에 依하여 病이 되는 理致를 說明하였다.

◎ 五十難本經五臟五邪從來之部에는 五邪가 各各 自經以外에 他經의 病因이 되는 경우를 說明하였다.

五邪란 虛邪·實邪·賊邪·微邪·正邪를 말하며 五臟은 五邪에 侵襲됨으로서 病이 된다.

第7圖는 五邪의 關係를 表示하고 있다. 例하여 脾가 五邪의 侵襲으로 病

90

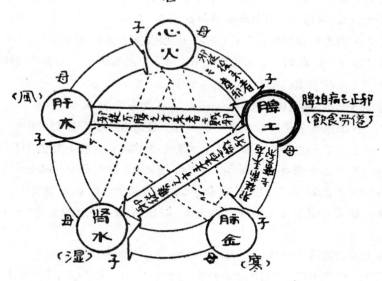

第7圖　五十難本經　五邪脾經之圖

이 되는 경우를 說明하면 다음과 같다.

① 虛邪—란 後方에서 來한 者를 말하니 脾의 경우는 火(母·後) 生土(子·前)인 關係로 暑(火)에 傷한 것이 虛邪다.

② 實邪—란 前方에서 來한 者니 土(母·後) 生金(子·前)의 關係로 脾가 寒(金)에 傷한 것이 實邪가 된다.

③ 賊邪—란 不勝之方에서 來한者이니 木剋土의 관계로 土는 木을 이기지 못함으로 風(木)에 損傷을 當하는 것이 脾의 賊邪가 된다 .

④ 微邪—는 勝之方에서 逆襲을 當하는 것이니 土剋水의 關係에서 脾가 水로 부터 來한 濕(水)에 傷한 것이 微邪다.

⑤ 正邪—란 自己스스로의 病이니 脾의 경우 正邪는 飮食勞倦에 損傷된 것이다.

以上과 같은 關係는 心·脾·肝·腎·肺等 五臟에 通側的으로 該當됨으로 他臟의 경우는 煩雜을 피하기 爲해서 省略한다.

第5節 三毒說

三毒이란 通稱 瘀血·水毒·食毒을 말하는데, 이들이 病의 原因이냐? 그렇지 안으면 症狀이냐?에 對하여는 古今을 通하여 異論이 粉粉하다. 이들 所謂 三毒은 病理的인 産物이라 하여도 틀림이 없고 한편 이들로 因하여 獨特한 疾病이 發生됨도 分明하다. 그런故로 三毒에 關하여 或은 病因論的 立場에서 或은 病理的 立場에서 取扱되고 있으나 漢醫學의 思考自體가 病原─病理─疾病─症候─治癒를 모두 統一的 立場에서 取扱함으로 三毒說은 病因論일 수도 있고 病理論일 수도 있다. 本稿에서는 病理論을 獨立的으로 取扱치 않고 어느 部分에서나 該當事項에 對한 病理를 부연하였기에 三毒說에 對하여는 病因論篇에서 槪述키로 한다.

I. 瘀血

1) 瘀血의 槪念

瘀血이란 무엇인가? 「瘀血」의 存在는 醫學的 立場을 떠나서도 人體에 嚴存하고 있음이 分明함에도 現代醫學에서는 瘀血이란 말은 없다. 그렇기 때문에 瘀血이라는 漢醫學術語를 現代醫學的 知識으로 觀察하는 것은 큰 意義가 있으며 또 可能하다.

第2章 第2節 Ⅲ項 「分解過程의 不全」에서 實證體質은 肥滿하고 元氣가 强盛하며 化膿性炎症의 發生이 不可思議하다 하였거니와, 元氣旺盛한 사람이 細菌에 쉽게 侵襲當한다는 것은 一見不合理한 듯도 하지만 바로 이 點에서 瘀血의 深奧한 意味를 發見할 수 있다. 糖尿病이라든가 動脉硬化라든가 「후룽켈」·「카벙클」같은 疾病이 筋肉質이 적고 脂肪質이 많은 肥滿型實證體質에 많은 것은, 同化에 比해 異化作用이 不充分함으로, 生命現象이 一種의 沈滯狀態에 놓이게 되여, 生活力이 全般的으로 活發치 못하기 때문이다. 이러한 狀態에서 血液循環이 圓滑치 못하다는 것은 明白한 事實이며, 이것은 넓은 意味에서 鬱血現象이다. 鬱血現象은 皮膚에 分明하게 露呈되기도 하지만 그렇지 않은 境遇도 있다.

이것이 忽然 生理現象에 異常을 招來하기도 하니 이와 같은 여러 가지 形態의 鬱血現象을 總稱하여 瘀血이라고 한다. 어떠한 原因으로 血行障碍가

되여 鬱血이 生成된 部位에는 細菌이 沈着하기 쉽고 炎症이 되기 쉽다. 물론 化膿性炎症이 葡萄狀球菌·連鎖狀球菌등 各種 細菌에 依해 發生된다는 것은 常識的인 事實로 되여 있지만, 蓄膿症·中耳炎·盲腸炎等 普通炎症을 일으키는 細菌은 언제 어데에나 存在하고 있기 때문에 細菌自體 보다 이들 細菌이 어떻한 條件에 더 잘 繁殖하느냐가 重要한 問題다. 여기에서 瘀血 即 鬱血性體質은 細菌以前의 病因이 된다. 例하여 추운 多節에 女性에게 瘭疽(指端에 生기는 化膿性炎症)가 많이 發生하며, 門脉血管이 어떻한 原因으로 閉塞되여 腹部에 鬱血이 되면, 皮膚에 적은 傷處가나도 化膿하기 쉬우며, 또 毒蛇에 물려 全身에 鬱血이 되면 炎症이 잘 생기는 것이 모두 같은 原因이다. 이와 같은 靜脉性鬱血에는 여러 가지 形態가 있다. 鼻尖이 赤色 或은 紫色·青紫色으로 鬱血된 것도 있고, 老人은 紫黑色이 많다. 多血質의 幼兒는 頰이 사과 같이 붉은데 些細히 보면 微細한 血管이 보인다. 이런 것이 모두 鬱血이다. 이렇한 赤色鬱血이 있는 者는 大體로 精力이 旺盛하며 萬若 施灸를 하면 强한 充血과 腫脹을 일으키며 이렇한 體質에 盲腸炎·中耳炎等 炎症性疾患과 動脉硬化·高血壓等이 많다.

또 이렇한 體質은 出血이 잘 된다. 例하여 鼻出血이 되면 止血이 잘 안되고, 감기에 걸려도 鼻出血이 잘 되며, 肺結核이 있으면 咯血을 잘하며, 女性일 경우는 經血이 많으며, 大體로 血壓이 높다. 이런 사람에게 瀉血(出血)을 하면 氣分이 好轉되고 疾病도 治癒될 수 있다.

換言하여 鬱血現象이 있으면 炎症이 잘 일어나고 病的反應(症狀)이 强하며 出血이 잘 된다. 여기의 鬱血現象은 곧 疾病의 素因이며, 病的反應이란 抗病作用이요, 出血現象은 治癒過程이다. 이것이 漢醫學의 瘀血 現象이다.

原典에는 瘀血을 古穢한 血液이라 하였으니, 靜脉에 鬱滯된 暗黑色血液이 곧 瘀血임을 알 수 있다. 瘀血이 있으면 治癒의 過程으로 出血이 됨을 納得할 수 있다. 또한 瀉血은 瘀血治療의 積極的 臨床方法도 된다.

例하여 急性傳染病인 麻疹은 鼻出血이 되면 治癒된다는 말이 있다. 그래서 옛날에는 麻疹에 瀉血療法이 施行되였다 하며, 日本의 馬場和光氏는 麻疹初期부터 適當하게 瀉血을 施行하면 무서운 皮膚發疹없이 治癒시킬 수 있다고 하였다. 한편 痲疹에 使用하는 漢方藥을 服用하면 鼻出血이 되며 反面 皮膚發疹은 적게 된다. 皮膚發疹이란 一種의 皮下出血이기 때문에 瀉血을 하면 痲疹은 治癒될 수 있다. 慢性病의 境遇에도 多血質人의 皮膚炎에 瀉血 은 效果的이고, 結膜炎 癰疽等에 瀉血은 많이 施行된다. 特히 酒客은 술을 長服하기 때문에 大體로 肥滿하며, 一見 强壯하게 보이나 筋肉이 弱하고 脂 肪만 많아, 一般的으로 生活力이 減退되고 炎症이나 出血이 잘된다.

이것은 前述한 肥滿型體質의 特性과 같은 理由이며, 술때문에 血管系統이 侵害를 받기 때문이다. 腦溢血이 酒客에 많은 것은 勿論 高血壓과도 關係가 있지만, 特히 血管이 脆弱한 것이 큰 原因이 된다. 以上은 瘀血을 現代醫學 的으로 觀察한 것이다. 한편 漢方에서는 瘀血이 特히 腹部와 左側에 많다고 한 다. 그 理由는 後에 叙述하겠거니와, 腹診으로 瘀血이라고 看做하는 것 中 에는 血塊自體보다 宿便과 이로 因한 過大結腸 或은 過長結腸이 包含되어 있는 것으로 思料된다. 宿便에 對하여서는 第6章「疾病의 機轉」에서 좀더 詳細하게 叙述하겠거니와 漢方의 破瘀・驅瘀劑中에는 瀉下作用을 하는 것이 많은 것으로 미루어 보아도 이런 見解는 充分히 立證된다. 例하여 血行促進 劑인 當歸・桃仁等은 慢性便秘를 治療하며 大黃같은 强力한 驅瘀劑는 强한 瀉下作用을 한다. 그리고 慢性便秘로 생긴 腸의 궤室(第6章 6節 參照)에는 그 內容物이 主로 死血로 이루어저 있다고 한다. 또한 腹膜炎으로 因한 腹 部硬結도 瘀血에 包含되어 있음을 알 수 있으니, 女子가 腹膜炎이면 大體로 月經이 없는 수가 많으며, 이때 血行促進劑를 投與하면 腹部器官의 機能이 全般的으로 旺盛하여짐으로, 經血도 下流하고 腹膜炎도 治癒된다. 腹部의 器官에는 大體로 血液의 含量이 많아서 血行障害를 惹起할 條件이 多分히 있고 他部의 血行障碍에 影響을 받기 쉽게 되여 있음으로, 腹部에 不明한 塊(漢方의 積聚에 該當됨)가 觸知될 때 驅瘀劑處方으로 好轉되는 수가 많 다. 이렇한 瘀血은 一般的으로 體質이 强壯한 者에 많으며 이 體質은 靑少 年期에는 發育力이 强盛하나 壯年 以後에는 分解作用의 不足으로 血行障碍 나 高血壓等을 일으키기 쉬우며 二次的으로 發育力도 弱化된다. 結局 瘀血 은 肥滿體質의 發育力까지 弱化시키는 原因이 되며 또한 素門의「邪實即實」

이란 말의 意味는 여기에서 構體性을 갖는다 하겠다.

2) 瘀血이 많은 部位

漢醫學에서 瘀血은 下部와 左側에 많다고 한다. 그 理由를 現代醫學的 立場에서 究明하면 다음과 같다.

瘀血이 下腹部에 많은 理由는

① 이 部位는 體腔의 下部이며 他部分보다 運動이 안되여 全血量의 大部分이 集中되여 있다.

② 이 部位에 存在하는 門脉管은 靜脉血의 逆流를 防止하기 爲하여 靜脉瓣이 있으며, 門靜脉의 下流는 肝實質에 流入하기 때문에 抵抗이 强大하여 血流를 遲緩케 한다.

③ 女性에는 月經血 産後瘀血이 이 部位에 停溜하는 等의 理由로 下腹部에는 生理學的으로도 瘀血이 生成되기 쉽다.

瘀血이 左腹部에 많은 理由는

① 左는 血에 屬하였다. 總頸動脉이 大動脉弓에서 分岐할 때, 右側은 動脉弓과 直角으로 되였으며, 左側은 鈍角으로 되여 있어서 鈍角으로 分岐된 左側은 直角으로 分岐된 右側에 比해 血液의 流入이 容易하다. 따라서 血量血壓及 流速이 모두 强大하다.

② 腹部大動脉에서 總腸骨動脉이 分岐할 때, 左側은 緩慢한데 比해 右側은 屈曲이 甚하여, 左側은 右側보다 血液의 流速・壓力・容量이 모두 크다.

③ 子宮動脉이 左側은 右側보다 顯著하게 큼으로 血液의 流入量이 많다.

(以上 新漢方醫學解說)

3) 瘀血로 因한 疾病 및 症狀

瘀血이 있으면 다음과 같은 諸症狀이 나타난다.

① 自覺症狀으로 頭痛・眩暈・肩重・耳鳴・動悸・腹滿・口渴引水・上逆・全身의 煩熱感・腰腹脚의 寒冷感・疲勞感을 느낀다.

② 皮膚及 粘膜에 紫斑點 或은 青筋이 나타난다.

③ 瓜甲이 紫色・瓜甲後緣의 肉接한 곳이 暗赤色을 나타내며 或은 手掌에도 特異한 赤色이 나타난다. 또 指瓜를 按壓하면 손톱의 血液의 去來가 遲

鈍한 것은 모두 瘀血의 潛在와 血流凝滯의 證據다.

④ 脣·舌·齒齦에 黯色 또는 靑色이 나타난다. 「金匱」에 病人胸滿·脣痿·舌靑·口燥는 이를 말한 것이다.

⑤ 衄血·便血·子宮出血·吐血·喀血·血尿가 있다.

⑥ 腹診이나 脉診으로 瘀血特有의 證이 나타난다.

다음 瘀血로 因하여 惹起되는 疾病은 大體로 다음과 같다.

① 消化器病으로 胃酸過多症·胃潰瘍·盲腸炎·痔核·痔瘻·痔出血

② 肝臟과 腎臟의 機能障害·動脉硬化症·腦溢血·半身不遂

③ 扁桃腺炎·氣管支炎·肋膜炎·肺結核·膿胸

④ 神經痛·류마치스·腎炎性綱膜炎

⑤ 婦人生殖器病으로 不姙症·産褥熱·子宮內膜炎·卵巢膿腫·子宮筋腫·子宮癌 等等

⑥ 泌尿器疾患으로 腎臟炎·肪胱腫瘍·腎또는 肪胱結石·前立腺肥大症等이다

Ⅱ. 水毒—痰—

瘀血이 非生理的인 血液이라면, 水毒은 非生理的인 體液이다. 即 排泄器官 (皮膚·呼吸器·泌尿器及消化器等)의 排泄機能障害로 因하여 體內에 停滯되여 있는 不必要한 過剩體液을 말한다. 從來의 漢醫學에서는 水毒을 痰이라고 한다.

水毒은 其外證과 脉證·腹證等에 依해서 陽證水毒·陰證水毒으로 大別한다. 水毒이 表皮에 있으면 發汗으로, 下部에 있으면 瀉下 혹은 利尿로서, 上部에 있으면 吐를 시켜서 水毒을 除去한다.

水毒이 體內에 停滯되여 있으면 臟器에 各種障害를 招來하여, 여러 가지 獨特한 症狀을 나타내는데, 水毒이 停滯되여 있는 部位와 容量의 多寡와 나타나는 症狀에 따라 다음과 같이 區分한다.

① 痰飮=水毒이 胃部에 停滯하는 것을 말하며 胃下垂, 胃無力의 경우에 많다. 이때 胃內停水의 症狀을 나타낸다. 「金匱」「痰飮門」에 「師曰·其人前盛今瘦·水腸間走汀汀聲之 此痰飮也」라 한 것이나 或은 「停水心下를 留飮」이라 한 것이나 「水間間在하여 動搖하면 聲이 있는 것을 流飮」이라 한 것이.

모두 이것이다.

② 懸飮＝水毒이 心胸下에 溜滯하여 引痛하는 것이니, 濕性肋膜炎·肺炎 等이 이에 該當한다. 「金匱·痰飮門」에 「飮後水流脇下·引痛·咳唾引痛·此 爲懸飮」이라 하였다.

③ 溢飮＝水毒이 四肢에 流行하여 皮膚 및 皮下組織에 浸淵하여 水腫이 되는 것이니, 腎臟炎·腹水等의 경우에 該當한다.

「金匱·痰飮門」에 「引飮水·流行四肢歸 當汗出汗不出 身體疼痛 謂之溢飮」 이라 하였다.

④ 支飮＝水毒이 心下에 停滯하여 氣息喘滿한 것이니, 氣官支炎·氣官支 喘息等의 境遇가 이에 該當한다. 「金匱·痰飮門」에 「咳逆 倚息·短氣 臥不 得云云」이라 한 것이 이것이다.

⑤ 伏飮＝伏飮은 水毒이 各臟器에 潛伏하여 診察하기 힘들며, 其他外證· 脉證·腹證等에 依하여 그 存在를 알 수 있다. 첫째, 水가心에 있으면 心下 堅築·短氣 呼吸促迫("헉헉하는 狀態")하며, 水가 싫어서 물이 먹히지 않는 다. 둘째 水가 脾에 있으면 少氣身重(吸息이 大하고 呼氣가 小하여 숨이 가쁜 症狀)하다. 셋째 水가 肺에 있으면 動悸症이 있고 延沫을 吐하며 물을 먹고 싶어한다. 넷째 水가 腎에 있으면 心下動悸가 있다. 다섯째 水가 肝에 있으면 脇下가 支滿하고 寨痛한다(肋膜炎에 該當함)

그런데 水毒이 停滯하면 一般的으로 動悸 呼吸促迫이 있으며 水分攝取를 嫌惡하며 口渴 倦怠·眩暈·嘔吐·頭痛·耳鳴等의 諸症狀이 나타난다. 이러 한 水毒은 瘀血·食毒·熱등과 複合하여 여러 가지 疾病을 惹起하니 그 病 理機轉을 考察하여 보면

① 水毒自體의 毒素 때문에 自家中毒을 일으킨다. 尿毒症은 그 典形的인 境遇다.

② 全身의 組織에 浸潤하여 諸機能을 減弱하니 即 水毒으로 因하여 器官 과 組織이 膨脹 或은 弛緩되여, 細菌의 侵入과 繁殖을 助長한다.

③ 水毒의 停滯가 極甚하면, 物理的作用에 依하여, 諸臟器가 壓迫된다. 이와 같은 여러 가지 機轉으로 因하여, 水毒은 다음과 같은 疾病을 惹起한

다.

① 胃下垂症・胃無力症・急慢性胃炎을 發生하며, 胃內停水・惡心・嘔吐・水性下痢等 胃腸症狀과 姙娠惡阻를 일으킨다.

② 氣官支炎・肺炎・氣官支喘息・腎性喘息・心臟病・衝心脚氣・肋膜炎 等을 일으키며, 咳嗽胸痛・呼吸促進・心悸亢進等의 症狀이 나타난다.

③ 水泡性結膜炎・及角膜炎・蛋白尿性角膜炎等의 眼疾患이 일어난다.

④ 神經衰弱 히스테리 等으로 頭痛・頭重・耳鳴・眩暈・震顫・搐搦・不眠과 같은 神經症狀이 나타난다.

⑤ 其他神經痛 「류마치스」腎臟及肪胱疾患・糖尿病・動脉硬化症・神經性心悸亢進・腦溢血等을 일으킬 수 있다.

Ⅲ. 食毒

食毒이란 胃腸機能의 不調和 및 減退 或은 其他原因으로 各種飮食物이 消化器官內에 停溜하여, 宿便或은 燥尿를 形成하며 이것이 腐敗或은 異常醱酵하여, 發生된 毒素가 血液中에 吸收되어, 所謂 自家中毒 (아지도시쓰 및 非生理的인 아루카로시쓰)을 惹起하는 現象을 말한다. 食毒은 크게 陰性食毒과 陽性食毒으로 分類한다. 陰性 食毒은 遠心力이 强하여, 體熱을 冷하게 하는 作用이 많다. 植物性食品인 生野菜類・果物類(귤・梨・바나나・葡萄・柿等)와 이들을 精製한「砂糖類」의 過食 및 이로 因한 害毒은 陰性食毒이 된다. 이 症狀을 漢醫學에서는 陰虛證이라 한다. 그 中에도 특히 砂糖의 含量이 많은 甘菓子類의 害毒은 論議의 對象이 되어 있거니와, 急性的으로 胃腸카탈・胃酸過多症을 惹起하여 結局 胃潰瘍이 된다. 慢性的으로는 胃下垂・胃아토니・內臟下垂 때로는 陰虛下痢 및 便秘・子宮下垂・不感症・冷症・子宮發育不全等과 或은 知覺鈍麻症・近視・齲齒疾患・健忘症・糖尿病・「카리에스」・陰性結核・腦軟化症 및 痲痺性疾患等의 陰證疾患을 誘發한다. 特히 甘砂糖을 過多하게 攝取하면 體內칼시움을 奪取하여 血液을「아지도시쓰」化하며 生果物의 過食은 非生理的인「아루카로―지쓰」를 惹起한다.

다음 陽性食毒은 求心力이 强하여 體熱을 增加하는 動物性食品 即 卵・肉類・魚類・빠다・치스等의 過食에 依하여 害毒이 되는 境遇에 惹起된다. 特

히 常習 便秘症을 兼한 頭重・頭痛・眩彙・肩凝・動悸・不眠・高血壓等에 있는 者는 이 動物性食毒에 起因하는 境遇가 많다. 證體實은 大槪 便通이 좋고 이들 症狀도 顯著하지 않으나, 食毒은 모두 宿便・燥屎를 釀成하여 漸次 腸官壁에 附着停滯되어 瘀血 및 水毒을 誘發하게 된다.

그런 故로 食毒은 動物性의 것을 指稱하는 境遇가 많다.

傷寒論에 「陽明症譫語 有潮熱 反不能食者 胃中必有 「燥屎」五六枚也 若能食者 但鞭爾 宣大承氣湯下之」라고한 文句中에서와 같이 「燥屎」이란 말이 많이 나온다.

燥屎 이란 말은 곧 宿便을 指稱하는 것이다. (第六章 參照). 이 動物性食毒은 特히 炎症性疾患을 잘 일으켜서 天與의 壽命을 短縮시킨다. 一般的으로 動物性食物은 「카로리」가 많다고 하여 偏食或은 過食하는 傾向이 많으나 이 것은 食毒釀成에 拍車를加하는 結果가 되어, 健康을 侵害한다. 食後 臍左部에 動悸나 壓痛이 없으면 普通 消化吸收가 圓滿히 이루어진 것이라 할 수 있으나 萬若 小食을 하였어도 이러한 反應이 나타나는 것은 아직 完全히 消化吸收되지 않은 證據임으로 食毒이 될 可能性이 있다.

이러한 現象이 나타나는 사람은 消化 吸收機能에 異常이 있거나, 減退돼여 있는 것임으로 或下痢를 隨伴하기도 한다.

지금까지 論及한 바와 같이 食毒은 여러 가지 疾病을 惹起하는 原因이 돼며, 特히 陽性食毒은 前記한 瘀血로 因하여 惹起되는 疾病과 大部分 같다. 體質에 따라 動物性食物의 過多攝取는 肝臟炎・蓄膿症・肝膿瘍及癌・膵臟炎・胃癌・盲腸炎・腎臟炎・腎 腸結核・化膿性骨髓炎等을 誘發하는 主要原因이 된다. 또한 急性熱性傳染病 및 여러 炎症性疾患에 罹患하기 쉬운 것은 瘀血의 境遇와 같은 病理機轉 때문이다. 그래서 漢方臨床에서는 瘀血과 水毒과 食毒에 對한 藥을 合方投與하는 境遇가 많다.

Ⅳ. 飮食物과 生命

「慾得長生커든 腹中當淸」 하고 「慾得不死커든 腹中去滓」란 古諺이 있다. 이러한 健康法의 積極的 手段으로 近來 韓國에도 印度의 固有한 實踐哲學이라는 「요가」가 붐을 일으키고 있으며 또한 古來로 養生 및 修道의 方法으로는 斷食(禁食)을 第一로 하였다. 斷食療法은 그 理論과 實際를 第二篇에서 詳細하게 論及하려 하거니와 腹中을 恒常 淸潔하게 하고 殘滓物이 없게 하려면 于先 食毒生成의 索因을 探究하지 않으면 안된다. 이 原因의 主體가 되는 것은 말할 必要도 없이 有機性인 主食과 副食의 比率이 合理的으로 調節되지 않아서 五味의 過食 或은 偏食 或은 飽食이 되여 生理的인 陰陽調和가 이루어지지 않기 때문이다. 그런 故로 偏食과飽食 (或은 過食)과 合理的인 食事에 對한 基準을 設定하는 것이 重要하겠거니와 이 問題의 解結은 結局 生命의 本質問題에 歸着하게 되여 先天的인 人間의 適性食을 知得하고 다시 現象界의 人間으로서의 天禀과 體質과 環境을 三位一體로 判定하여야 한다.

그러나 現段階에서의 科學知識은 生命이란 무엇인가라는 問題를 全體的으로 把握하고 있지 못하고 있음은 前述한 바와 같으며, 各種의 飮食物을 要素的으로 대충 含水炭素인 糖質·脂肪·蛋白質·水·鹽類·Vitamin 類等으로 分類하고 있다. 이들中 熱源이 되는 糖質·脂肪·蛋白質은 三大榮養素라 하여 어느 하나라도 없어서는 않된다고 한다. 特히 蛋白質은 적어도 體重 1kgm 當·1gm을 攝取하여야 하며 餘他熱源으로는 代用할 수 없다는 것이 現代榮養學의 常識으로 되여 있다. 食物을 分析하여 統計的으로 算出한「카로리價」를 基準으로한 現代榮養學은 成人한 사람이 1日 最少 1420Cal의 熱量을 攝取하여야 生命이 維持된다고 主張한다. 普通成人은 1日 2300 乃至 2500Cal가 必要하고 重勞動者는 3000Cal 以上을 攝取하여야 한다.

이러한 榮養學의 Calorie說은 現代人으로 하여금 過食과 偏食을 助長하게 하며, 그 結果 過多하게 攝取된 榮養分의 體內蓄積으로 肥大症을 일으키게 된다. 따라서 現代人들은 食毒·水毒·瘀血이 連鎖的으로 釀成될 可能性을 많이 內包하고 있다.

이런 見地에서 現代榮養學의 Calorie 說은 再檢討되여야 할 것이다. 이 問題는 第5章 第1節 Ⅱ項「榮養條」에서 다시 構體的으로 論及하려 한다.

第五章 健康의 原理

第一節 健康의 四原則

醫學이니 健康이니 하는 問題들은 于先 生命體를 前提로 論謂된다. 醫學의 全體性思考 方法과 疾病의 原因에 對하여는 우에서 임이 叙述하였거니와, 그러면 生體의 健康은 構體的으로 어떻게 把握하는가?

健康에 對한 基準 或은 原則을 모르면 健康과 疾病의 限界도 區別할 수 없고 治病도 原則的으로 不可能하게 된다.

胎兒가 母體內에 있을 때는 外界의 環境으로부터 保護를 받으며 生理的으로 調和된 狀態에서 養育됨으로 嚴密한 의미의 健康을 維持하게 된다. 이렇한 狀態를 漢醫學에서는 陰陽和平이라하며, 陰陽勢力의 均衡이 破壞되면 生理的인 違化가 招來된다 함은 第3章에서 이미 論及한 대로다. 胎兒가 母體에서 出生하면 스스로 獨立된 生活을 하여야 한다.

胎兒가 出生하면 처음으로 大氣와 直接接觸하게되며, 이때부터 個體의 獨立된 生活은 始作된다. 이 現狀을 다른 말로 表現하면 卽 皮膚機能의 作用이다. 다음은 四肢를 動作하여 行動을 하여야 한다. 이것이야말로 個體維持를 위한 直接的이고도 必須的인 條件이다. 다음은 個體의 成長發育 및 維持를 爲하여 飮食物을 攝取하여야 한다. 生命과 健康을 爲營하기 위한 이러한 基本的인 原則들은 모두 精神力에 依하여 判斷되며 그 行動은 精神에 依하여 統制되고 調和된다.

以上과 같은 一連의 過程은 生命을 維持하기 爲한 生活活動이며 이 生活活動의 如何에 따라 健康問題는 基本的으로 左右됨으로 이것은 곧 健康의 基本要素가 된다. 卽 우리의 健康은 皮膚·榮養·四肢·精神의 四條件에 依하여 保持된다. 이 四者는 緊密히 關係하고 있음으로 그 個個를 分離하여서는 眞正한 健康體를 生覺할 수 없다.

例하여 酒를 飮服하면(榮養) 피부가 붉어지며(皮膚) 다리가 흔들리고(四肢) 氣分이 明朗 或은 不快하여진다(精神) 또 散步를 하면(四肢) 배가곺으며

(榮養) 發汗이되고(皮膚) 마음이 爽快하여진다(精神) 이와같이 우리의 生體는 一者임으로 이 四大原則이 緊密하게 關聯하여 統一을 이루고 있음은 當然하다. 健康問題는 根本的으로 이 四大原則에 依하여 左右됨으로 醫學은 마땅히 그 基礎를 이 四大原則에 두어야 할 것이다.

現代 醫學에서 生體를 解剖學・生理學・榮養學・心理學의 四方面에서 觀察함으로서 物理的・化學的・細菌的 及 精神的으로 健康問題를 分析하고 있으며, 漢方醫學에서도 精神(精氣神論) 榮養(榮・血・津液論) 皮膚(五臟六腑論・十二經絡論) 四肢(外形論)로 大別하여 이를 全體的으로 統一하고 있음은 퍽 興味있는 일이다.

如上과 같은 關係를 하나의 圖表로 作成하면 第12表와 같다.

第12表 健康四要素와 生理作用 對照表

```
          ┌四肢─解剖學的(物理的)─體位不正─外形編─外形論  (外感)
      ┌肉體┤皮膚─生理學的(病理的)─細菌感染─內景
 生體─┤    └榮養─榮養學的(化學的)─飲食物      編┤五臟六腑論
      └精神─精神─心理學的(精神的)精神神經─精氣神論 └榮血,津液,飲食勞倦論 (內傷)

      ┌外傷─脊柱不正──運動神經────────────現在意識
 外感─┤六氣─酸鹽氣不均衡 }自律神經┤交感 (潛在意識)   (陽)(+)=0
      │飲食勞倦─血液循環障碍       └迷走 (陰)(─)    完全健康
 內傷─┤七情所傷─神經系統不均衡─知覺神經───────
```

第12表에서 보면 現代醫學은 生體를 解剖學的・生理學的・榮養學的・心理學的・觀點에서 觀察하여 이를 物理的・細菌的・化學的・心理的으로 措置하고 있으며, 漢醫學에서는 陰陽方法論에依해서 病因을 크게 外感과 內傷으로 外感은 六氣와 外傷으로 內傷은 飲食勞倦과 七情所傷으로 分類하여 措置한다. 여기에서 나타나는 違和에 對한 自然療法은 第二編에서 詳論하겠거니와 첫째 脊柱의 不正및 의곡을 豫防治療하는 方法으로 平狀 破枕・金魚 運動이 있고 둘째 酸鹽基不均形은 合掌合蹠法・風療法・V─C攝取法으로 調節하고 세째 循環障碍는 毛管運動, 生水, 生食, 斷食으로 治療하고 넷째 神經精神의 위화는 四十分合掌法・암시요법에 依하여 構體的으로 그 措置가 提示되고 있다.(治療法의 實際는 第二編의 該當條를 參照할것)

다음에 健康四大原則을 하나하나 槪論하겠다.

I. 皮 膚

1) 皮膚의 槪念

從來 皮膚란 體表面만을 指稱하는 것으로 認識되었었으나 發生學的으로 粘膜도 體表皮膚의 連續임이 最近에 밝혀졌다. 口腔에서 咽喉·食道·胃·腸·肛門에 연결되는 粘膜이나, 口腔에서 氣管·肺胞 等에 分布된 呼吸器管의 粘膜이나, 또 生殖器의 粘膜도, 모두 體表 皮膚의 連續이며, 따라서 皮膚와 똑같은 性能을 갖고 있음이 判明되었다.

2) 皮膚의 機能

가) 生體와 環境과의 連絡機關

皮膚는 生體와 環境과의 境界임으로, 皮膚는 環境에 對하여 生體를 代表하며 生體에 對하여는 環境의 連絡機關으로서, 兩者間의 關係를 連絡한다. 日光·氣温·空氣·濕度·氣流·細菌 等은 皮膚를 媒介體로 生體에 作用하며 生體는 이러한 環境條件에 對하여 皮膚를 通하여 적절한 措處를 取한다. 汗腺으로 發汗을 함으로서 體温을 調節하고, 脂肪腺으로 脂肪을 分泌하여 皮膚를 保護하고, 氣孔으로 老廢개스를 放散하고 新鮮한 空氣를 吸收하며, 또 皮膚에 分布된 末梢神經을 通하여 神經作用과 表情作用을 함으로서 環境에 適應한다. 이러한 관계는 漢方醫學에서 더욱 소상히 說明 되어 왔다.「東寶」에 「風寒之邪先入皮毛 百病 之始生也 必先於皮毛 邪中之則腠理開 開則入客於絡脉…」여기서 腠理란 汗腺 을 말함이요 絡脉은 經絡을 말한 것이다. 또 「十二經者는 皮之部也」라고 하여 經絡과 皮膚와의 關聯性 을 說明하였다. 結局 生體는 皮膚를 通하여 環境과 有機的인 統一을 이루고 있는 것이 確實하다.

나) 皮膚에 나타나는 反應

皮膚는 生體의 代表임으로 生體의 變化는 即刻 皮膚에 反影된다. 漢方經絡說에 依하면, 皮膚는 經絡이라는 것에 依하여 內藏과 連絡함으로, 內藏의 生理活動은 時時刻刻으로 皮膚에 여러가지 形態로 反影된다는 것이다.

이러한 關係로 漢方에서는 皮膚 진찰을 望診이라 하여 가장 基礎的인 診察로 삼고 있다. 例하여 「多青則痛·多黑則痹·多黃赤則熱多·多白則寒·五色皆見則寒熱也」…等은 皮膚의 反應에 依하여 診病하는 要訣이되는 것이며, 所謂 觀形察色에 依한 診察法의 基礎이니, 生理現象의 皮膚反應을 알 수

있다.

小兒는 表皮가 薄軟하여 毛細血管이 外部에 投影됨으로 皮膚가 柔軟淸紅하다. 漸次 成長하면 角質膜이 두꺼워져서 紅色이 나타나지 않는다. 思春期는 性홀몬分泌가 旺成하고 皮下脂肪이 發達하여 皮膚가 부드럽고 희게된다. 이때는 特히 皮膚가 敏感하여져서 生體의 健康이 발랄하게 反映된다.

更年期後에는 皮膚가 老衰하여, 彈力性이 減少하고 비듬이 생기고 色素가 沈着하여 검고 거칠게 된다.

皮膚는 季節에 따라서도 多少變化하니, 이는 外界에 對한 生體의 適應이다.

봄에서 初夏까지는 太陽光線關係로 美麗하여지나 光線이 過强하면, 오히려 皮膚에 色素가 沈着하여 피부가 弱化되여 피부病이 많은 季節이다. 盛夏에서 初秋까지는 濕氣와 塵埃가 적은 空氣를 通하여 紫外線이 地表에 放射됨으로 皮膚가 검게타며, 秋冬은 紫外線이 적어 피부가 희(白)여진다.

美國의 "워나"博士는 「皮膚에서 內部故障을 알수있다」고 그의 著書에서 말하였다.

便泌・循環不全 等은 皮膚健康을 害치는 原因이며, 胃腸障害 特히 便泌는 脂顔・여드름・尋麻疹・脫毛症・乾性피부를 유발하기 쉬움으로, 便泌解消는 美容의 基礎條件임을 女性들은 잘안다.

그外 婦人病等도 창백한 피부 기미 죽은깨 等이 생긴다. 肺結核 初期는 微熱로 顔面紅潮가 됨이 特徵이다. 이와같이 內部의 모든 生理狀態는 皮膚에 反映됨으로 皮膚의 反應으로 健康狀態를 알 수 있다.

健康한 皮膚는 그 先天的 皮膚色에 關係없이 魅惑的인 生氣가 發散한다.

다) 皮膚와 腎臟

腎臟은 皮膚의 健康에 看過할 수 없는 關係에 있다. 鼻를通하여 吸收된 空氣와 口를 通하여 攝取한 飮食物이 消化吸收되면, 여기에서 發生한 老廢物中 氣體는 肺를通하여 鼻로, 固體는 腸을 通하여 肛門으로, 液體는 腎臟을 거쳐 尿道를 通하여 體外로 排出된다. 이중 깨스 및 液體老廢物의 排泄作用에는 皮膚도 參與하고 있다. 「東寶」에도 「皮膚亦腠理 津液參泄之所」라 되여

있다. 이 三種類의 老廢物이 生産되는 過程에서, 現代醫學은 肺結核의 撲滅로 氣體老廢物을 生産하는 機構의 障害를 除去하고, 榮養學에 依하여 固體老廢物의 生産機構의 障碍를 除去하는 方向으로 研究指向되고 있는 傾向이 있지만, 液體老廢物의 生産機構는 複雜多樣하여, 그 本質이 把握되고 있지 않으나, 腎臟에 故障이 있으면, 液體老廢物이 處理되지 않아, 體液이 不潔하게되여, 皮膚가 蒼黑하게 된다. 이러한 腎中毒現狀은 生命에도 직접적인 危脅을 준다.

이러한 關係를 漢醫學에서는 五行說에 依하여 腎은 水이며 水色은 黑色임으로, 皮膚의 焦黑色은 死色으로서 腎臟의 故障中에는 最惡症으로 본다. 때문에 腎은 生命의 根本이라고 說明하였다.

이것은 腎臟機能의 故障으로 體內毒素가 增加하기 때문인데, 즉 健康體에서는 生理的으로 殺菌力을 갖는 구아니찡 $\left(C=NH\begin{smallmatrix}\nearrow NH_2 \\ \searrow NH\end{smallmatrix}\right)$이, 皮膚發汗이 過多하면 體內水分이 不足하여저서 正常的인 尿素 및 「암모니아」가 水分을 脫取당하여, 「구아니찡」이 增加되기 때문이다.

「구아니찡」이 正常의 10倍以上이되면 尿毒症이되며, 이毒素에 依하여 血液이 惡染됨으로, 皮膚는 光澤을 잃고 色이 焦枯하게 된다. 이 관계는 後述한 發汗의 措置에서 詳述하려 한다.

　라) 皮膚와 「그로뮤」

急激한 충격을 받으면 顔面이 蒼白해지고, 羞恥感이 있으면 紅赤한다. 前者는 毛細管이 收縮하여 皮膚의 血液이 줄어들기 때문이고, 後者는 毛細管이 膨脹하여 血液이 集合하기 때문이거니와 이때 血液의 急激한 環流는 所謂 「그로뮤」(動靜脉勿合)에 依하여 處理됨으로 毛細管의 破裂이 防止된다.

普通毛細管에는 細胞에 榮養을 供給하고 老廢物을 吸收하는 關門(氣孔)이 있지만 「그로뮤」는 微細한 管으로 細胞와는 直接交涉이 없으며, 어떠한 原因으로 毛細管이 急激히 收縮하여 正常的 血流가 防害를 받을 때, 小動脉의 血液을 直接小靜脉으로 流通케 하고, 毛細管이 膨脹될때는 「그로뮤」가 閉鎖되여 血液이 毛細管으로 通過케함으로서 血液循環의 圓滑을 期한다. 即 「그로뮤」는 血液의 非常時의 通路役割을 한다.

이러한 皮膚毛細管의 「그로뮤」는 皮膚의 健康과 密接한 關聯이 있다. 그런데 Alchol의 過剩은 (後에 詳述)「그로뮤」를 硬化·變質·開放하고 糖分過剩은「그로뮤」를 消失·軟化·萎縮시킴으로, Alchol 및 砂糖의 過多攝取는 皮膚의 健康을 傷害하여 皮膚機能을 弱化한다. 生野菜攝取는 「그로뮤」를 再生케 하고, 그 機能을 復活시킴으로, 皮膚와 영양의 調節은 健康의 基本이 된다.

마) 皮膚과 膠原質(고라겐)

生體細胞는 二百~四百兆에 達하며, 毛細管의 數는 51億本에 達한다고 함으로, 一本의 毛細管은 結局 四萬─八萬個의 細胞를 養育하는 것이 된다. 細胞는 漿液에 둘러싸여 있으며, 毛細管으로부터 榮養을 供給받는다. 榮養은 一旦 膠原質로 變化하여, 軟骨或은 骨이되고 筋肉·毛髮·皮膚·血液 等이 된다. 그런데 이 膠原質은 V—C가 없으면, 完成되지 않는다고 한다. 例하여 皮膚의 瘡傷이 治癒될때 顯微鏡으로 檢視하면 V—C가 不足하면 교원질의 生成이 잘 이루어지지 않는다고 한다. V—C는 皮膚를 白化한다고하여 美容 Vitmin이라고도 하나, 實은 全身의 健康과 關聯이 있는 膠原質의 生成에 不可缺함으로 健康의 基本要素이다.

3) 皮膚의 健康管理

가) 皮膚呼吸과 健康

皮膚는 人間이 出生하여 처음으로 外氣에 接하는 部分이며, 人間과 宇宙와의 境界임은 上述한바와 같다.

胎兒時에는 呼吸을 하지 않기 때문에 肺循環의 必要가 없으며, 左右心房 사이에는 卵圓孔이라는 孔穴이 있어서, 直接 血液이 流通할 수 있으나, 胎兒가 出生하여 呼吸을 始作하려면 이 卵圓孔이 閉鎖되지 안으면 안된다. 이 동안에는 肺循環이 不完全함으로 皮膚가 그 補助的作用을 하여 준다. 그럼으로 胎兒가 出生하여 적어도 1時間 40分間은 裸體로 放置하여, 皮膚呼吸을 放害하지 말아야 한다. 이렇케하면 卵圓孔의 閉鎖가 完全히 行하여저서 初生兒 黃疸은 생기지 않는다.

人間은 原始的生活을 할때는 勿論 裸體生活을 하였으나, 文化生活을 하는 現代人은 누구나 衣服을 입는다. 皮膚를 衣服으로 가리면 皮膚呼吸과 毒素·

發散이 잘 안되여 肝臟이 弱하게되며, 膽汁의 分泌가 鈍해지며 腸蠕動이 鈍化하여 便泌가 되기 쉽다.

便泌는 腸麻痺의 原因이 되며 宿便을 停滯하게 되며, 이것이 腦에 영향을 주어 腦出血·手足麻痺를 일으키는 原因이 된다. 手足이 麻痺되면 血液循環이 惡化되여 四肢가 厥冷하게 되며 腎臟에 故障을 일으키며, 따라서 心臟·肺臟·血管에 聯關되여 이것이 萬病으로 發展하게 된다. 이러한 原因은 皮膚를 包被하는 데 있음으로, 옷을 厚着하는 것은 皮膚의 健康上 가장 害로운 것이다. 西勝造氏는 癌도 厚着으로 皮膚呼吸이 不完全하게 되여 體內에 一酸化炭素가 增加되여 發生한다고 主張하였다. 皮膚呼吸을 促進하는 裸療法을 重患者에게 施行하면, 呼吸이 順調롭게되고 皮膚色이 好轉된다. 이는 皮膚 呼吸으로 肺의 부담을 덜어주기 때문이다. 어려서부터 옷을 얇게입는 習慣을 길러 皮膚를 外界와 많이 接觸하게 하면 皮膚가 健康하여 皮膚呼吸이 旺盛하게 됨으로, 體內에 有毒Gas가 蓄積하지 않는다.

體內에 一酸化炭素가 蓄積하면, 癌뿐만 아니라 喘息·胃潰瘍 等도 될 수 있다.

　나) 體溫調節과 健康

運動이나 일을 하면 急히 體溫이 上昇하여 皮膚로부터 發汗을 시킴으로서 體溫을 調節한다. 옛 말에 "염병에 땀도 못낼놈"이라는 지독한 욕이 있거니와 高熱에 發汗을 못하면 體溫이 下降하지 않으며 體內毒素가 排出되지 못하여 生命에 危脅을 招來하게 된다.

이와같이 發汗은 體溫을 調節하거니와, 發汗으로 消失된 水分 鹽分 V—C 의 三者를 補給하지 않으면 이것이 또 疾病을 誘發하게 된다. 脚氣·夏瘦·消化不良·皮下出血 等이 이로 因하여 發生하며, 春, 秋節에 感氣에 잘 걸리는 것도 發汗後의 處置를 適切히 못한 탓이다. 漢醫學에서 말하는 春節에 流行하는 「瘟病」이라는 病은 겨울에 室內의 高溫으로 인한 發汗에 對하여 V—C를 充分히 攝取 못한 때문에 생기는 V—C不足에 依한 感冒를 말하는 것이다.

　또 寒氣에 侵襲되면 生體는 皮膚가 收縮되여 體表面積을 縮少시켜 熱發散을 減少시키며 無意識중 戰慄이되여 體內에서 熱生産을 促進하게 된다.

다) 吸收作用과 健康

皮膚는 水分・鹽分과 空氣中의 酸素 窒素等을 吸收한다. 其他 化粧品・藥劑 等도 吸收한다. 옛부터 傳해오는 端午節의 菖蒲浴・柚子湯 等은, 溫浴에 依해서 新陳代謝의 機能을 높여 皮膚를 淸潔케하는 同時 菖蒲나 柚子中에 含有한 V—C를 吸收케하기 爲하여서다. 初夏 V—C가 가장 풍부한 菖蒲를 二, 三日間 乾燥시켜 日光에 依한 光合成으로 V—C의 含有量을 높여서, 浴水에 넣어 使用하는 것이다. 柚子湯은 추어저서 生野菜를 攝取할 機會가 적은 때, 皮膚로 V—C를 補給하는 有效適切한 健康法이다.

皮膚의 吸收作用은 때로 健康에 害로울 수도 있다. 發汗으로 因하여 汚染된 衣類를 洗濯치 안은채 不潔한것을 着衣하고 있으면 汗 및 皮脂等 毒素가 再吸收된다. 長期間 臥病중인 病者는 皮膚에서 分泌되는 老廢物로 惡臭가 난다. 이런 患者가 몸이 춥기 때문에 或은 風邪에 걸리지 않을려고 옷을 두겁게 겹처 입으면 老廢 GAS가 再吸收되어 病이 惡化하거나 治癒가 延長된다. 이 때 裸療法을 施行함이 좋다.

라) 皮膚의 健康法

皮膚의 健康法에는 裸療法(癌의 豫防 및 治療) 溫冷浴(疲勞回復及 류마차스豫防) 等이 있는데, 이 方法들은 모두 皮膚의 毛細血管의 擴大와 收縮을 促進하며 「그로뮤」의 機能을 强化하여 皮膚機能을 좋게 한다. 또한편 體液의 酸鹽基를 平衡케하며, 神經을 刺戟하여 全身을 健康케 한다. (이들 療法의 實際는 第二編에 記述함)

Ⅱ. 榮 養

1) 榮養은 健康의 基本

「食即命也」라는 말과 같이 榮養은 生命을 保存하는 原動力이며, 健康을 左右하는 基本要素이다.

우리는 食物을 完全히 禁한 채는 길어야 數個月 以上은 生存할 수 없다. 健康狀態는 食物의 種類에 따라서도 많은 關聯이 있다. 때문에 옛부터 害로운 飮食에 對하여는 많은 注意를 煥起하여 왔으며, 좋은 飮食은 勸장하여 왔다. 이렇한 點에 着眼하여 今日은 여러가지 食餌療法이 開發되고 있다.

그러나 生命의 生成發展에 있어서 **食物**과 함께 絶對緊要한 것이 있으니, 이것은 生水와 空氣와 日光이다.

이 三者는 우리 스스로가 要求하지 않아도 自然이 提供하고 있음으로 우리는 이에 **對한** 重要性을 忘却하는 수가 **많**으나, 水(물)을 攝取하지 않고는 단 五日도 生存할 수 없으며, 空氣와 斷絶하면 數分 內에 窒息 死亡하고 만다. 또한 日光이 없으면 모든 生命體는 動植物을 莫論하고 存在할 수가 없다. 이들은 모두 生命과는 不可分의 關係에 있다.

2) 榮養과 飮食物

古人들도 「榮者水穀之精氣也」(內經)라고 하였듯이 榮養을 飮食物에서 **攝取**함은 다 아는 바다. 現代榮養學에서 말하는 所謂 「카로리」 爲主의 榮養分과 自然食品에서 攝取할 수 있는 榮養에는 그 構成 配合狀態에서 부터 **概念**에 이르기까지 현격한 着異가 있다. 人類도 本來는 自然食品을 原狀대로 服用하였으나 불(火)을 生活에 利用하면서 부터 食物을 料理하여 먹는 習慣이 생겼다. 火食의 결과로 自然食品에 含有된 V—C를 爲始한 많은 榮養素가 破壞 或한 變質되여 榮養不足에 빠지기 쉽고 身體의 組織細胞는 活力이 消失되여 細菌에 感染되기 쉬우며, 따라서 癌이나 肉腫과 같은 무서운 疾病이 發生하게 되는 것이다.

이와같이 非合理的인 榮養狀態는 健康의 基本要素인 皮膚, 四肢, 精神面에도 異常을 招來하게 되어 全身의 健康을 붕괴하게 된다.

非但 火食 뿐만이 아니다. 口味爲主로 精撰한 食品, 化學的으로 合成한 食品 等은 熱量價에 있어서는 高單位食品일 수 있으나, 全體榮養面에서 不均衡을 招來함으로 嚴密한 의미의 健康面에서 많은 問題點을 提起하게 된다. 胚芽와 內皮를 除去한 白米, 精白빵, 標白精劑된 白砂糖, 頭骨및 臟腑들을 切除한 魚肉類 等의 料理食은, 所謂 文化生活이라는 美名下에 榮養上의 欠陷을 招來하는 結果를 갖어온다.

食物을 煮熱하면 本來 含有된 蛋白質이 1/2로 減小되고 天然으로 含有된 鹽分은 1/4로 減小된다. 따라서 煮燒煎湯 等의 方法으로 料理된 食物을 먹이야하는 現代人은 예하여 1/2로 減小된 蛋白質과 1/4로 減小된 염分을 補

充하기 위하여 生食量에 比해 그 食量을 2倍乃至 4倍 더 많이 먹어야 하지 않으면 않된다. 또한 榮養素는 熱에 依하여 凝縮되기 때문에, 이를 分解 吸收하기 위하여 消化器官은 過勞를 하여야 한다. 過多한 食量에서 發生하는 有害한 副産物이나 殘滓物質의 處理때문에 肝臟, 腎臟, 大小腸은 必要以上의 勞力을 하여야 하니, 이로 因하여 生體는 過勞가 甚하며 老衰現狀이 早期에 나타나게 된다. (第4章 第5節 食毒項 參照)

人間은 自然의 다른 野生動物에 比하여 食事量이 많으며, 年長하면 주름이 생기고 白髮과 禿頭가 된다. 이런 現狀이 모두 火食때문에 오는 것이다. 狐, 狸, 態, 狼 等 動物들은 대머리가 되지 않으며, 비들기나 까마귀 等이 白髮이 되지 않음은 人間을 除外한 모든 野生動物과 鳥類는 火食을 하지 않고 自然이 지정한대로의 攝生을 하기 때문이다. 野生動物들은 病院도 藥도 文化도 없지만 病에 걸리지 않으며, 病에 걸려도 自然의 治癒力에 依하여 곧 健康이 恢復된다. 以上으로 食物이 健康과 不健康에 얼마나 큰 役割을 擔當하고 있는가를 알 수 있다.

A) 食物의 有機質과 無機質

우리가 먹는 食品은 動物性 食品과 植物性 食品 二種이 있으며, 그 成分은 크게 有機質과 無機質로 分類할 수 있다. 有機質로는 蛋白質, 脂肪, 糖質이 있으며 微量의 Vitamin類가 含有되어 있다.

食品은 이러한 有機質과 함께 水分과 無機鹽類로 構成되어 있다. 이중 蛋白質과 脂質은 肉類, 魚類 等 動物性 食品에 많다. 蛋白質은 各種 Amino酸으로 구성되어 있으며, Amino酸은 Alkalie性의 「Amino基」(H_2N)와 酸性의 「카―북실」基(CooH)가 結合하여 아루기루基로 變化되는 것으로서 生體를 構成하고 있는 主要成分이 된다. 蛋白質은 脂肪이나 糖質과는 달리 窒素를 含有하고 있는 것이 特有한 點이다.

脂質을 從來에는 脂肪과 類脂肪으로 區分하여, 動植物의 體內에 Energy 貯藏의 役割을 하는 "脂肪구리세린에스텔"을 脂肪이라 하였고, 細胞의 構成과 機能에 關係하는 脂肪을 類脂肪이라고 하여 왔으나, 近來에는 兩者를 合하여 脂質이라 通稱한다. 脂質은 水에 溶解되지 않으며 「Alchol」과 「에텔」

에는 溶解되는 것이 특징이다. 脂質은 脂酸과 「에스텔」을 形成한다.

糖質은 植物界에 廣範하게 存在한다.

植物은 炭酸GAS와 水에서 日光Euergy를 利用하여 糖質을 合成한다.

糖質은 纖維素로서 植物의 骨組를 構成하며, 澱粉으로서 Energy 貯藏을 하며, 糖으로서 花와 果實中에 含有되어 있다.

動物界에서는 主로 糖質의 形態로 肝臟이나 筋肉 等에 貯蓄되었다가 Energy 源이되며, 小量은 葡萄糖의 形態로 血液이나 組織液에 含有되어 있다.

糖質은 含水炭素 或은 炭水化物이라고도 하는데, 炭素, 水素 及 酸素의 比率이 大槪 水素2 酸素1인 水의 比率과 같으며, 그 一般化學式을 $C_m(H_2O)_n$ 로 表示한다.

糖質以外에 酢酸이나 乳酸 等도 $C_m(H_2O)_n$의 一般式에 該當되며, 또 糖質 中에도 「메칠五炭糖」인 「라므노제」같이 水素와 酸素의 比가 2:1이 아닌 것도 있음으로 近來에는 炭水化物 或은 含水炭素라고 부르지 않고 一般的으로 糖質이라고 한다.

以上의 蛋白質, 脂質, 糖質을 所謂 三大榮養素라 하며, 이 三大榮養素와 食品에 含有되어 있는 微量의 Vitamin 類를 有機質이라고 한다.

無機鹽類 中에서는 特히 水와 食鹽이 人間生活上 大端히 必要하다. 其外 칼시움, 硫黃, 마구네시움, 銅, 鐵, 망강, 沃度, 珪素 等도 極히 微量이지만 健康上 必要不可欠의 作用을 함이 判明되었다.

3) 榮養과 「카로리」說

人體의 成分을 分析하면 第13表와 같다.

第13表 人體成分 分析表

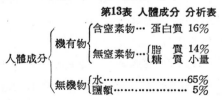

人體中의 Vitamin 類의 含量은 極히 微小하여 第13表에는 表示가 省略되었으나, 人體의 生理上 主要한 成分이며, 또 水는 65%로 表示되었으나, 生體

의 水分은 年齡에 따라 많은 差異가 있다. 水分은 年老할 수록 減小된다.

大概 嬰兒—90%, 小兒—70%, 中年—60%, 老年—58%로 된다.

人體의 成分과 우리의 食品이 되는 生物(動植物)의 成分은 類似하다.

「生即道也」라는 말이 있듯이, 우리는 살아 있는 以上 恒時 Energy를 消耗한다. 夜間의 睡眠時도 生理活動은 持續됨으로 Energy는 消耗되며, 肉體的 勞動을 하면 더욱 많은 Energy를 必要로 한다.

Energy의 消耗뿐 아니라 生體는 消耗된 組織成分도 補給하지 않으면 안된다. 따라서 榮養供給은 必要한 것이다. 大體 우리가 食物로서 攝取하는 各 成分은 다음과 같이 使用된다.

① Energy로 되는 것—蛋白質, 脂質, 糖質 等

② 生體組織成分이 되는 것—蛋白質, 脂質, 無機物 等

③ 生理作用의 調節劑가 되는 것—Vitamin, Holmon, 酵素 等

이와같이 利用되는 食品中의 榮養素는 各各 第14表와 같은 「카로리」(熱量)를 갖었다.

第14表 : 榮養素의 熱量表

榮　養　素	1gr中 利用 Cal	含有되어 있는 主要食品
蛋　白　質	4.1	卵, 肉, 大豆
糖　　　質	4.1	澱粉, 糖類
脂　　　質	9.3	빠다, 肉類, 大豆, 落花生
參 石　　炭	5—7.5	但無煙炭
考 木　　炭	6—10.0	

그런데 現代의 「카로리」專門 榮養學者들은 人間의 榮養을 熱力學의 第一法則에 適用하여, 成人한사람은 平均 1日 2400Cal가 必要하고 重勞動者는 3000Cal 以上을 消耗함으로 蛋白質은 얼마를, 糖質, 脂肪은 各各 얼마을 攝取하여야 健康을 保存한다고 主張한다. 그러나 日本의 渡邊正 博士는 그의 著書 「現代病에의 桃戰」에서 現代榮養學에서 主張하는 Calorie 說은 「生命現象을 無視한 誤謬를 犯하고 있다는 證據를 갖고 있다」고 說破하였으며, 「生體의 榮養은 熱力學의 第二法則인 "엔도로비"의 法則을 適用하여야 한다」고

主張하고 있다. 이러한 主張은 純野菜食의 實驗으로 證明되었다.

現代 榮養學이 主張하는 Calorie 說에 食生活을 依據하는 限 現代人은 榮養過多로 因하여 肥大症및 循環代謝障碍에 依한 所謂 文化病을 모免할 수가 없다. 即 現代榮養學이 主張하는대로 1日 2400Cal 乃至 3000Cal 以上을 攝取하면, 糖質의 過多攝取로 糖尿病이 되고, 脂質의 過食으로 癌이 發生하고, 蛋白質의 過攝取로 高血壓, 腦溢血을 招來하게 된다.

現在 韓國人도 都市人이나 經濟的으로 餘裕있는 生活層에 漸次, 高血壓, 肥大症, 糖尿病 等 代謝疾患이 增大하고 있는 傾向은 Calorie 說에 依한 榮養食品의 過多攝取가 主原因이다.

따라서 生體의 榮養問題는 熱力學의 第1法則을 適用할 것이 아니라 「엔도로비의 法則"으로 論하지 않으면 안된다는 것이다.

4) 榮養에 對한 그릇된 先入觀

現代榮養學은 理解하기 쉬운 熱力學 第一法則에 依하여 硏究되고 있으나 올바른 榮養學은 熱力學 第二法則인 「엔도로비—의 法則」에 依하여 說明되어야 한다함은 前項에 說明한 바와 같다. 따라서 現代 Calorie 說은 根本的으로 誤謬를 犯하고 있는 것이다.

「最近 醫學界의 最高巨物」中 一人으로 일커러지고 있는 獨逸의 「비루헬·벤닐」氏는 말하기를 植物性食品은 太陽光線의 Energy 를 充塡하고 있는 蓄電池와 같기 때문에 牛나 豚에 먹임으로서 그 效能은 終了된다는 것이다. 따라서 太陽Energy의 蓄電池를 攝取한 牛或은 豚의 肉을 다시 調理하여 人間이 먹는 것은 마치 放電한 後의 電池와 같아서 그 技能을 喪失한 것임으로, Energy 補給源의 役割을 하지 못한다고 하였다.

「비루헬·벤닐」의 說을 啓發한 獨逸의 「부라우홀레」, 프랑스의 「훼리에」 等은 植物性 食品의 生食에 依하여 健康을 保存하고 더 나아가 疾病을 治療하는 生食療法을 硏究하여, 多大한 實蹟을 立證하였다.

日本의 倉恒學士夫妻는 生體實驗으로 何等의 動物 蛋白이나 脂質을 補給하지 않은채 四個月間을 1000Calorie 程度의 熱量만 攝取하고도 平常業務를 履行할 수 있었으며, 疾病을 治癒하였다 한다. 現代 Calorie 說로서는 이 事

實에 對하여 納得할만한 說明을 加할 수 없다. 때문에 우리는 生野菜에 含有되여 있는 太陽의 힘을 再認識하지 않으면 안된다.

現代榮養學에서는 動物性蛋白質의 補給을 絶對視하기 때문에 現代 文化人은 動物性 蛋白質의 過剩攝取로 腦溢血, 狹心症에 걸리는 사람이 增加하고 있는 傾向에 있다.

우리가 올바른 科學的 健康法을 實行한다면 生野菜만으로도 健康을 充分이 維持할 수 있으며, 體內에서 必要한 動物性 蛋白質은 糖質이나 脂肪으로부터 轉化生成할 수 있다고 推則하는 것이다. 이러한 主張은 現代榮養學的 常識으로서는 驚倒할 생각이나, 生體는 榮養素를 相互 轉化交流할 能力이 있다. 이러한 生覺은 여러 方面에서 立證할 수 있다.

空中을 날으는 鳥類나 地中에만 捿息하는 巴虫類나 肉食만을 하는 北極의 「에스키모」族이나, 純野菜와 果實만을 主食으로 하는 南洋의 土人이나, 그들의 身體內의 蛋白質含有量은 所謂 現代文化人과 同率인 16%라는 事實은 이를 立證하기에 充分하다. 왜냐하면 그들의 食物은 서로 相異함에도 不拘하고 體內의 蛋白質은 同率인 16%라는 것은 오직 體內의 榮養轉化가 可能하기 때문이다. 蛋白質, 脂質, 糖質의 三大榮養素가 體內에서 相互交流된다는 大前提없이, 現代榮養學의 立場에서 이 事實을 무엇으로 說明할 것인가!

5) 三大榮養素의 相互交流

國民의 體位向上政策에 결부되어 Calorie 問題가 最近 갑작히 都下 各 新聞之上에서 빈번히 論議되거니와 特히 韓國人은 動物性 蛋白質과 脂質이 不足하다고 榮養專門家들은 指摘하고 있다.

現代榮養學에서는 動物性蛋白質을 따로 補給하지 않으면, 絶對로 代償榮養이 不可能하다고主張한다. 이 말을 逆으로 解釋하면, 우리 體內에서 蛋白質은 糖質이 될 수 있지만, 糖質은 蛋白質로 轉化되지 않는다는 말이 된다. 또 脂質은 體內에서 糖質도 되고 糖質은 脂質도 되나 脂質이나 糖質은 絶對로 蛋白質이 되지 않는다는 말도 된다. 그러나 우리는 糖質이 蛋白質도 되고, 脂質도 되며, 脂質은 糖質도 되고, 蛋白質도 됨을 追證할 수 있다. 前述한 바 있듯이 體內에 蛋白質이 過剩하면, 腦溢血, 關節炎, 肺病이 되기 쉽고, 風邪에 侵襲되기 쉬우며, 糖質이 過剩하면 糖尿病이 되기 쉽고, 腫氣가 나기 쉬우며, 脂質이 過剩하면 癌이나 肉腫이 發生하기 쉽다.

이와같이 現代榮養學의 主張과 相反된 大前提下에서 健康의 要締는 蛋白質, 脂質, 糖質의 三大榮養素가 體內에서 過不足없이 適宜交流되어 生理的 平均을 이루는 것이다. 그러나 三大榮養素가 우리 體內에서 交流되기 위하여는 다음과 같은 條件들이 隨伴되지 않으면 안된다.

첫째, 水分이 欠乏치 않아야 하며, 둘째, 温冷浴과 裸療法과 健康의 六大法則을 實行하여 文化生活로 鈍化된 人體 本來의 機能을 回復시켜 주는 것이 必要하다,

이것은 곧 便宜爲主의 文化生活로 鈍化 或은 消失된 本來의 體能을 再生 或은 復歸시켜 自然이 指示하는 生活에 順應하는 것으로서 野生動物과 같이 自然良能의 眞健康體가 되는 方法인 것이다. 이렇게 됨으로서 奇跡이라 생각되는 三大榮養素의 交流는 可能하게 된다.

野牛나 山羊은 野草만을 먹으며 肉類는 一片도 먹지않지만 健康을 保存하고 살도 찐다. 그들은 草食에서 蛋白質을 製造할 수 있기 때문이다. 우리 人間도 原始時代에는 野生動物과 같이, 이 作用이 可能하였을 것이 分明하다. 自然的生活을 버리고 文化的인 衣食住 生活을 함으로서 그 技能을 喪失하였기 때문에, 裸療法과 温冷浴을 勵行하고 六大法則을 實行하여 自然의 指示에 順應하면 生野菜食에 依하여서 糖質도 脂質도 蛋白質도 體內에서 合成할 수 있게 된다. 現代 Calorie 說의 盲從으로 現代人은 여러가지 榮養過剩症을 誘發하고 있음을 換起하지 않으면 안된다. 이러한 事實은 先進國의 애완용 "고양이"들이 榮養過多로 糖尿病에 걸려 쥐에게 쫓긴다는 新聞의 「토픽뉴스」로서도 實感할 수 있는 것이다.

6) 食事에 關한 注意

A) 理想的인 食餌

主食을 빵으로 하려면 未精白의 全粒小麥粉製品이나 黑빵을 使用함이 좋으며, 米飯일 경우는 玄米나 半搗米를 使用함이 좋다. 半搗米에 麥類를 混食함도 좋다.

副食은 主食과 同量으로 하며 副食은 野菜 30%, 魚肉類 30%, 海草 30% 果物 10%로 함이 合理的이고, 野菜는 可能한限 三種以上의 生野菜를 攝取함이 理想的이다.

白米나 白빵과 같이 精白한 것은 蛋白質이나 脂肪 Vitamin 및 無機質이 없으며, 오직 糖質 뿐임으로 偏食이 되어 榮養的 價値가 적다. 또한 食事는 一日 二食主義를 함이 좋다. 自然에 棲息하는 動物들은 人間과 같이 早飯을 하지 않는다. 그들은 太陽이 中天에 올라야 비로서 먹을 것을 찾는다. 自然의 指示에는 人知로 究明못한 敎訓이 있는 것이다.

肉類나 魚類도 스스로 睹殺할 수 있는 小動物, 小魚, 小鳥가 좋다. 너무 큰 動物의 肉은 皮膚의 肌目을 거칠게 하며, 神經質을 誘發한다고 한다. 可能하면 骨分까지 먹는것이 좋다. 骨에는 「칼시움」이 多量 含有되어 있어 榮養上 效果的이며, 頭腦를 좋게하고 老衰現象과 寒冷을 防止한다.

魚肉類를 지나치게 攝取하면 酸過剩이 되여 中耳炎이 되거나 腺病質이 된다. 여기에 白砂糖을 過剩攝取하면 酸中毒症을 促進하게 된다. 白砂糖은 體內의 「칼시움」을 奪取하여 體液을 酸性化하기 때문이다.

經濟事情이 좋아질수록 現代人은 白米와 肉食과 白砂糖을 過剩攝取하는 傾向이며, 이 때문에 酸中毒症이 되여 糖尿病, 腎臟病, 高血壓 等 所謂 文化病이 많이 發生한다.

이와같이 Calorie 爲主의 榮養食으로 因하여 生기는 廢短을 防止하려면 生野菜食을 함이 가장 效果的이다. 生野菜食을 하면 榮養上의 不均衡이 招來되지 않으며 더욱이 榮養過剩으로 因한 疾病은 若起되지 않는다. 또 食事量의 調節도 重要하다. 우리 俗談에 「金剛山도 食後景」이니, 「밥 먹을 배 따로 있고, 술 먹을 배 따로 있다」는 말이 있듯이 食慾은 人間의 本能이므로 恒時 過食으로 病이 나게 마련이다. 「밥은 모자라는듯할 때 수갈을 놓으라」는 敎訓을 귀담아 들을 必要가 있다. 空腹의 快樂을 알고 生水의 참맛을 吟味할 수 있게 되어야 한다.

그러면 自然 咀嚼에도 注意를 하게 되어 胃腸은 過勞하지 않으므로 消化機能도 좋아진다. 그러나 燒煮한 食品은 蛋白質이 1/2로 減少하고 鹽分은 1

/4로 減少되므로 生食에 比해서 二倍 乃至 四倍의 過食을 하지 않으면 안된다. 이것이 生野菜食의 必要條件이다. 또한 生野菜가 煮熟菜에 比하여 榮養上의 效果가 상당히 좋다는 것은 常識的인 事實이다.

B) 飮酒後의 注意

酒의 歷史는 人類歷史와 함께 始作하였다. 따라서 우리는 日常生活에서 飮酒를 하게 되며, 그러면서도 飮酒가 敗家亡身의 要因임은 다 아는 事實이다. 特히 健康上 飮酒가 害로운 理由는 酒類에 含有된 Alchol의 毒作用때문이므로, 飮酒後에 Alchol의 毒作用을 除去하는 措處가 강구되어야 한다. 生水 卽 自然水는 酒毒을 解消한다. 그래서 麥酒를 먹었을 경우에는 飮酒量의 2倍의 生水를 마시고, 普通술은 3倍의 生水, 위스키는 30倍의 生水를 18時間 以內에 飮用하면 알콜의 害를 除去할 수 있다. 飮酒後에 燥渴이나는 것은 Alchol毒을 除去하려는 生體의 自然治癒勞力이다.

C) 菓 子 類

菓子類도 亦是 健康에 害롭다. 菓子類에는 모두 白砂糖이 含有되어 있어서 體內에서 칼슘分과 砂糖이 結合됨으로 칼슘分이 奪取되기 때문이다. 그러므로 砂糖으로 因한 칼슘奪取를 豫防하려면 服用後 늦어도 4時間 以內에 適量의 生水를 飮用하여야 한다.

D) 白砂糖의 許容量

獨逸俗談에 「白砂糖은 石灰盜賊」이라는 말이 있듯이, 白砂糖을 過多히 攝取하면 體液이 「아지도시스」가 된다. 疾病의 75% 以上이 「아지도시스」에 依하여 發生한다는 것은 現代科學이 究明한 事實이다. 健康을 維持하기 爲한 白砂糖의 許容量은 第15表와 같다.

第15表에 明示된 量은 體重 1kg當 許容量이므로 實際許容量은 體重×1kg當 許容值가 된다.

以上은 白砂糖일 경우이며, 黑砂糖은 白砂糖의 2—3倍, 蜂蜜은 5倍까지 無關하다.

近來 市中에서 販賣되는 大形角砂糖 一

第15表 白砂糖의 許容量(體重1kg當)

年 令	一日許容量
生後 6個月까지	0.1gr
6個月—1年까지	0.2gr
1年後—10歲까지	0.3gr
10歲後—20歲까지	0.4gr
20歲以上은	0.5gr

個의 重量은 約 6g이다. 따라서 體重 20*kgr*의 8歲兒라면 大形角砂糖을 1個 以上 攝取하면 안된다는 計算이 나온다. 土壤도 酸性化하면 荒廢하여지듯이 體液도 酸性化하면 Calsium 不足으로 各種 疾病에 罹患하게 된다.

7) 體液의 酸 알카리 平衡

眞理는 하나다. 土壤도 中性이어야 農作物이 잘 된다. 中性은 pH7度로 表示되며 그 以上은 酸性, 그 以下는 Alkaly 다.

健康人의 體液은 pH7.2—7.4로서 弱Alkaly 이다. 따라서 pH 7.2以下는 酸性體液으로 酸中毒症이 되고, pH 7.4以上은 알카리性 體液으로 알카리中毒症이 된다. 體液이 弱알카리를 維持하면 모든 疾病은 없으며, 또 細菌도 體內에서 繁殖할 수가 없다. 即 無病健康의 要諦는 體液의 酸과 알카리가 動的平衡을 保持하는데 있다.

酸中毒이 계속되면 糖尿病, 高血壓症, 動脈硬化症, 腎臟病 等이되고 알카리 中毒症이 되면 胃潰瘍, 癌, 喘息, 테타니 等이 된다. 또 體液은 勞動을 하거나 日光照射를 하거나 憤怒하여 悲哀不安한 精神狀態에 있으면 酸性傾向이 되고 反對로 暗室內에 있거나 安靜休息을 取하거나 喜樂, 安心의 感情狀態에 있으면 體液이 Alkaly 性으로 기운다. 또 冷水浴은 體液을 酸性化하고 温湯浴은 體液을 Alkaly 化 하며, 登山은 Alkaly 化 下山은 酸性化한다.

自律神經의 作用面에서 보면 交感神經이 緊張하면 體液이 酸性化(이를 交感神經 緊張症이라 함)하고, 副交感神經(그 代表는 迷走神經임)이 緊張하면 體液이 알카리化(迷走神經緊張症)한다. 陰陽論의 立場에서 보면 酸은 陽性 알카리는 陰性이며, 漢醫學의 治病原理는 陰陽을 調和시키는데 있다. 이런 面에서도 體液의 酸과 알카리의 動的平衡을 調節한다는 것은 各種 治療法이 追求하는 目標가 된다.

第2編에 그 實際는 詳述하겠지만, 自然療法의 立場에서 背腹運動法은 背運動(左右搖身)에 依하여 體液을 酸性化하고, 腹部運動(兀兀坐定)에 依하여 體液을 알카리化하므로, 兩作用을 同時에 行함으로써 體液의 中和 即 陰陽 調和를 達成할 수 있다. 冷温浴法 裸療法도 液體中和의 效果가 있다.

또한 榮養面에서 보면 肉, 魚 等 動物性食品과 穀食類는 大體로 體液을 酸性化하고 穀物以外의 植物性食品 即 野菜와 果實은 體液을 알카리化하므로 飮食調節이 重要하다.

牛乳는 알카리性 食品이다. 特히 重要한 것은 煮野菜는 體液을 알카리化하나 生野菜는 中性이며 體液을 中性으로 誘導하기 때문에, 모든 疾病治療에 生野菜食이 效果가 크다는 事實이다.

白砂糖은 體液을 酸性化하여 石灰質을 奪取하므로 成長期의 兒童이 이를 過剩攝取하는 것은 特히 害롭다.

알카리 過剩의 경우 體內에서 남는 알카리는 自然히 腸으로 排泄되므로 알카리 中毒으로 因한 被害는 極히 적으나, 酸性過剩은 모든 疾病의 7割을 惹起하는 것이다.

運動으로 體液이 酸性化될 때는 野菜를 攝取하고 安靜으로 體液이「알카리」化할 때는 肉食을 攝取하여 體液이 恒時 弱알카리가 되도록 그 動的平衡을 促進하는 것이 健康維持上 或은 疾病治療上 가장 重要하다.

모든 飮食物은 體內에서 酸化되어 灰分과 GAS로 分解된다. 石灰分은 可溶性이므로 血液에 依하여 組織에 運搬되는데, 灰分中 金屬類는 알카리性으로 非金屬類는 酸性으로 體液中에 溶解되어 있다.

알카리性에는「나트리움」「카리움」「칼시움」「마구네시움」等이 있고, 酸性에는 硫酸이되는 硫黃과 燐酸이 되는 燐과 鹽素 炭素 等이 있다. 大體로 動物性食品과 植物性食品中의 穀類는 酸性이고 穀物을 除外한 植物性食品의 大部分은 알카리성이다. 例外로 牛乳는 알카리性 食品이며, 果實은 酸性反應을 나타내지만 體內에서 果實의 有機酸은 燃燒되므로 新陳代謝의 過程에서는 알카리性食品으로 作用한다.

이러한 點에 有意하여 體液이 中性(正確히는 pH7.2~7.4의 弱알카리性)을 保存하도록 食品을 選定함이 緊要하다.

美國의「월트」氏는「食品의 酸性과 鹽基性의 調和에 對하여 아는 것이「카로리」에 對한 研究보다 더욱 必要하다」고 叙述하였으며, 美國의「바ー」氏는 알카리性食品은 體內에「칼시움」等 其他 알카리性物質을 提供하여 酸性食

品에서 生成되는 酸을 中和함으로 骨格 等 組織을 保護하는데 必要 不可缺
한 存在이다. 酸의 侵害를 放任하는 것 같이 어리석은 일이 없다」라고 말하
였으며, 또 「運動後의 疲勞는 發汗으로 인하여 酸알카리의 平衡을 調節하는
데 가장 重要한 役割을 하는 食鹽을 喪失하여 酸中毒症을 일으키는데 原因
이 있다. 故로 疲勞後의 休息은 血液內의 「알카리」와 內分泌의 作用에 依하
여 酸을 中和시켜 筋肉을 平常狀態로 회복시키기 위하여 必要하다」라고 叙
述하고 있다.

다음 第16表는 우리의 日常生活과 體液의 變化, 이로 因한 疾病의 關係를
一目 瞭然하게 說明하여 준다.

第16表 日常生活과 體液의 變化表

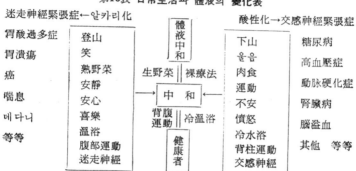

運動選手가 肋膜炎等의 疾患에 많이 걸리는 것은 運動만으로도 體液이 酸
性化 되는데다가 肉, 魚 또는 甘砂糖 等 酸性食品을 多食하고 野菜나 果實
等 알카리 食品을 적게 먹음으로 體液이 더욱 酸性化되기 때문이다. 이런 現
狀은 現代榮養學의 칼로리說에만 執着하여 動物性 蛋白質과 高칼로리 爲主
의 食事方法에 重點을 두고, 體液의 酸鹽基調節에는 둔한하기 때문에 일어
나는 結果이다.

最近 美國이나 유럽諸國에서는 體液의 酸알카리 平衡問題의 重要性을 再
確認하고, 運動選手나 重勞動者에게 生野菜와 果實의 攝取를 권장하고 있는
實情이라 한다.

長距離水泳選手인 濠洲의 「마레—, 로—즈」선수 等은 그 좋은 例다. 또
發育期兒童은 新陳代謝가 大端히 旺盛하여 體液이 酸性化하기 쉬우므로 「알

카리」性 食品인 野菜, 果實, 牛乳, 海草 等을 많이 먹어야 좋다. 魚肉, 鷄卵, 菓子 等 酸性食品을 많이 먹은 富裕層의 兒童들이 虛弱한 것은 體液의 酸性化 때문이다. 이러한 兒童들은 身體의 發育은 좋아서 몸집은 크나, 耐病力과 運動力이 弱하여 扁桃腺炎, 感冒에 잘 걸리는 淋巴腺體質이 되기 쉽다.

成長期의 合理的 食餌로서는 骨까지 먹을 수 있는 小魚肉 「알카리」性 食品인 大豆製品, 野菜, 牛乳, 果實이 좋다. 特히 白砂糖이 많이 含有된 菓子類等은 體液의 酸性化를 促進하므로 禁함이 좋으며, 糖分은 可及的 白砂糖을 避하고 蜂蜜이나 黑砂糖을 使用함이 좋다. 왜냐하면 蜂蜜 等에는 糖分外에 Vitamin과 「미네랄」이 많이 含有되어 있기 때문이다.

高血壓, 糖尿病, 心臟病, 腎臟病과 같은 代表的인 酸性疾病에 걸려 있는 患者가 肉食, 卵黃, 술, 菓子等 酸性食品을 多量 攝取하면 體液의 酸性化가 높아져서 病이 더욱 惡化하며 癌, 胃潰瘍, 氣管支喘息等 「알카리」性 疾病者가 「알카리」性 食品만 攝取하면 더욱 惡化하므로 癌, 胃潰瘍에는 消化容易한 魚肉, 米飮等 輕한 酸性食品을 攝取함이 좋다. 特히 生野菜는 體液을 中性(pH7.2—7.4)으로 誘導하므로 酸性疾患이나 「알카리」性 疾患 어느쪽이고 다 좋지만, 煮野菜는 强「알카리性」食品이므로 癌, 胃潰瘍, 氣管支喘息, 「데타니—」等 「알카리」性 疾患에는 禁하여야 한다.

第17表 食品의 酸, 알카리 度表

(注) 알카리度(+)　　　酸度(一)

牛肉-5.00	牛乳+0.22	콩+2.20	배(梨)+8.40
鷄肉-7.60	卵黃-18.80	팥+2.40	두부+0.20
豚肉-5.60	卵白+4.80	宛豆-1.00	시금치+12.00
鮭(복)-7·60	白米-11.66	김-0.60	배추+5.08
鯛(도미)-6.20	玄米-10.60	昆布+14.40	쑥갓-4.40
柿(감)-10.40	보리-2.50	빠나나+8.40	상치+6.63
人乳+2.90	밀 가루-6.50	딸기+7.80	파(葱)+2.40
커피+8.41	食빵-0.80	사과+8.20	포도+7.60
葉茶+8.80	瓜(오이)+4.60	요렌지+10.20	굴조개+6.20
蓮根+3.40	가지+4.60	고구마+4.00	수박+9.40
홍당무+8.32	미역+5.60	감자+5.20	맥주-4.80
		정종술-8.00	

지금까지의 說明으로 現代醫學의 食餌療法은 많은 誤謬를 犯하고 있음을 알았으므로 現代榮養學者및 一般人은 이點을 再檢討하지 않으면 안 될 것이다. 各種食品의 酸, 알카리度를 보면 第17表와 같다.

8) 酸性 알카리性에 對한 調節

體液의 酸性과 「알카리」性에 對하여는 前項에서 詳述하였거니와 實際는 이를 調節하기 爲하여 日常食事에 對하여 크게 신경을 쓸 필요는 없다. 다만 現代榮養學의 知識을 過信한 나머지 肉食만이 榮養인듯 偏重하지 않는限 우리生體는 自然的으로 酸, 「알카리」의 平衡을 調節할 能力이 있다.

體內에서 酸과 「알카리」를 生理的으로 調節하는 가장 重要한 役割을 하는 臟器는 腎臟이나 腎臟單獨으로 完全調節되는 것은 아니다. 體液의 酸度가 높아지면 우선 呼吸中樞에서 呼吸作用을 빠르게 促進하여 炭酸GAS를 많이 放出시키도록 調節하며, 腎臟에서는 酸性인 尿를 排泄하여 體液을 調節하고 肝臟에서는 蛋白質代謝過程에 암모니아를 生産하였다가 血液에 流入시켜 血液中의 酸을 中和시킨다. 다음 血管의 作用인데 酸過剩時는 血管이 擴大되고 알카리 過多時는 血管이 收縮되어 中和를 調節한다. 이와같이 우리 生體는 正常生活에서 惹起되는 程度의 體液의 不均衡은 스스로 調節할 能力이 있기 때문에, 體液은 恒時 PH7.2—7.4의 弱「알카리」를 維持하게 되며, 또한 健康도 維持되고 疾病도 自然治癒될 수 있는 것이다.

9) 野菜와 無機鹽類

野菜類는 「알카리」性 食品으로서 우리 人間에게는 없어서 안 될 存在이나 同時에 無機鹽額가 豊富하게 含有되어 있으므로 더욱 重要하다. 無機鹽類는 極히 微量이지만 身體의 健康과 精神作用에는 重要한 役割을 하고있다. 「사무엘, 안다슨」博士는 「神과 科學의 結合處」라는 그의 著書에서 名種 無機鹽類의 作用에 對하여 다음과 같이 재미있고 간결하게 叙述하였다. 「"망강"이 없으면 愛情이 없고, "칼시움"없이는 發育이 안되고, "나트리움"과 "카리움"이 一定한 比率을 保持하지 않으면 健康은 그 한귀퉁이가 무너진다.

硫黃이 없으면 骨格이 弱하고, 珪素가 없으면 忍耐力이 없고, 「마그네시움」이 없으면 骨格의 成分이 弱하여 筋肉을 지탱할 수 없다.

食鹽이 없으면 衰弱하여지고, 鐵이 없으면 健康色이 없으며, 銅이 없으면 結核에 感染되기 쉽고, 燐이 없으면 智慧가 없다.

沃度가 없으면 身體各部에 異常이 惹起되고, 弗素가 없으면 靑春(젊음)을 가질 수 없다」고 하였다.

生野菜는 V-C를 爲始한 其他 Vitamin 과 無機鹽類와 葉綠素等等 重要成分이 가득찬 寶庫로서 健康上 絶對 必要한 食品이다. 野菜는 攝取하지 않고 肉類만을 偏食하는 사람들은 「칼시움」不足으로 疾病이 發生하는데, 이때 現代醫學에서는 「칼시움」粉末을 投與한다. 그러나 「칼시움」粉末 等을 服用하면 肺組織과 骨이 硬化되어 또다른 障碍를 招來하게 된다. 때문에 「칼시움」과 其他 無機鹽類는 野菜나 小魚의 뼈 或은 生水等 自然食品으로 補充하는 것이 가장 合理的인 方法이다.

끝으로 健康의 四大要素中의 하나인 榮養의 矯整은 곧 健康의 要諦이며 疾病治療의 根本이 되므로 適切하고도 合理的인 矯整法을 選擇하지 않으면 안됨을 喚起하여야 겠다. 生水飲用法은 環少의 效能이 있고 二食主義法(朝食廢止)은 胃腸病의 豫防및 治療가 되며, 生食療法은 體質을 改造하고 環少하는 秘訣이다. 柿菜(V-C)飲用은 成人病을 예방한다. 이와같은 各種 療法에 對하여는 第二編에 詳述한다.

Ⅲ. 四　　肢

1) 足의 槪念

人間에게 있어 足은 建物의 礎石에 比喩될 수 있으며 事實上 足은 物理學的인 面에서 人間의 健康을 保障하고 있다. 그래서 足은 人體의 基礎다.

이 基礎가 不完全하면 이로 因하여 上體는 어느 한쪽으로 傾斜되며, 이때문에 脊柱는 第8圖에서 보는 바와 같이 形形色色으로 複雜하게 彎曲될 것이다. 脊柱가 彎曲되면 椎間軟骨板이 楔狀으로 脫出되어, 椎間孔에서 射出하는 神經과 血管을 壓迫하여 神經이 麻痺되며 血管은 循環障碍를 일으키게 된다.

그 結果 이러한 神經과 血管에 關聯이 있는 內臟 및 皮膚·骨骼·筋肉 等도 障害를 받게 되며, 甚하면 腦髓에도 그 영향이 미쳐 精神薄弱 및 精神異

常을 招來하게 된다.

特히 足의 故障은 心臟·腎臟 및 血管系統에 障害를 招來하여 所謂 成人病을 일으키는 原因이 된다. 手의 故障은 肺臟·腦髓에 障害를 주며 心臟·咽喉·血管等에 故障을 생기게 한다. 故로 四肢의 故障 特히 足의 故障은 萬病의 原因이 된다.

가) 足은 人體의 基礎

砂上 樓閣이란 말이 있듯이 人體의 基礎인 足이 健康하지 못하면 身體를 付持할 수 없으므로 各種 異常이 생기게 된다. 例하여 扁桃腺炎이나 蓄膿症도 足의 故障 때문이다. 咽喉의 疾病도 足의 故障을 矯整하면 治癒된다.

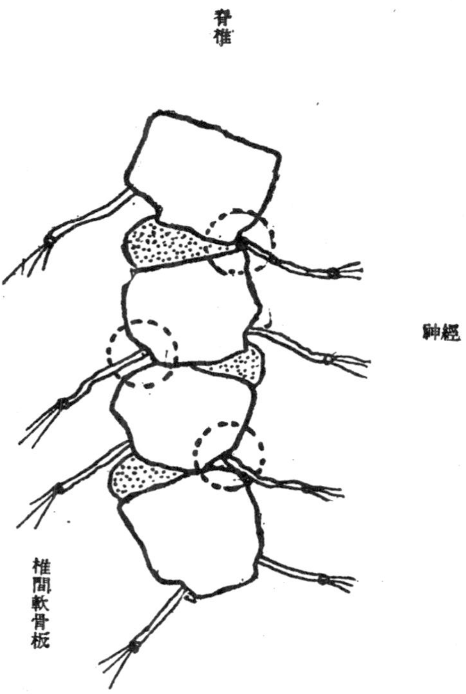

脊椎

神經

椎間軟骨板

第8圖 副脫臼에 依한 神經의 壓迫圖
(點線內가 神經이 壓迫된 部位임)

感氣에 자주 걸리는 것도 足에 原因이 있다.

英國의 「나스휘르트」醫學研究所의 「스루에더」博士는 1941年 「런던」의 空襲으로 建物이 破壞되면서 足에 故障을 當한 사람은 例外없이 腎臟病에 걸린 것을 確認하고, 動物實驗을 한결과 足은 腎臟과 密接한 關係가 있음을 報告한바 있다.

西勝造氏는 그의 著書 「足은 萬病의 基」에서 足의 故障은 心臟·腎臟·血管의 故障을 誘發하고, 이것이 各種疾病으로 發展한다고 叙述하였다. 그러면 어찌하여 우리 人間만이 유별나게 足의 故障이 많은가?

우리 人間도 元來는 다른 動物과 같이 四足生活을 하였다. 그러므로 우리의 身體條件 및 骨格의 構造는 牛馬와 같이 四足生活을 하기에 適合하게 設計되어 있다. 그런데 人間이 進化됨에 따라 直立二足 生活을 함으로 人間의 足은 力學的으로 無理한 負擔을 받게되어, 故障이 생기기 쉬운 것이다.

이와같이 사람은 先天的으로 足에 故障이 날 素地가 많은데다가, 모든 父母는 그들의 子女가 보다빨리 直立步行하기를 願하여 너무 어려서부터 거름마(步行연습)을 시킴으로써 人間의 足은 이미 발목이 弱한 幼兒時에 大部分 故障을 일으키게 된다.

발목 뿐 아니라 美國醫學界에서 進化病이라고까지 呼稱되고 있는, 脊柱異常・椎間板脱出症 等은 모두 上體의 重壓에 依하여 惹起되는 身體의 力學的 故障인 것이다.

山野에 捿息하는 野生動物들은 天賦的인 生活을 함으로 足에 故障이 생기지 않으며 때문에 病에 걸리는 일도 적다.

나) 足에 있는 二個의 弓型

足骨에는 두개의 「아―치」가 形成되어 있다.

그 하나는 前後의 縱弓(第9圖)이고 他一은 足趾를 따라 가로 並行하는 橫弓(第10圖)이다. 이두개의 弓이 全身의

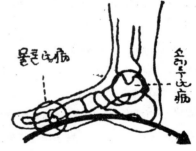

第9圖 足의 縱弓

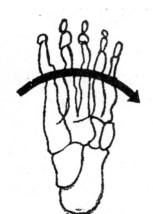

第10圖 足의 橫弓

自由로운 行動을 力學的으로 保障하여 준다. 우리가 正姿勢로 直立하여서 두발을 맞댈때 발바닥이 마치 둥근접시를 엎어 놓은 型이 되어야 정말 健康足이다. 兩弓의 骨格의 位置는 各種靭帶와 筋膜에 依하여 弓型을 이루도록 配置되어 있다.

이러한 小筋肉들이 非生理的으로 無理하게 使用되면 筋肉이 弛緩되고, 또 弓型上에 靭帶나 筋膜의 支保力보다 큰 重力이 加해지면 靭帶와 筋膜이 伸張되어 弓型을 이루고 있는 骨格들이 下垂되어 所謂 扁平足이 된다.

이 二個의 弓型을 解剖學的 位置로 確保함은 足健康에 가장 重要한 條件이다.

따라서 足은 筋肉의 健康狀態 뿐아니라 力學的使用面에서 重要한 것이다.

다) 身體의 重心線

直立靜止 했을때 體重은 脚部의 脛骨과 腓骨에 依해 支持되어 足踝部에서 縱弓과 擴弓에 分力된다. 이때 種子骨은 兩弓의 共通點임으로 足은 各其 三點에서 支持되어 있다. 結局 全身의 體重은 兩足의 六點에 依해 支持된다.

故로 全身의 重力은 踝部에서 二個의 弓으로 分力이되어야 正常인데, 발에 맞지 않는 靴(신)例하여 「하이힐」같은 것을 신으면 全身의 重力點이 踝上에 位置하지 않고, 前方으로 기울어지게 되어, 이것이 結局 骨盤에까지 影響이 미쳐서, 婦人病 및 餘他 內部臟器의 疾患을 誘發하는 原因이 된다.

「에라스므스」는 「그대 스스로의 足에 依하여 自身을 알지어다」라고 하였거니와, 健康은 足에 依하여 左右되는 것임을 再認識해야 된다.

2) 足과 健康

가) 人體의 神經反射

足故障은 第11圖와 같이 上體로 波及 傳達된다. 即 右足앞의 「모르톤」氏病은 左足首의 「소레루」氏病을 誘發하고, 左足首의 故障은 반드시 右膝頭에 疼痛을 招來케한다. 이를 「바와」氏 現象이라고 한다. 다음 左側 S字狀部에 糞便이 停留하는 「렌」氏病은 肝臟에 障碍를 주어 膽石 및 膽囊炎을 일으키기 쉽다. 이것은 다시 左側下胸部로 傳達되어 心臟에 故障을 일으키고, 이것은 다시 右上胸의 肺를 나쁘게 한다. 그러면 左肩에 痛症이오며 右扁桃腺炎을 일으키고, 左扁頭痛이 生기게 된다.

이와같이 한쪽발의 故障은 順次的으로 上行하며 典型的인 經路는 반드시 左右로 交叉되는 것이 原則이다. 그러나 人間生活의 樣相은 千態萬像이므로

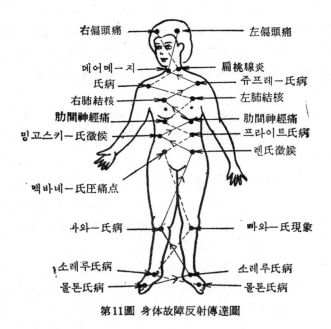

右偏頭痛 ——— 左偏頭痛

메어메ー지 ——— 扁桃腺炎
氏病
右肺結核 ——— 左肺結核
肋間神經痛 ——— 肋間神經痛
밍고스키ー氏徵候 ——— 프라이트氏病
——— 렌氏徵候

맥바네ー氏圧痛点

사와ー氏病 ——— 빠와ー氏現象

소레루氏病 ——— 소레루氏病
몰톤氏病 ——— 몰톤氏病

第11圖 身体故障反射傳達圖

生活環境과 體質에 따라 그 故障의 部位는 相異하게 나타날 수 있으나, 모두 足蹠의 炎症에 原因이 있으므로, 足故障을 治療하면 이에 關聯된 모든 病症은 順次的으로 自然治癒된다.

所謂 原因不明의 熱에 足首扇形運動을 施行하여 「모르톤」氏病을 治癒하면, 頑固한 微熱이 쉽게 解消된다.

또한 足故障은 脊柱에 여러가지 彎曲을 일으키며 이를 治療하려면 平床·硬枕·金魚運動法을 施行하여야 한다. 어느 醫學전문지에 美國에서는 一日 六萬名의 脊柱故障者가 發生한다하며 그 原因은 人類의 進化에 依한 것이기 때문에 이의 治療方法은 아직 없다고 한 記事가 있었는데 이러한 경우 六大 法則과 足의 扇形運動·上下運動을 施行하면 大部分의 故障은 解消된다.

左足의 「몰톤」氏病도, 上行波及經路는 前述한 右足 「모르톤」氏病 경우와 같이, 右足首의 「소레루」氏病 左膝의 「빠ー와」氏현상·右側의 下腹의 盲腸·다시 左上腹部의 脾臟·胃病·肝臟으로 傳播되어, 右下胸部의 肋間神經

痛·左上胸部의肺·右肩胛痛·左扁桃腺炎·右扁頭痛으로 漸次 移行한다.

또 左右 어느 쪽이건 "모르톤"氏病이 있으면 같은쪽 腎臟이 나빠지기 쉽다. "모르톤"氏病의 有無만 確認하면 以上과 같은 疾病의 經路에 依하여 身體의 弱點을 究明할 수 있으며, 또 健康을 確立할수도 있게 된다.

나) 足과 內臟과의 關係

① 足과 腎臟

英國의 「스루에더」博士의 動物 實驗으로도 立證이 되었듯이, 足은 腎臟과 密接한 關係가 있다. 「모르톤」氏病이 있는 側의 腎臟은 故障이나기 쉬우므로, 腎臟病의 治療는 우선 足을 治療하지 않으면 안된다.

② 心臟과의 관계

足과 心臟과는 밀접한 관계가 있다. 前肢(手腕)는 心房과 後肢(下肢)는 心室과 關聯하며 또 左肢는 心臟左側과 右肢는 心臟右側과 關係가 있다.

따라서 右足에 故障이 있으면, 右心室이 나빠져서 肺로 輸送되는 血液에 障碍를 일으키며, 左足에 故障이 생기면 左心室이 나빠져서, 全身에 血液을 配給하는 過程에 障碍가 나타난다.

또 右脚은 靜脉管과, 左脚은 動脉管과 夫婦와 같은 關係가 있다.

③ 足과 腸의 關係

鹽鐵論에 「四肢가 勤勉해야 腹腸을 養育한다」는 말이 있듯이, 足運動을 하면 胃腸運動이 鼓舞되어 消化가 잘되고 食慾이 좋으며 便秘가 되지 않는다.

④ 足과 「스테미나」

足部가 虛弱하여 仰臥時 足首가 房바닥에 달程度로 外轉되어 있는 婦人은 結婚生活을 할수가 없다. 왜냐하면 不感症이기 때문이다. 仰臥時에 足首는 적어도 방바닥과 60度의 角을 保持할 수 있어야 한다. 이는 足의 健康法을 施行함으로써 可能하다.

⑤ 足과 肺結核

肺結核患者는 膝頭에 있는 脛骨과 大腿骨의 骨端에 반드시 破裂된 部分이 있다는 것이다. 要는 膝部에 故障이 있는 者는 肺結核에 걸리기 쉽다.

그런 故로 發育期의 兒童들은 짧은 바지를 입혀, 膝部를 露出시키는 習慣을 길러주면, 膝部의 血管이 收縮되어 「그로뮤」의 機能이 發達되며, 膝의 故障을 防止할 수 있다. 또 발목이 아직 軟弱한 幼年期兒童에는, 半長皮革靴를 신겨 足首의 故障을 防止하여줌이 緊要하다. 이러한 生活上의 細心한 注意는 腎臟病과 肺病을 未然에 豫防하는 措置가 된다.

3) 四肢와 經絡說

漢醫學의 藥物療法과 針灸術은 漢方臨床學의 二大山脉을 이루고 있으며, 針灸學은 經絡說에 理論的 基礎를 둔다.

某解剖學者는 經絡의 本體를 解剖學的으로 究明하려고 屍體에서 이를 더듬다가 지쳐서 포기하였다는 「에피소드」가 있거니와, 經絡의 本質이 무엇인지는 現在 아무도 모른다. 어떤 學者는 生體電氣의 立場에서 이를 說明하고 或者는 神經說에 依해 說明하기도 하지만, 이들이 모두 經絡의 本體를 파헤치지는 못하고 있다. 마치 盲人이 코끼리 더듬는式의 主張에 不過한 것이다. 그럼에도 經絡의 存在는 오랜 歲月의 臨床으로 그 實體를 認識할 수 있는 것이다. 이는 마치 本書 第一章의 生命의 槪念에서 論及하였듯이, 生命의 本質은 모르지만 生活現象으로 生命을 認識할 수 있음과 같다.

따라서 生命의 本質이 究明되기 前에는 經絡의 本體 또한 確然히 究明될 수가 없는 것이다. 北韓의 某人은 特殊한 因子의 集合에 依해 經絡이 構成되었으며, 그 因子를 發見하였다 하여 日本 및 國內漢方界에 파문을 던졌던 일이 있지만, 經絡이 生命現象을 前提로 存在한다함은 不認할 수 없다. 왜냐하면 死亡한 身體에서는 經絡의 存在를 認識할 수 없기 때문이다.

이렇한 經絡에 依해서 生體內의 生理現狀은 外部表皮에 反應되며, 外部의 刺戟은 生體內의 臟器에 傳達된다.

生體에 經絡은 左右로 各各 十二正經이 있고 따로 八個의 奇經이 있다. 奇經八脈에 對해서는 第三章·第二節 Ⅳ項에서 命門의 內容을 說明하면서 論及하였음으로 重複을 避한다, 十二正經은 手三陽經과 手三陰經 足三陽經과 足三陰經으로 分類된다, 手三陽經이란 手陽明大腸經·手小陽三焦經 手太陽小腸經을 말하며 足三陽經은 足陽明胃經·足小陽膽經·足太陽膀胱經을 말하고 手

三陰經은 手太陰肺經・手厥陰心包經・手小陰心經을 말하며 足三陰經은 足太陰脾經・足厥陰肝經・足小陰腎經을 말한다,

第18表：十二正經의 分類

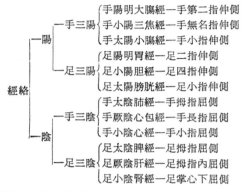

```
                        ┌手陽明大腸經─手第二指伸側
              ┌─手三陽 ─┤手小陽三焦經─手無名指伸側
          ┌─陽┤         └手太陽小腸經─手小指伸側
          │   │         ┌足陽明胃經─足二指伸側
          │   └─足三陽 ─┤足小陽胆經─足四指伸側
經絡 ─────┤             └足太陽膀胱經─足小指伸側
          │             ┌手太陰肺經─手拇指屈側
          │   ┌─手三陰 ─┤手厥陰心包經─手長指屈側
          └─陰┤         └手小陰心經─手小指屈側
              │         ┌足太陰脾經─足拇指屈側
              └─足三陰 ─┤足厥陰肝經─足拇指內屈側
                        └足小陰腎經─足掌心下屈側
```

各經絡은 內部臟器에서 四肢의 末端까지 連結되여, 內部臟器의 故障을 體表에서 알 수 있게 하여주며, 또 體表 및 四肢에 分布된 經絡線上의 反應點을 適當히 刺戟하면, 內臟의 疾患이 治療된다,

이것이 針灸術의 基礎이며, 體表 및 四肢에 나타나는 反應點이 所謂 經穴이다. 經穴은 經絡腺上에 分布되어 있으며, 特히 反應이 銳敏한 經穴에 針灸 및 指壓・電氣 等 適切한 刺戟을 加하여주면, 그 經絡과 關聯이 있는 臟器의 疾患이 治療된다. 經穴은 全身的으로 分布되어 있는 經絡線上에 고루고루 配布되여있지만, 內部臟器의 故障이 關聯經絡上에 있는 모든 經穴에 均等하게 反應되는 것은 아니다, 體表 反應은 大略 一定한 法則이 있는데, 趙憲泳氏는 그의 著書「漢醫學原論」에서 첫째, 組織이 比較的 虛하고 弱한 部位에 나타난다. 둘째, 解剖學的・經絡的・神經的・末端部位 일수록 反應이 强하고 分明하게 나타난다고 하였다.

이렇한 事實은 날씨가 추울때 손발이 먼저 시리다든가, 熱이날떄도 손발이 먼저 덥다든가하는 것으로서도 確認할 수 있거니와 그 理由는 마치 對角線의 幅은 頂點의 距離와 相乘한다는 三角函數의 原理와도 같다. 即 臟器라는 頂點에서 生긴 非生理的 反應은 經絡이라는 저울대의 끝으로 갈수록 不均衡의 度가 擴大되기 때문이다.

이는마치 (＋)(－) 電流가 電線을 따라 흐르다가 合線이 되면,「휴스」가 絶斷이 되며,「휴스」와 같이 弱한 點이 없을때는 合線된 部位에서 强한「스파크」를 일으키게 되는 것과 같은 原理이다.

實際 重要한 經穴이 모두 四肢의 末端과 脊柱兩方에 分布되어 있음은 그 때문이다. 따라서 經絡說의 立場에서도 四肢와 生體의 健康과는 密接한 關係가 있음을 알 수 있다.

經絡은 第12圖와 같이 順序에 따라 끊임없이 運行된다. 臍上四寸部位에서 일어난 手太陰肺經絡이 手拇指의 屈筋側末端까지 가서 手陽明經과 連絡되며, 手第二指末端에서 起始한 手陽明經은 伸筋側을 따라 上行하여 鎖骨을 橫斷 大腸에 連結되며 支脈은 足陽明과 連絡한다. 側頭部에서 起始한 足陽明胃經은 胸腹部를 貫通하며 下行하여 頸骨外側을 따라 足二指에 到着하고 支脈은 胃에 連結된다.

足太陰脾經은 足大指의 上側에서 起始하여 足·脛骨의 內側으로 上行하다가 胃經과 交叉된後 胸腹部의 左右를 貫通하여 手小陰心經에 繼續되며, 手小陰은 臍에서 일어나서 直上하여 胸部를 橫斷하여 脾經과 接續하고 手屈筋側으로 進行되어 手小指末端에 到達하며, 手太陽小腸經은 手小指伸筋側末端에서 肩部를 지나 脊柱兩方에서 膀胱經과 接屬되며, 足太陽膀胱經은 目內眥에서 일어나서 이마 머리를 넘어 耳後陷處를 지나, 肩部에와서 두줄로갈려서 結局 脊柱兩方을 合하여 四線의 膀胱經이 平行으로 下行하다가 腰部에와서, 하나는 尾骶骨옆으로 하나는 外側으로 大臀筋을 싸고 돌아서 다리에가서 合하여, 장단지를지나 外踝下를 돌아 足小指의 伸側末端에 간다. 이 膀胱經은 十二經絡中에 그 領域이 第一廣大하여 人體表面積의 거의 半을 占領하고 있다. 따라서 膀胱經은 健康四要素中 皮膚의 機能과 密接한 關係를 갖는다. 足小陰腎經은 足小指下部에서 일어나서 足掌心을 지나 脚內側으로 上行하여 陰部옆에서 鎖骨端을 向하여 올라가서 手厥陰心包經과 連結된다. 手厥陰心包經은 胸部에서 腎經과 接續되어 肩部前面을 지나 手長指末端에 오며, 無名指의 末端伸側에서 起始한 手小陽三焦經은 팔을 따라 上行하여 肩部를 지나 耳後를 돌아 目外眥에 가고, 支脈은 어깨를 넘어 胸部로 내려간다. 目外

'皆에서 起始한 足小陽膽經은 側頭에서 耳를 돌아 腋下로하여 脇肋部를 따라 下行하여 足無名指까지 간다. 足厥陰肝經은 足大指內側에서 起始하여 脚內側을 따라 腹部와 胸部에서 複雜한 屈曲을 이루며 頭部에 올라가 眼部를 貫通한다.

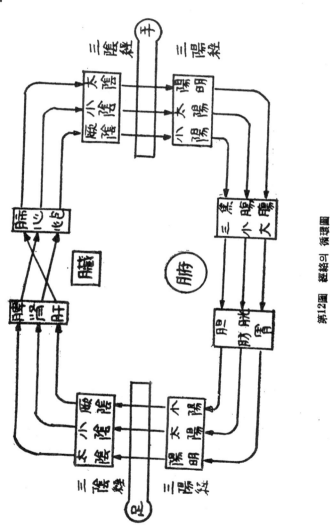

第12圖 經絡의 循環圖

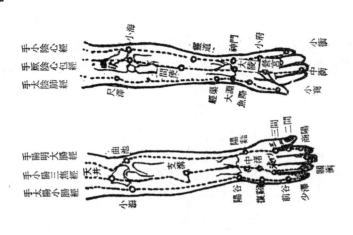

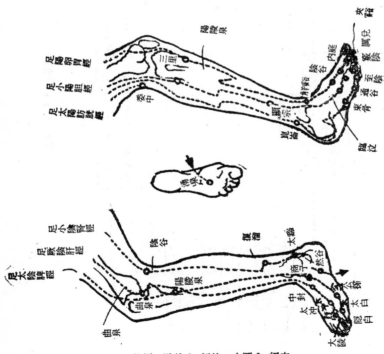

凡例：點線은 經絡. 小圓은 經穴

第13圖 結經의 五行經穴圖

第12圖와 같이 一定한 順序에 따라 運行되는 經絡에 依하여, 臟器와 臟器間 內部와 體表間은 서로 關聯을 갖으며 서로 刺戟을 주고 反應한다. 經絡에 對하여 特殊한 作用을 하는 經穴은 모두 四肢에 配布되여 있다. 即 各經絡의 五行穴이라고하는 井·榮·兪·原·經·合穴은 모두 膝關節에서 足의 末端까지의 下肢와 肘關節에서 手末端까지의 上肢에 位置하고 있다(第13圖 參照).

各經의 五行穴에 適節한 針灸刺戟을 加함으로서 모든 疾病은 治癒되는 것이다. 따라서 四肢는 經絡說의 立場에서 보아도 우리 人體의 健康과는 密接한 關係가 있음을 알 수 있다. 各經의 五行穴은 第19表와 같다.

第19表 井榮兪原經合穴表

	肺	脾	心	腎	包絡	肝	大腸	胃	小腸	膀胱	三焦	胆
井	小商	隱白	小衝	湧泉	中衝	大敦	商陽	厲兌	小澤	至陰	關衝	竅陰
榮	魚際	大都	小府	然谷	勞宮	行間	二間	內庭	前谷	通谷	液門	俠谿
兪	太淵	太白	神門	大谿	大陵	太衝	三間	陷谷	後谿	束骨	中渚	臨泣
原							合曲	衝陽	腕骨	京骨	陽池	丘墟
經	經渠	商丘	靈道	復溜	間便	中封	陽谿	解谿	陽谷	崑崙	支溝	陽輔
合	尺澤	陰陵泉	小海	陰谷	曲澤	曲泉	曲池	三里	小海	委中	天井	陽陵泉

4) 足故障의 矯正法

발끝에서부터 골고루 주물러올라오면, 左右 어느 한발의 발가락이 달린 발등部位에서 아푼 곳을 發見할 수 있다. 이것은 美國의 「모르톤」氏에 依하여 發見되여서 「모르톤」氏病이라 한다. 「모르톤」氏病은 반듯이 한쪽에만오며 兩足이 同時에 「모르톤」氏病에 걸리지는 않는다.

다음 兩踝주위를 손으로 자세히 주물러보면 足蹠部나 足踝部位에 痛症을 느끼는 사람이 있다. 이 現象은 「프랑스」의 「소레루」氏가 發見하였다 하여 「소레루」氏病이라고 한다.

「모르톤」氏病은 中足骨附近의 炎病이고 「소레루」氏病은 足踝주위의 炎症이다. (第9圖 參照) 「모르톤」氏病과 「소레루」氏病의 診斷은 自己의 코끝이 左右 어느 方向으로 屈曲되여 있는가를 거울을 보고 判斷하면 된다.

即 코끝이 屈曲되어 있는 쪽의 발에 「모르톤」氏病이 있다. 右足에 「모르
톤」氏病이 있으면 「소레루」氏病은 左足에 생기며 反對로 左足에 「모르톤」氏
病이 있으면 右足에 「소레루」氏病이 생긴다.

이 두가지病이 左右 同時에 發生하는 일은 別로 없으며, 大槪 反射的으로
온다. 이두가지 足의 疾病을 矯正하는 것은 疾病治療의 基本이 된다. 「모르
톤」氏病은 足의 扇形運動으로 治療되며, 「소레루」氏病은 足의 上下運動으로
治療된다. 足의 扇形運動 및 上下運動後에는 毛管運動을 해야 한다. 運動法
에 對하여는 第二編에 詳述하였다.

Ⅳ. 精　神

皮膚·榮養及 四肢는 各各 健康上 重要한 因子이나 이들을 統率하는 것은
精神이다. 따라서 精神上의 障害는 皮膚·榮養及四肢에 影響을 준다.

西勝造氏는 이 四要素를 正三角四面體에 該當시켜 健康의 四大原則이라고
하였다. 精神만 健全하면 肉身은 病들지 않는다고 말하는 極端論者가 있는
가하면, 또한 現代物質科學은 健康問題를 지나치게 形而下學的인 立場에서
만 解決하려는 傾向이 있다.

이렇게 相反된 極端論은 모두 中庸의 眞理에 어긋난 主張으로서, 全體性
思考의 立場으로는 어느 편에도 同調 할 수가 없다.

「크리스도」나 釋迦와 같이 出衆한 聖人이라면 몰라도, 普通人이 病에걸렸
을때 急히 信仰生活을 한다고 곧 萬病이 治療될 수 없는 것이며, 또한 現代
物理化學的 治療法으로도 모든 病이 治療되지는 못한다.

그런데 信仰生活이나 迷信的行爲로서 疾病이 治療되는 수도 있으니 그것
은 무슨 理由인가?

病의 原因을 分類하면, 모든病은 皮膚의 障碍와 그릇된 榮養과 四肢의 故
障과 精神의 異常으로 온다. 即 健康의 四要素에 依하여 萬病은 發生됨으로
四者中 하나만 完全하면, 萬病의 四分의 一이 治癒된다는 確率이 나온다.

精神的過勢나 心勞에 原因이 있는 病者라면 宗敎에 依해 마음의 平和를
얻어서 適切한 精神的 暗示를 받으면 疾病이 治療될 수 있다. 그러나 精神
만으로 或은 信仰만으로 萬病이 治療된다는 생각은 잘못이다.

眞正한 健康은 皮膚·榮養·四肢·精神이 모두 健康하여 完全한 一體로 統一될때 비로소 可能한 것이다.

이러한 健康을 漢醫學的으로 陰陽和平이라고 한다. 道家에서 말하는 道通이라든가, 基督敎에서 말하는 永生, 儒家에서 말하는 成仁, 佛道에서 말하는 生佛은 嚴密한 意味에서 精神과 肉體가 合一된 完全한 健康體를 말하는 것이라고 본다. 이것이 不可能함으로 宗敎에서는 그들의 窮極의 目的을, 來世的인 것으로 設定한 것이 아닌가 思料된다. 如何間 우리는 지금까지 說明한 皮膚·榮養·四肢·精神을 合理的인 方法으로 調節하여 眞正한 健康을 얻을 때 人間의 眞幸福을 吟味할 수 있으리라.

健康은 如何한 것과도 바꿀 수 없는 人生의 寶物이다. 某日刊新聞의 「토픽」난을 보니, 人體의 값은 45딸라에 不過하다고 하였다. 45弗이 아까워서 生을 念願하는 人間은 없으리라. 날로 高調되어가는 物質至上風潮속에 等閑視되는 精神問題는 여러面에서 再檢討되어야할 단계에 놓여있다.

1) 精神과 肉體와의 相互關係

人間은 精神과 肉體로 되어 있다. 精神과 肉體는 서로 分離할 수 없는 關係에 있다. 「內景」에 陰陽은 一而二요二而一이라고 하였듯이, 精神과 肉體는 하나면서 둘이고 둘이면서 하나다.

그러면서도 精神은 肉體에 영향을 주고, 肉體는 精神에 영향을 준다. 最近 現代醫學界에서도 心身醫學이니 精神肉體醫學이니 하여 精神과 肉體의 相互關係에 對하여 새삼 關心이 높아지고 있는 것은 多幸한 일이나 지금까지의 現代醫學의 過誤는 精神과 肉體를 分離하여 硏究한데 있는 것이다.

皮膚·榮養·四肢에 依하여 健康이 保存됨은 앞에 敍述한 바와 같지만 精神 또한 身體의 健康과 不健康을 左右하는 重要한 要素임은 말할 필요도 없다. 比近한 例로 우리가 걱정이 있으면 飮食맛도 없으며 消化도 안되지만 患者도 氣分이 좋으면 希望과 勇氣가 난다.

特히 漢醫學에서는 喜怒憂思悲恐驚等感情을 病의 重要原因으로 보고 있으며, 또한 이와같은 感情의 暴使는 心臟에 機質的인 障碍를 招來한다는 事實이 實驗에서 究明되고 있다.

「셱스피어」도 「사람은 생각한다 때문에 사람은 存在한다. 사람은 생각하는 대로 된다. 努力은 運命보다 위대하다. 思惟에 依하여 되지 않는 善이나 惡은 없다」라고 說破하였듯이, 人間은 自己 自身의 精神力에 依해 身體의 健康뿐아니라 스스로의 運命도 支配할 수 있는 것이다.

觀世音菩薩이란 말은 스스로 말하고 스스로 듣는 사람이란 뜻이라고 한다. 即 생각하는 대로 되는 사람, 先覺者의 뜻이라고 한다. 聖人이니 先覺者니 하는 말은 自身의 마음가짐대로 되는 사람을 意味한다. 아무리 똑똑한 사람도 周圍의 모든 사람이 바보라고하면 暗示에 依하여 바보가 되듯이 自身의 健康을 스스로 念願하고 自身은 반드시 長壽한다는 信念속에 살거나 他人으로부터 恒時 그렇게 일컬어지면, 그 精神作用에 依하여 肉體는 반듯이 영향을 받는다는 것이다. 精神과 肉體는 神經作用에 依하여 相互 關聯을 주고 받는다.

2) 動物性 神經과 植物性 神經

精神分析에 依하면 우리 人間은 五感과 意識을 갖고 있다. 五感이라 함은 眼·耳·鼻·舌·身을 말하며, 여기에 意識(現在意識)을 合하여 六感 或은 六識이라고 한다. 이들은 動物性神經 即 腦脊髓神經의 支配를 받는다. 이 神經은 우리의 意志에 依하여 自由自在로 統制할 수 있다.

腦脊髓神經系는 腦에서 直接派生된 腦神經과 脊髓에서 그 分枝가 派生되는 脊髓神經이 있으며 이들은 그 機能에 依하여 求心性 作用을 하는 知覺神經과 遠心性作用을 하는 運動神經으로 區分한다.

例하여 다리를 모기에 물렸으면 그 刺戟은 知覺神經인 求心性纖維에 依하여 腰椎部의 脊髓에 傳達되어 이곳의 灰白質部의 中繼로 脊髓의 灰白質을 通하여 上行되어 大腦의 感覺中樞에 到達한다. 그러면 비로소 따겁고 가려운 感을 느끼게 된다.

運動神經은 大腦皮質로부터 命令을 받아 興奮하면 筋肉이나 分泌腺을 刺戟하여 해당기관의 運動 或은 活動을 促進시키는 神經으로서 例하여 팔을 올리려고 할 때 그 意志는 大腦에서 遠心性神經纖維에 依하여 脊髓의 灰白質에 到達되어 여기에서 派生하는 遠心性의 運動神經을 通하여 腕筋肉이 收

縮作用을 일으켜 손을 올리게 된다.

人間은 이와같은 動物性神經外에 우리의 生理活動을 支配하는 植物性神經
이 있다. 이를 自律神經이
라고하며, 우리 內臟은 모
두 自律神經에 依하여 活
動이 調節된다. 心臟의 鼓
動·血液 및 淋巴腺의 循
環·消化吸收 및 排泄·各
種腺의 分泌 「홀몬」 및 酵
素의 作用等은 우리가 意
識的으로 左之右之할 수 없
으며, 이들은 우리가 意識
하지 않아도 自律神經에
依하여 適切히 調節된다.

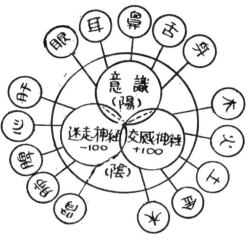

$$(+100) + (-100) = 0 : 健康$$
$$(+100 + \alpha) + (-100 - \alpha) = 交感神經緊張症$$
$$(+100 - \alpha) + (-100 + \alpha) = 迷走神經緊張症$$

第14圖　自律神經의　機能分析圖

植物性神經에는　交感神
經과　副交感神經이 있으며
이들은 서로 相反된 各用을 함으로서 生理機能을 過不足없이 調節하게 된
다.

交感神經이 緊張하면 副交感神經은 弛緩되며 副交感神經이 緊張하면 交感
神經은 弛緩된다. 各器官은 이와같이 相互拮抗하는 交感神經과 副交感神經
에 依하여 二重으로 支配되고 있다.

例하여 心臟은 交感神經의 興奮에 依하여 鼓動이 迅速하여지고, 逆으로
副交感神經 (이를 迷走神經이라고도 함)이 興奮하면 遲延된다. 이 두神經이
100%로 作用함으로서 우리의 心臟은 너무 빠르지도 너무 느리지도 않게 1
分間에 72回의 正常的인 鼓動을 維持하게 된다.

이와같이 우리의 意志에 依해서 自由로히 할수 없는 植物性 神經中 그
어느 하나라도 完全한 作用을 하지 못하게 되면 生體의 生理的인 平衡이 破

壞되여 各種 障碍를 일으키게 된다.(第14圖參照)

따라서 植物性神經이 自由로히 作用하도록 調節하는 方法이 講究되지 않으면 않된다.

脊柱의 運動(左右搖身)은 交感神經을 緊張하게 하며 腹部運動은 副交感神經(迷走神經)을 緊張하게 한다. 그래서 背腹運動은 自律神經을 平衡으로 調節하는 效能히 있다.

이 事實은 眼瞳孔의 反射에 依하여 判明할 수 있으니, 背柱運動을 行하면 瞳孔이 漸漸 擴大되고, 腹部運動을 하면 瞳孔은 점점 縮少된다.

따라서 背腹運動을 同時에 行함으로서 交感神經과 迷走神經은 100%로 機能을 發揮하여 서로 拮抗하기 때문에 瞳孔은 正常大로 머물러 있게 된다. 이때 體液은 PH7.2—7.4로 生理的中和를 維持하게 된다.

體液이 生理的 中性을 維持할 때 暗示의 效果는 가장 잘 發揮된다고 한다. 所謂 無我의 狀態란 生理的으로 PH7.2—7.4의 中性 體液을 갖은때를 말하는 것이다. 이렇한 때의 祈求는 暗示의 效果에 依해 現實化되는 것이다.

萬事如意通이란 古言도 있드시, 現象事物은 肯定的인 곳에 發展과 向上이 있고 不定的인 곳에는 破壞나 後退가 따른다고 確信한다. 따라서 우리가 恒時 眞善美를 마음속에서 思念하고 生活의 中庸을 지킨다는 것은, 醫學的인 面에서 健康의 方便이 되며 道德的인 面에서는 人間의 修業인 것이다. 各種 宗敎에서 祈禱할때는 반듯이 合掌하고 雜念없이 無念無想의 狀態에 있어야 한다함은, 結局 交感神經과 迷走神經의 完全한 機能發揮를 促進하여 體液이 中性狀態가 되게 하기 위하여서다.

信仰이 두터운 者의 奇蹟이 實現된다고함은 곧 暗示의 效果라고 解釋되는 것이다. 따라서 恒時 幸福을 마음속으로 念願하면 幸福이 온다. 念願은 絕對的인 確信에 依하여 達成될 수 있으며 一末의 疑心이 介在되어서는 안된다. 이말은 마치 참 宗敎는 神學的 知識에 있는 것이 아니고 信仰心에 있다는 말과 같은 뜻이 있다. 바로 이點이 精神과 肉體, 現實과 宗敎와의 融化인 것이다.

植物性神經系統(自律神經)이 拮抗狀態에 있을때 體液은 中和 中性狀態이고 이때 暗示의 效果는 가장 크게 作用한다. 背腹運動을 行하여 交感神經과 迷

走神經이 똑같이 緊張하여 完全한 拮抗作用을 할때, 「良·能·善」을 思念하여 動物性神經을 作用시키면 이 意志가 植物性神經에 傳達되여, 五感으로 統制할 수 없는 潛在意識의 作用도 調節할 수 있게 된다. 植物性神經이 拮抗하고있는지 아닌지는 瞳孔을 보고 判斷하면 된다. 瞳孔이 收縮되여 있으면 迷走神經이 緊張하고 있는 것이며 (이를 「바고도니—」라고함) 瞳孔이 擴大되여 있으면 交感神經緊張症(이를 「신바고도니—」라고도 한다)이다. 예로부터 瞳孔은 心顔이라 하였다. 瞳孔의 크기가 散大하여 있거나, 收縮되여 있는 者는 올바른 判斷力이 없기 때문에 重大事를 相議할 수 없다. 植物性神經의 分布는 第20表와 같다.

第20表 植物性神經의 分布表

副交感神經	頭蓋部의 副交感神經	動眼神經(第三腦神經)	眼球	交感神經
		顔面神經(第七腦神經)	淚腺, 鼻粘膜, 耳下腺	
		舌咽神經(第九腦神經)	唾液腺	
		迷走神經	心臟, 氣管, 氣管枝, 肺, 胃 脺, 肝, 脾, 腎, 小腸, 結腸	
	骨盤部 副交感神經		直腸, 膀胱, 生殖器	

交感神經은 脊柱의 第二, 第三頸椎 橫突起의 앞쪽에서부터 尾骶骨까지의 사이에 있는 23對의 交感神經節에서 서로 連絡하며, 脊柱의 兩側에 節狀索(交感神經乾)을 構成하고 있다.

交感神經과 腦脊髓는 神經原에서 連絡하며, 交感神經節에서 다시 第二의 神經原이 放出되여, 그神經纖維가 內臟과 器管 및 組織에 分布되어 있다.

副交感神經은 頭蓋部副交感神經과 骨盤部副交感神經으로 分類되며, 腦脊髓神經의 神經纖維와 같이 派生되어 있다.

迷走神經의 第二中樞는 腹部의 太陽叢에 있다. 腹部運動으로 迷走神經이 緊張되는 까닭은 太陽叢에 있는 迷走神經의 第二中樞 때문이다.

3) 意識과 神經과의 關係

우리 意識은 現在意識과 潛在意識이 있다. 現在意識은 五官(眼·耳·鼻·舌·身)과 動物性神經의 機能에 依하여 이루어지며, 이는 우리의 意志에 依하여 自由自在로 統制할 수 있다. 한편 潛在意識은 植物性神經 即 自律神經

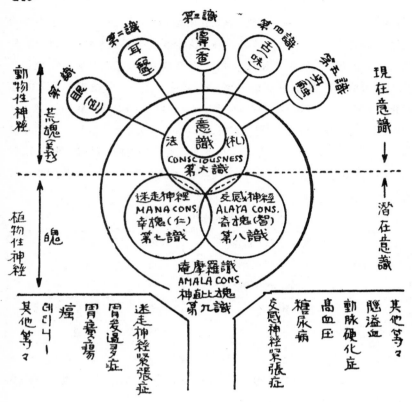

第15圖　精神分析圖

의 機能에 依하여 이루어지기 때문에, 우리 意志로서 自由로히 支配할 수 없다. 그러나 交感神經과 迷走神經이 完全한 拮抗作用을 할때면 現在意識에 依한 우리의 思考가 潛在意識에 效果的으로 傳達됨으로, 우리의 意志를 潛在意識에 作用시킬 수 있는 것이다. 이것이 精神健康 및 心理療法의 基礎인 것이다.

　精神分析에 依하면 神經과 意識과의 關係는 第15圖와 같다.

　交感神經緊張症이 계속되면 糖尿病 高血壓·動脉硬化症·腦溢血 等이 되고, 迷走神經緊張症이 계속되면 胃酸過多症·胃潰瘍·癌·氣管支喘息·테타니 等이 된다.

第 2 節 健康의 諸條件

I. Alchol과 砂糖

人間의 健康은 上述한 바와같이 皮膜·榮養·四肢·精神의 四要素에 依하여 支配되거니와 日常生活에서 多用되는 榮養中「Alchol」과 砂糖은 뜩같이 人間의 健康과 疾病을 판가름하는 가장 重要한 因子다. Alchol과 砂糖의 害毒에 對하여는 第 I 節 II 榮養項에서도 論及한바 있거니와 다시 詳論코저 한다.

「Alchol」은 炭素와 水素와 酸素의 化合物로서 〔CnH₂n＋OH〕라는 一般化學式을 갖는다. 그中 〔CH₃OH〕라는 化學式으로 表示되는 「Methyl alchol」 或은 「Metanol」은 毒性이 劇하여 少量만 飲用하여도 頭痛·腹痛이 甚하게 나타나며, 多量이면 腸出血·失明이되고 致死하기도 한다. 그러나 그 微量은 恒時 우리體內에서 生理的으로 生成되여 健康維持에 參與하고 있다.

日常 飲用하는 酒類는 그 原料와 釀造法에 따라 濃度에 差異는 있으나 모두 「Ethyl alchol」의 水溶液이며, 어느程度의 「Methyl alchol」도 含有되어 있다고 한다. 그러나 正當한 方法에 依하여 釀造된 酒類에 含有된 「Methyl alchol」은 極少量임으로 決코 有毒한것은 아니나 이는 原則的으로 食用은 禁하게 되어있다. 「Methyl alchol」이 含有되어 있지않아도 便秘가 있는 사람이나 或은 體質的으로 飲酒後에 頭痛·惡心等이 나타나는 경우가 있음으로 「Methyl alchol」과 「Ethyl alchol」을 鑑別하기는 쉽지않다.

「Ethyl alchol」은 〔C₂H₅OH〕의 化學式을 갖으며 이를 飲用하면 體表面의 毛細血管이 擴張되여 皮膚가 赤色이되며 脈膊이 빨라진다. 飲酒量이 많으면 神經中樞를 痳痺하며 所謂 酩酊現象을 惹起하여 常軌를 逸脫하게되며 甚하면 昏睡에 빠지게 된다.

「Ethyl alchol」亦是 體內에서 生成되여 生理活動에 參與하고 있음으로 健康을 위하여서라면 健康體는 이것을 外部로부터 飲用할 必要는 없다.

「Alchol」을 常習的으로 飲用하면 그 量이 적어도 動脈이 硬化되여 各種疾病을 惹起케하는 原因이 된다.

飲酒의 嗜好는 一般的인 理由以外에 生理的으로 重要한 機轉이 있다. 普

142

通 食品의 腐敗를 防止하는 手段으로도 鹽漬・砂糖漬・「Alchol」漬・冷凍漬
罐詰(통조림)의 方法이 應用되거니와 人體는 鹽漬에 依하여 그 健康을 保持
한다. 即 人體의 體液에는 0.8%의 食鹽을 含有하고 있으며, 이 生理的食鹽
水(人工生理食均水는 0.85%)가 血液 및 淋巴液과 함께 全身을 循環하여 組
織과 細胞를 鹽漬하고 있기때문에 生體는 腐敗를 防止하고 冒染되는 細菌의
繁殖을 抑制할 수 있다.

萬若 이렇한 生理的鹽分이 어떻한 理由로 不足하게되면 人體는 그 健康을
維持하기 爲하여 生理的으로 어떻한 防腐劑를 要求하게 되니 이렇한 生理的
欲求에 依하여 「Alchol」과 砂糖을 嗜好하게 된다.

特히 發汗은 「Alchol」 및 砂糖을 常習的으로 嗜好하게되는 重要한 動機
가 된다.

發汗時 汗中에는 主로 水分이 많지만 「Vitamin C」와 鹽分이 含有되어 나
오기 때문에 體內에 있는 食鹽이 많이 喪失되어 體液의 食鹽濃度가 低下됨
으로 細胞는 細菌에 冒染될 危險이 있다. 이때 適當한 量의 食鹽을 補充하
면 되지만 食鹽을 攝取하지 않으면 組織細胞는 食鹽不足을 「Alchol」이나 砂
糖으로라도 補充할 必要性이 생긴다. 好酒家가 아니라도 發汗後 疲勞할때는
누구라도 술생각이 나는것은 이렇한 生理的 欲求이며, Alchol은 곧 消失됨
으로 「Alchol」의 補充은 結局 常習化하게 된다. 砂糖常習도 같은 理由에서
다. 「Alchol」과 砂糖을 함께 常服하는 것은 더욱 害롭다. 이것은 必然的으
로 中風이나 糖尿病의 原因이 된다. 砂糖의 化學構造式은 〔C_{12}H_{22}O_{11}〕로서
「Alchol」과 같이 炭素・水素・酸素의 化合物임으로 體內에서 서로 轉換된다

때문에 發汗時는 鹽分과 水와 「VitaminC」를 適節히 補給하고, Alchol이
나 砂糖이 疲勞를 풀어준다고 濫用하여서는 안될것이다.

萬若 不得히 飲酒를 하였을 경우에는 24飲時間內에 酒量의 三倍의 生水
(自然水)를 飲用함으로서 酒毒을 除去하여야 한다. (第二篇参照)
또 砂糖과 關連하여 생각치 않을 수 없는 것이 人工甘味料다. 近來 人工甘
味料가 多用되고 있으며, 普通 害毒이 없는 것으로 알려져서 심지어 糖尿病
患者에게 砂糖代身 人工甘味料를 勸하는 傾向도 있으나 再考해야할 問題라

思料된다. 主食 및 副食의 過食 및 偏食도 疾病의 原因(食毒)으로 規定하고 있는 漢醫學 乃至 全體性醫學의 立場에서 볼때 (當局에서 說定한) 無害라는 槪念에도 適量限度가 있음을 (一般人은) 誤解해서는 않될것이다. 우리의 이와 같은 從來로부터의 主張은 1969年 10月 20日 「人工甘味料 "싸이클라메이트"가 動物實驗에서 癌을 유발하기 때문에 "싸이클라메이트"를 含有하고 있는 모든 飮食物과 트링크劑의 販賣를 來年 二月 一日까지 禁한다」고 한 美國 保健敎育厚生省長官의 發表로 더욱 確固하여 졌으며 糖尿病이나 肥滿症 患者에 對하여서는 投與하여야 한다는 見解에도 同調할 수 없다.

日本의 某心臟大家는 永年의 糖尿病때문에 砂糖을 廢하고 每日 "사카린" 調理食을 한結果 心筋「Reumatism」으로 死亡하였다고 하며, 또한 이로 인하여 肝臟·膵臟·心臟·血管等에 障碍를 招來하는 例는 臨床에서 흔히 볼 수 있는 일들이다.

따라서 「Alchol」 및 砂糖·人工甘味料等의 調節은 現代人의 健康을 爲한 絕對條件이라 하겠다. 그러나 어느정도의 調節은 염분과 수분의 役割에 依하여 內分泌「Vitamin」 및 酸素의 作用이 擔當함으로 어느정도의 「alchol」砂糖·人工甘味料等의 섭취에 對하여는 生理的으로 調節되는 것이다. 따라서 過用만 避한다면 지나치게 神經을 過敏할 必要는 없다. 健康이 增進되면 生理的으로 이들이 먹기 싫어지게 되니 小兒의 糖果子類嗜好習慣이 健康해지면 없어지는 것으로 알 수 있다. 萬若 體內에 過剩하게 停滯된 「alchol」 및 砂糖은 "二十分入浴法"에 依하여 이를 燃燒함으로서 體液의 鹽分濃度를 生理的인 正常値로 保持하여야 한다.(第1節 1養榮項參照)

Ⅱ. 「그로뮤」(Glomus)의 機能

"프랑스"의 解剖學者 「레아리―레아리스」(Lealis-Lealis)는 1707年에 精系 動靜脈의 吻合點에서 一種의 脉管을 發見하고 이를 「Glomus」라고 命名하였다. 그런데 "그로뮤"는 精系動靜脈의 部分만이 아니라 皮膚·內臟等 各處에도 分布되어 있으며, 그數도 사람에따라 다름이 學者들에 依하여 發見되었다. 第1節 「皮膚」의 說明中 「그로뮤」에 對하여 잠간 論及되었으나 여기에서 좀더 仔細히 說明코저 한다.

「그로뮤」는 神經과 血管 兩者의 構造로 되었으며, 毛細血管과 相互作用을 하는데, 毛細血管이 收縮하면 「그로뮤」는 開하고 毛細血管이 開하면 「Glomus」는 閉하여 毛細血管의 側道(Bypass) 役割을 함이 判明되었다. 그 形狀은 多樣하여 直經이 0.3—4.0mm, 長이 4—45mm에 達하는 것도 있다. 이에 對한 硏究는 佛人 「P·마숀」博士(著書: 神經血管球: Les Glomus Neuro-Vasculaires 1937 Dr. P. Masson)에 依하여 完成되었다. 第16, 17, 18 圖는 「그로뮤」의 形狀과 配置를 表示한 것이다.

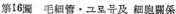

第16圖 毛細管·그로뮤及 細胞關係

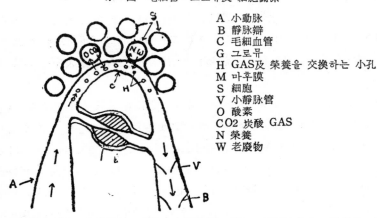

A 小動脉
B 靜脉瓣
C 毛細血管
G 그로뮤
H GAS及 榮養을 交換하는 小孔
M 마후膜
S 細胞
V 小靜脉管
O 酸素
CO2 炭酸 GAS
N 榮養
W 老廢物

그림에서 A는 小動脉管, V는 小靜脉管, C는 毛細管이다. 平常時 血液은 毛細管의 吸引力에 依하여 그림의 →票의 方向을 따라 흘러 毛細管에 있는 微小孔을 通하여 酸素와 榮養을 細胞에 供給하며, 細胞로부터 老廢物과 炭酸 「GAS」를 받아들여 小靜脉으로 流入하며, 小靜脉에는 弁 B가 있어서 血液이 逆流되지않고, 靜脉管의 收縮作用에 依하여 心臟의 右心房에 들어가 右心室로 옮겨져 여기서 肺胞毛細管의 吸引力에 依하여 肺에 가서 炭酸께스를 遊離하고 酸素를 供給받아 肺에서 左心房·左心室을 거쳐 大動脉을 通하여 全身의 毛細血管의 要請에 應하여 組織細胞를 循環한다.

細胞에서 걷어온 老廢物質은 腎臟에서 分離되어 尿로서 體外에 排泄된다. 또한 血液內의 不必要한 GAS와 老廢物質은 皮膚의 汗腺에 依하여 分離되여 汗及互斯로서 體外에 排泄되기도 한다. 따라서 汗腺은 肺의 作用과

腎臟의 作用을 兼하고 있다. 即 汗腺은 炭酸 GAS와 그外 不用性 GAS를 體外에 放出하며, 酸素 室素等 有用한 氣體를 空氣中에서 吸收하는 肺의 機

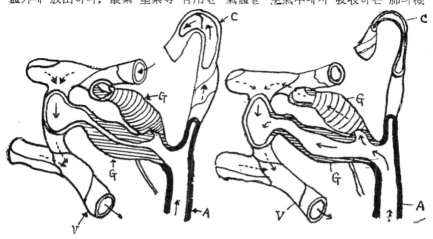

第17圖　正常血液循環圖　　　　第18圖　「그로뮤」를 通하는 血液循環圖
A 小動脈管　C 毛細血管(正常)
G 그로뮤(正常)　V 小静脈管

能을 하는 同時 腎臟代身 汗으로서 尿素 및 其他物質을 體外로 排泄하며 必要에 따라 體表面에서 水分같은 것도 吸收하는 作用이 있다. 胎兒가 出生後 1時間 40分以內에는 心臟卵圓孔의 閉鎖가 안되기 때문에 肺의 循環이 不充分함으로 이 期間의 GAS 交換은 皮膚에서 行하여 진다고 한다. 胎兒가 出生하였을때 産浴을 시킨後 即時 衣服이나 이불을 덮으면 皮膚呼吸을 妨害하여 卵圓孔의 閉鎖作用이 順調롭게 進行되지않아 血液순환이 障碍를 받아서 所謂 初生兒黃疸이 發生하거나 或은 先天性心臟瓣膜症을 남기게 됨으로 分晚後 어느기간(1時間 40分) 동안은 裸體로 平上에 放置함으로서 皮膚로 하여금 GAS 交換을 充分히 履行케 하여야 한다. (第1節 Ⅰ項参照)卵圓孔의 閉鎖 過程은 皮膚呼吸을 함으로서 行하여지는데, 이것이 妨害되면 閉鎖作業이 鈍化할것은 當然하다. 皮膚가 呼吸作用을 함은 水中에 들어가면 氣息이 促迫하여지는 것이나, 重患者의 呼吸困難에 裸療法을 施行하면 呼吸이 편해지는 것等 事實로 確實하며 所謂 體臭라는 것은 皮膚에서 發散하는 不必要한 瓦斯의 臭氣에 不過하다. 汚染된 血液을 갖은者는 惡臭의 體臭가 發散하고 健康

한 男女는 芳香性體臭가나니, 이것은 發散하는 氣體中에 「인돌」「스카롤」等
이 含有되여 있는 證據다. 그런데 이 成分이 濃厚하면 糞臭가 나고 希薄한
것은 薔薇의 芳香이 난다. 또한 尿量이 적어서 全身에 浮腫이 있는 患者에
게 脚湯을 하여 發汗을 시키면 水腫이 治療되는 것은 汗腺이 腎臟의 作用을
하는 증거이며, 冷濕布로서 各種炎症이 消散되는 理由는 皮膚로 淸水를 直接
組織에 供給하기 때문이다. 激甚한 咳嗽가 胸部의 冷濕布로 安靜되는 것은 水
分이 皮膚를 通하여 肺胞內에 供給되여서 膠着不離하든 痰液이 咳嗽作用 없이
도 流出하기 때문이다. 鹽水濕布는 皮膚로 鹽分과 水分을 供給하는 方法이
고, 葉綠素의 含嗽는 咽喉의 炎症을 消散하며, 또 그 濕布가 各種皮膚病에
有效한 것은 粘膜이나 皮膚組織이 葉綠素를 吸收하여 生食의 效果를 發揮하
기 때문이다.

人體組織은 51億本의 毛細血管과 4百兆의 細胞로 構成되었다 한다. 따라
서 一本의 毛細血管은 八萬의 細胞를 生養한다는 計算이 됨으로 可令 一本
의 毛細血管이 機能을 喪失하면 八萬個의 細胞는 死滅하여 癌과같은 疾病의
原因이 된다. 그래서 正常的인 循環에서는 血液이 毛細管을 通하지만 一旦
細胞가 細菌이나 毒物에 侵襲되거나 疲勞하거나 하면 이를 回復하기 爲하여
自然은 一時的으로 榮養을 中止시켜 即 이때 細胞는 血液을 要求치 않게되
여 毛細血管이 收縮되여 血液의 流通이 阻止된다. 이렇한 事實은 皮膚가 寒
冷에 接觸되거나 突然 恐怖感에 사로잡힐때 毛細血管이 收縮되여 皮膚가 蒼
白하게 되는것으로도 알 수 있다. 이렇게 毛細血管이 收縮하면 正常循環을
하든 血液이 急停止함으로 이 勢力을 忍耐할 수 없는 毛細血管의 脆弱部가
破裂되여 皮下出血이 된다.

이 危險을 防止하는 秘常路가 必要하니 이것이 곧 "그로뮤"다. 그 하나의
形態가 第17圖와 第18圖에 G付號로 表示되여 있다. 그 構造는 神經과 血
管을 兼備하고 毛細血管의 收縮擴大와 相反作用을 하며 血液循環을 維持
한다. 恐怖等의 原因으로 毛細血管이 急作히 收縮하여 全身이 蒼白하여져
도 別故障을 惹起하지 않고 血壓의 큰 衝擊을 防止하 수 있는 것은 이렇한
Glomus의 作用때문이다. 即 이런때는 "그로뮤"가 擴張되여 流動하는 血液

을 待避通過시킨다. 毛細血管의 急激한 收縮은 感情뿐 아니라 寒冷 等에 接觸할때도 일어나는데, 萬若「그로뮤」의 作用이 鈍麻되였든가 消失 또는 硬化되면 急激한 血流가 阻止되여 各種皮下出血을 이르키게 되며, 特히 危險한 것이 腦溢血이다.

　이들「Glomus」의 鈍麻·消失·硬化는 前述한 「알콜」과 砂糖의 過用으로 發生하는 것이니 第19圖는 이 關係를 잘 說明하여 준다.

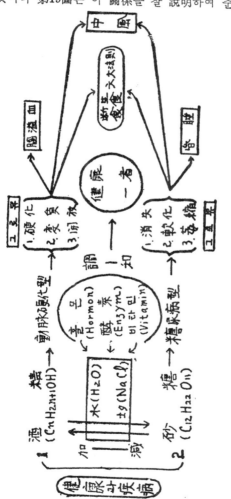

第19圖　健康과 疾病의 關係

文化生活을 하는 사람의 健康과 疾病은 Alchol과 砂糖에 따라 二種의 群으로 區分할 수 있다. 이 二種物質은 體內에서 相互轉換되며, 그 作用은 水와 鹽의 相互加減에 依하여 調節된다. 또한 水와 鹽의 調節은 各種「Holmon」 酵素・「Vitamin」類에 依하여 이루어지며, 이 調和가 正常으로 維持되는 것이 健康狀態다.

第19圖에서 第一群인 Alchol 過剩은 動脈硬化를 招來하기 때문에 動脈硬化型이라 하며, 第2群인 砂糖過剩은 糖尿病이됨으로 糖尿病型이라 한다. 動

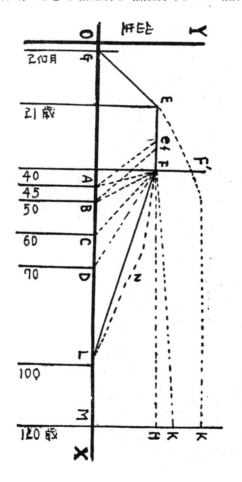

第20圖 人間의 壽命分析圖

脉硬化는 「그로뮤」를 硬化·變質·開放하며, 이것이 進行하면 腦溢血을 惹起케되며, 糖尿病은 「그로뮤」를 消失·軟化·萎縮시켜 結局 昏睡狀態에 빠지게 된다. 또 「Alchol」과 砂糖이 모두 過剩하면 中風에 걸리게 된다.

그런데 「Glomus」는 生後 2~3個月까지는 없으며, 그後로 生기기 始作하여 大槪 21才에 完成되여 40才까지 保持하다가 老衰作用에 依하여 漸次 減小된다고 한다. 老衰現象이 順調로우면 적어도 100才까지 生命이 維持되나 不合理한 生活때문에 40才부터는 急激히 老衰하여 大槪 早死케 된다고 한다. 西勝造氏는 40才때까지의 完成된 Glomus의 狀態를 그대로 維持시키고 可能하면 一層 發展시킴으로서 健康狀態를 100才乃至 120才까지 延長시킬 수 있다고 主張하였다. (第20圖參照) 여기에서 100才라는 基準은 動物의 壽命은 大槪 發育期間의 五倍라는 說에 依하여 20才의 5倍數인 100才를 算出한 것이다.

그런데 Alchol과 砂糖은 이렇한 Glomus를 硬化·消失시킨다. 이와같은 組織의 變性은 可逆的으로 再生할 수 있다는 것이 自然科學의 理論이고 보면 Glomus를 再生 發展시키는 것이 全體性醫學의 終局的目標며 方法이여야 한다. 本書 第二篇에 紹介하려는 各種自然療法과 健康原理는 여기에 目的이 있으며, 特히 保健療養六大法則中의 毛管運動과 溫冷浴·大氣療法 (로부리氏療法) 等은 「그로뮤」의 活動을 促進하는 方法이고, 斷食·生食法은 이를 再生하는 方法이다. 例하여 糖尿病患者가 精力이 減退되는 것은 「그로뮤」의 消失·軟化·萎縮에 基因한 것인데, 이것이 生食 및 六大法則等 自然療法의 實行으로 回復되며, 回復된다는 事實은 「Glomus」의 再生을 立證하는 것이 된다.

Ⅲ 副甲狀腺의 機能

副甲狀腺의 機能도 위에서 論及되였으나 좀더 詳論코저 한다. 喉頭의 兩側에 있는 一雙의 小腺을 甲狀腺(Thyroid)이라 하며, 이 腺에서 所謂甲狀腺 홀몬(Hormon)이 分泌된다. 이 腺의 機能이 不充分하거나 過多하면 體質 或은 氣質的인 均衡을 喪失하는데 例하여 그 機能이

① 充分치 못하면 추어지고(寒冷感)

② 過多하면 神經質的으로 되며

③ 過多와 不足이 交代로 있으면 憂鬱하다가 煩燥하다가 足厥冷하다가 發熱하다가 한다.

所謂「바세도우」氏病은 甲狀腺機能亢進症으로서 眼突出·心臟動悸·憔悴·下痢·皮膚搔痒 等의 症狀이 있다. 이는 主로 沃度의 不足으로 오기때문에 海草類를 攝取함으로서 豫防할 수 있다고 한다.

反面 甲狀腺의 機能이 顯著하게 沈滯하면 懶惰·寒冷 等症이 오고 甚하면 粘膜水腫·白痴가되기로 한다.

이러한 甲狀腺의 背後側에는 上皮小體 或은 副甲狀腺(parathyroid)이라 하는 小豆大의 小體가 있는데, 사람에 따라 左右 各 二個式 合하여 四個가 普通이나 或은 三個式 六個있는 사람도 있다.

第21圖의 ABCD가 副甲狀腺인데, 上의 AB 2個가 精神을 支配하고, 下의 CD2個가 肉體를 支配한다고 한다. 그래서 上二個를 摘出하면「Tetany」即 痙攣强直을 일으킨다. 개(犬)나 兎의 境遇咽喉部를 切開하고 副甲狀腺을 摘出하면 4—6時間 以內에 痙攣을 일으키며, 그때의 血液을 調査하면 血中에「calcium」이 減少하고「구아니징」이 增加하여 있다고 한다.

그런데 高血壓患者의 血中에도 "구아니징"이 增加하고 "칼시움"은 減少한다는 것이다. 이렇한 點으로 副甲狀腺과

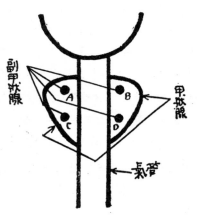

第21圖 副甲狀腺의 位置

健康과는 密接한 關係가 있음을 알 수 있는데 많은 學者의 硏究에 依하면 正常血液中의 "구아니징"은 血液 100gr 中 0.1—0.2mmgr이며, 칼시움은 9—11mmgr 이며, 高血壓者의 血中 "구아니징"은 正常値의 2—11倍인데, 11倍가 되면 死亡한다고 한다. 또한 "칼시움"이 減少하여 8mmg이 되면 (이)齒가 시고 齒槽膿漏가 된다고 한다. 또 美國의「Harrison」氏에 依하면 小兒가 下痢로 因한 脫水狀態時에는 有毒한 "구아니징"이 血中에 堆積한다고 한

다. 血中에 "구아니징"이라는 毒素가 發生하는 것은 下痢뿐아니라 嘔吐·發汗等의 모든 脫水現象에서 일어나며, 이 毒素가 尿毒症의 原因이 된다. 그런데 副甲狀腺은 頸椎第三番, 四番에 關係가 있으며, 또한 이것이 副脫臼를 이르키면 齒牙에 故障이 發生한다고 한다. 그리고 副甲狀腺은 神經系統을

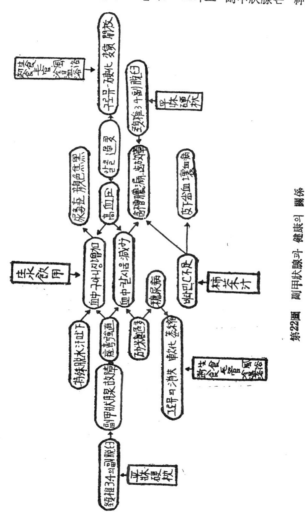

第22圖 副甲狀腺과 健康의 關係

支配하며 따라서 Glomus와 關係가 있다.

以上을 綜合하여 보면, 副甲狀腺의 故障은 "테타니"를 이르키며, 이것이 血中의 "구아니징"을 增加시키고 "칼슘"을 減少시켜서, 高血壓과 動脈硬化를 일으킨다. 또한 Calcium의 奪取는 齒槽膿漏를 일으키며 發汗은 V—C를 減少시켜 一連의 障碍가 相關的으로 惹起되어 各種疾病으로 發展하게 된다. 第22圖는 이와같은 一聯의 關係를 表示하고 있다. 頸椎 3·4番의 副脫臼는 副甲狀腺의 故障을 일으키며, 이것은 다시 痙攣强直(Tetany)을 일으킨다. Tetany는 痙攣으로 筋肉이 摩擦되여 血液中의 Calcium을 減少시키고, 구아니징을 增加시킨다. 한편 高血壓症의 血液에서도 이렇한 現象이 일어나는 데 高血壓은 「Alchol」過多로 因한 動脈硬化의 結果다. 「구아니징」의 增加 는 尿毒症의 原因이되여 顏色을 焦黑으로 變化하며 發汗 嘔吐 下痢에 依한 特殊脫水로도 「구아니징」이 增加한다.

또 「Calcium」不足은 齒根部를 枯瘦케하여, 齒槽膿漏·虫齒等 故障을 發生케하며 이런 現象은 砂糖過用이 原因이다. 砂糖過用은 體內의 「Calcium」을 奪取한다. 糖尿病의 原因도 砂糖過剩이다. 齒槽膿漏는 「V—C」의 不足때 문에도 發生하며, 「V—C」의 不足은 皮下出血을 일으키고 壞血病과 其他 許多한 疾病을 惹起케하는 原因 및 誘因이 된다. 肺結核도 V—C 欠乏으로 皮下出血이 있기때문에 罹患된다.

그리고 「Alchol」과 砂糖은 「Glomeus」를 硬化·變質·開放하고 또 消失·軟化·萎縮시켜 正常的인 血液循環을 防害함으로 各種障害를 惹起케한다.

以上과 같이 頸椎三, 四番의 副脫臼과 Alchol 砂糖의 過剩攝取는 서로 原因과 結果가되여 連鎖的인 心身障碍를 招來한다.

따라서 이에 對한 對策은 健康을 解決하는 根本的인 目標가된다. 이 方法에 對하여는 第二篇에서 詳述하겠거니와, 頸椎의 副脫臼는 平床과 硬枕使用으로 豫防 및 治療되며, 구아니징의 增加와 「Calcium」의 減少는 生水飮用 (1分 1gr主義)으로 解決되며, 「V—C」의 不足은 柿茶나 生野菜의 攝取로 補充한다.

또 「Glomus」의 各種變性은 生食療法·斷食療法·毛管運動·冷温浴·風療

法으로서 苛役的으로 再生强化하면 그 機能이 回復된다. 結局 全體性思想의
立場에서는 人間의 健康은 局所的인 病變 및 症狀에 拘碍없이 生命現象의
全般的인 不均衡을 調節하면 可能하다. 이것이 五臟六腑의 陰陽和平이고 皮
膜・榮養・四肢・精神의 完全한 平衡이다.

Ⅳ. 內分泌의 機能

內分泌腺의 機能은 앞에서 部分的으로 論及이 되었거니와 다시 總括하여
說明하려 한다. 內分泌는 人間의 精神 生活과 密接한 關係가 있으며, 先天
的인 個性이나 性格構成도 內分泌腺의 作用에 依하여 달라진다. 따라서 倫
理道德에 對한 觀念的 標準은 內分泌의 生理現象에 依하여 構體的인 分析이
可能하게 된다.

內分泌에 異常이 生기면 個性 或은 性格等 精神面에서 다음과 같은 現象이
나타난다. 即 不決斷性, 憂鬱性, 苦憫性, 支配性, 恐怖性, 過敏性, 無定形
性, 渴望性, 懶怠性. 僞病性. 夢中遊行性. 不平性, 敏感性, 半睡性 等의 精
神的 症候가 나타난다.

內分泌腺의 種類에는 甲狀腺, 上皮小體(副甲狀腺) 副腎, 腦下垂體 松果腺
膵臟. 生殖器, 胸腺及脾臟 等이 있는데 이들腺은 各各 獨特한 物質(이것을
Holmon이라함)을 血液中에 直接分泌하든가 或은 淋巴管을 通하여 間接的
으로 血液中에 輸送되여 이들은 血流를 따라 體內의 各臟器에 到達하여 그
臟器의 機能에 顯著한 影響을 준다. 그 構體的인 作用은 現代醫學에서도 明
確하게 把握되고 있지 않으나, 大體로 內分泌腺은 自律神經系의 支配를 받
고 있는 反面, 自律神經은 Holmon의 作用에 依하여 調整되고 있는 것으로
알려져 있다. 따라서 自律神經과 內分泌腺과는 相互不可分의 相關性을 갖으
며 各臟器의 機能을 昂進 或은 抑制함으로서 全身을 하나의 有機體로 統一
하고 있다. 이러한 關係를 漢醫學에서는 陰陽思想과 五行思考에 依하여 觀
察하고 있으니 例하여 副腎에서 分泌되는 「Adrenalin」은 他組織細胞를 刺
戟하여 그 機能을 興奮시키는 性質이 있는가 하면, 膵臟「Holmon」인 「Ins-
ulin」은 反對로 그 機能을 抑制 或은 阻止하는 作用이 있다. 이것이 五行의
相生과 相剋作用이다. 即 「Adrenalin」은 肝臟細胞의 「Glycogen」에서 葡萄

糖形成機能을 促進시키는 反面, 「Insulin」은 이것을 抑制하는 性質이 있다. 따라서 「Adrenalin」은 血糖을 增加시키고 「Insulin」을 減少시킨다.

前者와 같이 組織細胞의 機能을 鼓舞하는 物質을 「Holmon」이라하고 抑制하는 物質을 「샤론」이라하는데, 이 兩者의 作用을 調整하는 것이 곧 精神的으로나 肉體的으로 健康케 하는 方法이다. 이것이 醫學의 眞目標이며 自然治療의 思想이다. 第二篇에 紹介코져 하는 斷食療法, 保健療養六大法則, 裸療法은 以上目的을 達成하는 手段이다.

다음에 各 內分泌의 作用을 簡單히 叙述하려 한다.

첫째 甲狀腺은 膵臟과 拮抗하며, 腦下垂體前葉「Holmon」과 相乘하며, 新進代謝를 促進한다. 生殖腺은 甲狀腺과 깊은 關聯이 있으며, 副腎皮質機能은 甲狀腺에 拮抗作用을 한다. "바세도"氏病은 甲狀腺機能亢進症이고 粘液水腫은 機能減退症이다.

副甲狀腺은 「Paralthyrin」에 依하여 運動, 知覺, 自律神經 等의 鎭靜作用을 하며, 그 機能이 減退되면 Tetany 가 되고, 亢進되면 汎發性 纖維性骨炎을 이르킨다.

둘째 副腎은 髓質과 皮質로 區分되는데, 髓質에서 分泌되는 「Adrenalin」은 交感神經을 刺戟하여, 心臟, 血管, 生殖器等을 興奮시키는 作用이 있으며, 따라서 心臟搏動, 血壓을 亢進케 한다.

皮質의 機能은 腦下垂體와 作用하여 生殖腺의 機能을 亢進하고, 甲狀腺으로하여금 體溫을 調節하게 하며, 「cholin」(「Acetyl cholin」으로 轉換)으로 하여금 迷走神經을 興奮케하며, 「Adrenalin」과는 拮抗作用을 한다. 其外 胸腺 膵臟等과 聯關性을 갖으며 蛋白代謝, 含水炭素代謝等 諸般 新進代謝에 關與하며 尿素合成을 促進하고「Ascrobin」酸으로 「VitaminC」를 合成貯藏한다. 이와같이 生理機能全般에 걸처 廣範한 作用을 하는 副腎皮質을 剔出하면 血液循環이 沈滯되고 體溫과 血壓이 下降하며 筋萎縮을 招來하여 短時日內에 死亡한다.

셋째 腦下垂體는 前葉, 中葉, 後葉으로 構成되여 있는데, 特히 人體에 重要한 役割을 하는 前葉「Holmon」은 全內分泌系統을 調整하여 生命現象을 維

持하는 中樞가 된다. 卽 生殖腺을 通하여 黃體「Holmon」과 卵素「Holmon」
을 分泌케 하여 性機能을 促進하며, 膵臟을 通하여 「Insulin」을 分泌케하여
糖代謝를 旺盛케 하며, 副腎皮質機能을 促進하며 甲狀腺과 副甲狀腺機能을 促
進하여 自體機能을 調整케 한다. 또한 前葉 「Holmon」은 發育을 促進한다.

後葉 및 中葉은 腎臟에 作用하여 尿量減小 鹽分排泄作用을 하여 血壓을
上昇케 한다.

넷째 胸腺은 甲狀腺과 相乘, 副腎皮質과 拮抗하며, 發育을 促進하는 機能
이 있는 것으로 알려져 있다. 從來 胸腺「Holmon」이 生殖「Holmon」을 抑制
한다는 說은 近來에는 否認되고 있는 傾向이다.

다섯째 生殖腺은 腦下垂體前葉의 支配를 받으며 性器 및 副性器의 發達을
促進하는데, 女性에서는 黃體「Holmon」·濾胞「Holmon」이 分泌되고 男性에
서는 「Androsteron」과 「Dehydrosteron」이 分泌된다.

여섯째 膵臟은 內分泌物質로서 「Insulin」을 分泌하여, 糖代謝를 促進하는
데 血糖量이높아지면 「Insulin」 分泌中樞가 刺戟되어 迷走神經을 經由하여
「Langerhans」島의 組織에 轉達되면 「Insulin」이 分泌된다.

V. 自律神經의 機能

神經은 動物性神經과 植物性神經 卽 腦脊髓神經과 自律神經으로 大別되고
精神은 現在意識과 潛在意識으로 分析하는데 現在意識은 腦脊髓神經의 支配
를 받고 潛在意識은 自律神經의 支配를 받는다함은 第一節 精神項에서 槪論
한 바와 같다. 現在意識이란 眼耳鼻舌身의 五管에 相當하는 것으로서 自由
意志에 依하여 驅使되나 潛在意識은 自律神經의 支配를 받음으로 意志로서
는 左右할 수 없다함도 前述한 바와 같다. 이와같은 神經中에도 特히 自律
神經의 作用은 人體의 生理活動에 너무나 重要함으로 좀더 詳細히 論及코저
한다.

發生學的으로 "아메바"와 같은 單細胞生物은 精神과 肉體의 分化가 되여
있지 않아서 幼稚한 程度의 心身 一如의 狀態에 있음으로 自意識이 없으며
複細胞動物로 進化함에 따라 始初로 心身分化狀態가 되여 環境에 適應하는
作用이 認定되고 있다. 그래서 下等動物은 스스로 外界에 適應할 수 있는

動物性神經·即 五官의 能力은 어느 程度 發達되여 있다. 그러나 이들의 潜在意識은 極히 單純하며, 人類에게서만 現在意識과 潜在意識이 모두 極度로 發達되여 있다. 潜在意識은 다시 交感神經과 副交感神經으로 分類되며 各各 그 職能이 相異하다. 그런데 高等動物의 生活系統을 便宜上 다음과 같이 二種으로 分類하는데

第一은 植物性 或은 有機性系統으로 消化及呼吸器管이 이에 屬하며 個體 및 種族을 保存하는 機能이 있고

第二는 動物性 或은 關聯性 生活系統으로 筋肉과 神經器管이 이에 屬한다 그런데 有機性生活系統인 植物性神經의 二系統인 交感神經과 副交感神經은 分布되여 있는 器管內에서 各各 相反的으로 作用하여 拮抗한다. 例하여 頭蓋副交感神經은 瞳孔을 收縮하는데反해 交感神經은 擴大하며, 副交感神經은 心臟搏動을 停止 或은 遲延하는데反해 交感神經은 促進하며, 大腸及膀胱은 仙骨部副交感神經의 作用으로 收縮되는 反面 交感神經에 依해 弛緩한다. 또 肛門及尿道括約筋은 交感神經에 依해 括約되고 仙骨部副交感神經에 依해 擴大한다.

모든 器管의 正常的인 機能이란 이와같이 兩神經系統의 複合作用에 依해서 調整되는 것이니 例하여 心臟鼓動이 平均 72인 것은 交感神經의 促進作用과 迷走(副交感)神經의 緩和作用에 依한 明確한 有機的均衡으로 이루어진다. 副交感神經은 다시 頭蓋部副交感神經과 骨盤部副交感神經으로 區分되는데

첫째 頭蓋部副交感神經에는 第三腦神經(動眼神經)·第七腦神經(顔面神經) 第九腦神經(舌咽神經)과 肺胃神經이 있는데, 肺胃神經을 迷走神經이라 하며 特히 이것은 知覺·運動性神經으로서 頸部·胸部 及 腹部의 內臟에 廣範하게 分布되여 있다. 即 消化器와 結腸瓣에는 運動及分泌神經을, 腎臟·膵臟及脾臟에는 分泌纖維를 心臟에는 抑制纖維를 呼吸系統에는 運動及分泌纖維를 또 呼吸及消化器管에 對하여는 擴大運動神經을 分布하고 있다.

둘째 骨盤部副交感神經은 仙椎中에서 起始하는데 그 代表的인 것이 骨盤神經 勃起神經이다. 이는 第二及三仙椎脊髓神經에서 起始하여 大腸 膀胱及 內部生殖器에 運動纖維를 陰莖에 運動神經纖維를 分布하여, 迷走神經의 生

理的 機能을 補佐한다. 그래서 副交感神經은 消化 即 榮養의 同化及排泄을
掌握하고 있으며, 特히 迷走神經은 肝臟細胞內에서 葡萄糖과 肝糖의 變化를
促進하고 膵臟의 內分泌를 促進한다. 또한 迷走神經은 心臟纖維內에 貯蓄된
物質의 酸化를 緩和하고 肺臟의 酸素吸入을 容易(吸息을 深緩)케하며 心臟
擴張期의 心室擴大作用을 鼓舞하여, 靜脈血은 右心臟에 動脈血은 左心臟에
容易하게 流入케 하여 榮養에 對한 本能을 充足시켜주고 있다. 또한 仙骨部
神經은 生殖器에 對한 充血作用・運動作用 或은 分泌作用에 依해 生殖行爲를
鼓舞하여 第二의 根本的本能인 生殖本能을 充足하는 職能이 있다.

 以上과 같은 副交感神經의 機能에 對하여 交感神經系統은 100%로 拮抗作
用을 하니 胸腰脊髓에서 나온 交感神經 即 胸腰神經은 瞳孔擴大 呼吸氣道・
消化管及生殖器의 運動과 分泌를 抑制하며 心動促進, 內臟及 皮膚動脈의 收
縮 膵臟과 肝臟의 分泌抑制・甲狀腺・副腎의 分泌促進과 때로는 腦下垂體分
泌促進作用을 하며 唾液과 尿의 膿度를 높게 한다. 또한 熱의 生産을 增大
하고 分散을 低減하여 體物質의 分解作用을 支配한다. 肝臟內의 葡萄糖을
血液中에 流入케 하며 「Adrenalin」의 分泌를 增進하여 筋肉의 疲勞를 輕減
케하며, 心臟收縮을 加速하고 强力하게 하여, 血管張力을 높이고 內臟皮膚
血管은 收縮케하여 動脈血은 心臟, 腦, 肺臟及筋肉等의 小動脈을 經過하여
毛細管에 達하여 迅速한 速度로 流入하게 된다.

 이와 같이 交感神經은 運動器管의 作用을 助長함으로 交感神經은 第三의
本能인 生活本能 即 環境에 對한 適應과 自身을 防禦하는 機能을 한다. 鬪
爭・攻擊・防禦의 肉體的 表現은 結局 交感神經의 昂奮에 不過하다. 따라서
精神生活과 肉體生活의 均衡은 以上에 論及한 兩神經의 正常的 機能에 依하여
可能한 것이니 交感神經과 副交感神經의 均衡은 全體性醫學의 또하나의 目標
가 된다. 自然的인 方法으로서는 脊椎와 腹部를 同時에 움직여 脊椎의 運動
으로 交感神經을 緊張케하고 腹部의 運動으로 副交感神經을 緊張케하여 兩
神經의 拮抗作用을 生理的으로 調整하는 것이 保健療養六大法則中 第六의 運
動이다. 또 生水服用法, 毛管運動도 體液을 中和하고, 循環系統을 整理하여
兩神經의 緊張에 均衡을 갖어온다. 한편 精神的으로 恒時・眞・善・美를 思

念하면 그 反應이 神經의 作用에 影響을 주어 肉體的으로 示顯된다. 病因論의 七情所傷은 以上의 內容과 關聯이 있다.

그런데 學者들의 說에 依하면 體質的으로 長身平扁型人은 一般的으로 關聯性生命이 植物性生命보다 發達하여, 榮養及生殖本能의 滿足을 第二의 位置로 한다고 하는데, 이 體型은 交感神經系統이 卓越할뿐 아니라 그 作用을 助長하는 內分泌腺 即 甲狀腺 腦下垂體의 組織이 發達하였기 때문이며, 反對로 肥滿短軀型은 榮養物을 貯蓄하며 鬪爭本能이 缺乏하며 平和와 快樂을 欲求한다 하며 이 體質이 生殖腺機能過度를 隨伴하면 生殖本能에 對한 欲求가 强하다 하는데 이것은 仙骨部副交感神經의 刺戟感應이 過敏하기 때문이다.

또 精神的面에서 보면 交感神經의 興奮은 禁止·不快·精神的 苦痛感을 隨伴하고 副交感神經의 興奮은 安慰·喜樂·太平感을 갖게 하는데 그 理由는 交感神經은 生理的으로 分解的變化 異化作用：(Catabolism)을 促進하는 系統임으로 有機組織을 總動員하여, 恒時 戰鬪態勢를 取하고 있기 때문에 交感神經路가 通한 該當組織은 疲勞와 苦痛을 일으키며, 副交感神經은 造成的變化 同化作用：(Anabolism)을 促進하는 系統임으로 生命의 喜悅과 機能的인 滿足을 주기 때문이다.

따라서 副交感神經의 機能이 卓越한 體質은 全身的으로 膨滿하고 潤澤하며 情緒的이고 樂觀的인 反面, 交感神經이 卓越한 體質은 一般的으로 悲觀的이며 外界와의 接觸을 싫어하며(非社交的)·植物性快樂及性慾의 追求가 缺乏하다.

「그레쥬머―르」氏의 說에 依하면, 精神的特徵은 類乖離性과 乖離性으로 大別하는데 乖離性體質이란 情的生活과 知的生活이 乖離되여 있는 것을 말하며, 때문에 이 體質에는 浮浪人, 惡人, 利己主義者, 不義者가 많으며, 或은 熱狂的信者·孤獨한 理想家·冷血貴族主義者·偏壁學 者等도있다. 類乖離性 體質은 一般的으로 肥滿한 體質인데 다음과 같은 三群으로 分類한다.

1. 非社交的·寡默·控元勝與·非諧謔性·孤獨性.
2. 小心·思索的·敏感性·神經質的·激昂·自然 및 書籍愛好主義.
3. 溫順·勇敢·信義·不撓不屈.

이중 第二의 精神的 體型을 回歸性 體質이라하는데 이 體質은 그 性品이 不安定하여 明朗한듯한가하면 곧 衰沈하곤 하나, 第三體型 即 類回歸性體質은 諧謔(유모아)을 理解하고 生活에 不平이없는 實踐的이고 活動的이며 樂觀的인 體型임으로 每事를 安心하고 議論할 수 있으며 또 容易하게 親交할 수 있다. 이러한 體型에는 快活하고 諧謔的인 知性人・科學的이고 組織的인 者가 많으며, 이러한 體型人은 實社會에서도 調停者로서 或은 組織者로서 或은 輿論指導者로서 活躍한다. 以上에서 論及한 各樣各色의 體型的 特徵은 모두 精神的 條件이 肉體에, 肉體的 條件이 精神에 주는 影響으로 原因되는 것임으로 自然療法의 斷食과 保健療養六大法則을 實施하는 同時 精神的으로도 修養함으로서 心身兩面을 改造하여 心身 一如의 狀態로 統一함으로서 意識을 自由自在할 수 있다. 古來로 宗敎的인 儀式에 斷食이 採擇되어 왔음에는 以上과 같은 科學的 根據를 發見할 수 있다.

第6章 疾病의 機轉

生命의 基礎는 同化作用과 異化作用이며, 이것을 漢醫學에서는 陰陽으로 觀察하였다. 生理現象에서의 同化와 異化는 結局 榮養의 消化 吸收 分解 排泄過程이며 이 諸過程에 어떤한 原因 即 內因과 外因에 依하여 異常이 惹起되면 人體에 有害한 非生理的物質 例하여 瘀血이라든가 食毒 水毒等이 蓄積된다. 이 蓄積된 有害毒素를 排泄하려는 自然現象이 곧 疾病現象이다. 그래서 疾病의 機轉은 榮養을 消化・吸收・分解・排泄하는 器管에 對하여 그 構造와 機能을 觀察함으로서 知得할 수 있다. 東西古今의 醫學者들이 胃腸機能의 障碍를 萬病의 誘因으로 보는 것은 이러한 理由때문이며, 隋唐以後─宋・元・明時代의 漢方諸家들이 「脾胃의 調理는 醫中王道」라고하여 今日에 이르기까지 漢醫學의 傳統的 治病思潮를 이루고 있다. 이런 見地에서 榮養의 諸過程을 따라 이를 實際 擔當하는 各器管에 對하여 解剖學・病理學・生理學的으로 考察함으로서, 前章까지 叙述하여 온 全體性 醫學觀을 究明된 自然科學的 知識에 依하여 歸納하고 이를 다시 自然治療思想과 連結함으로

서, 治療法의 實際方向을 分明케 하고저 한다.

第1節　胃腸의　異常

I. 胃腸의　構造와　機能

사람의　胃腸은　機械學的으로　마치　水洗式便所의　構造와　恰似하다.　第23圖의　A는　胃라는　筋囊이며　a에는　環狀筋이있어서　胃에서　食物이　나오면　收縮하여　그　逆流를　防止한다.　B는　十二脂腸으로서　水洗式便所(第24圖)의　吸彎管

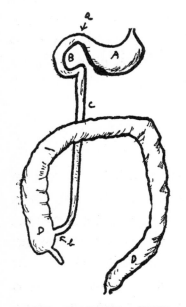

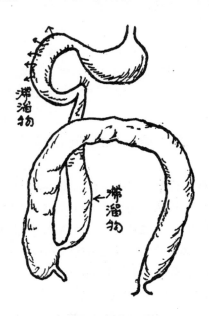

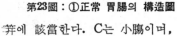

第23圖：①正常　胃腸의　構造圖

(大腸에　糞便이　滯溜하면　小腸及十二脂腸이　膨脹한다.)
②糞便이　滯溜한　大小腸

箄에　該當한다.　C는　小腸이며,　b部位에는　筋肉으로된　瓣이　있어서　小腸內容物의　送出을　調節하는　同時에　그　逆入을　防止한다.　D는　大腸(或은　結腸)이며　肛門에서　끝인다.　肛門은　環狀括約筋으로　되여있다.　이러한　構造로　되여있는　人體의　消化　및　排泄系統의　機能은　于先　口에서　攝取한　食物이　胃에들어가서,　胃液에　依하여　消化되는　同時　食物에　含有된　細菌은　胃液에　依하여　殺菌된다.　殺菌消化된　榮養物

은 十二脂腸에 들어가서, 肝臟 및 膵臟에서 分泌되는 消化液과 混合되여 게 속 小腸에 들어가며, 여기서 다시 腸液과混合된다. 이렇게 消化된 榮養分은 腸內粘膜에 分布된 血管及 淋巴管에 依하여 吸收된다. 一단 吸收된 榮養分 은 모두 肝臟에 運搬되며, 肝臟細胞는 이들을 各種「Glycogen」으로 變化시 켜 組織內에 吸收하며 消化過程에서 生긴 副産物은 消毒하여 不活性으로 變 化시켜서 血液과 같이 循環하다가, 腎臟에서 尿 或은 尿酸으로되여 排泄된 다. 한편 小腸에서 吸收되지 않은 殘滓物은 부드러운液狀으로 大腸에 보내 진다. 第24圖의 汚水溜에 該當하는 大腸에서 殘滓物에 있는 一部의 水分은

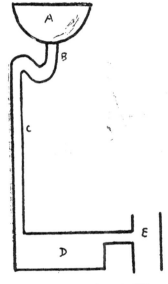

第24圖：水洗式便所의 構造

吸收되며, 一定한 時期를 經過하여 粥과 같은 硬度의 塊狀이되여 肛門을 通하여 排出된다. 排泄糞便의 量과 週期는 主로 攝取한 食物의量, 特히 人體內에서 消化 될 수 없는 粗質物의 量에 따라 달라지며 이들은 微生物의 作用에 依하여 分解되여 糞便으로 化한다.

Ⅱ. 大腸의 機能

攝取한 食物이 完全消化되여 吸收되면, 殘滓物이 極小하여서 이를 貯藏할 大腸이 적어도되지만, 消化吸收가 充分치 못하면 많은 榮養物을 먹어도 殘滓만 많어 지기 때문에 大腸도 그만큼 크지않으면 안된다 따라서 大腸은 生理的으로 擴張될수 있게

되여있다. 이것이 다음에 記述할 過長結腸의 原因이 된다. 消化吸收不良의 가장 큰 原因은 不良한 姿勢에 있으며 不良姿勢의 匡正은 第2編에 紹介된 保健療養六大療法으로 好轉된다. 大腸內의 殘滓物中에는 無數한 有毒物質 및 細菌이 繁殖하여 各種 疾病을 일으킴으로 古來로 이를 除去하는것이 健康의 要訣이라고 高唱되여 왔다. 大腸에 糞便이 停滯하면 그 毒素 때문에 腸神 經이 痲痺되여 腸은 巨大하게되고 過長하게 된다. 大腸이 過長하여지면 細

菌이 繁殖하는것 뿐아니라, 第25圖 ①②와 같이 大腸이 大腸속으로 접혀들어가 腸壁이 二重三重으로 重疊하며, 또 그것을 지탱하기 爲하여 腸의 外壁과 腹壁을 連結하는 새로운 纖毛樣組織이 增殖되여 腸間膜의 作用을 한다.

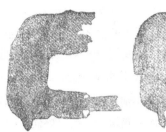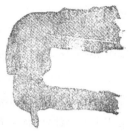

(小腸末端의 重疊)　　(上行結腸의 重疊)
第25圖：①大小腸의 重疊

이와같은 腸膜膜이 생기면, 그 部分의 腸이 屈曲 或은 狹搾·攣縮되여 ·糞便의 順調로운 通過를 妨害하거나 또는 糞便을 停滯케하여, 過長結腸·巨大結腸을 一層 惡化시킨다.

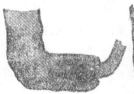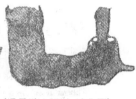

(虫垂까지 卷込)　　(過長된 小腸의 減入圖)
第25圖：②小腸의 大腸內 潜入圖

境遇에 따라서는 小腸이 過長한것도 있으며 大小 兩腸이 過長한것도 있는데, 小腸이 短하고 大腸이 長하면 아무리먹어도 吸收되지 않아 瘦瘠하며, 小腸이 過長하면 너무 肥大되며, 大小腸이 모두 過長하여도 肥大하여 이들은 모두 各種 疾病의 原因이 된다. 이때 大小兩腸을 適當한 기리로 調整하는것은 治療의 根本目標가되며, 그 方法으로서는 第2篇에 紹介된 斷食療法을 施行하지 않으면 안된다. 이렇게 過長한 腸을 正常으로 회복시키는데 漢醫學的으로는 于先發育促進劑(補中益氣湯類)의 投與 或은 施灸를 생각할수 있으나, 腸內容物을 除去하지 않는限 實効를 얻기 힘들다. 現代醫學的인 方法으로는 外科的 手段이 講求되지만, 1時的 措置에 不過하다. 왜냐하면 無力한 腸은 다시 길어지고 이러한 腸의 安定을 保持할 自然的인 必要로 새로운 膜은 必然的으로 增殖될 것이기 때문이다. 腸의 異常에는 그外에 憩室이라는 것이 있다. 이것은 最初 獨人「메케르」(Meckel)가 發見하여서 「Meckel's dinerficulum」(멕켈氏憩室)이라고 부른다. 第27圖는 憩室의 一種이다. 憩室은 病死體에서는 볼수 없으며, 落盤·電擊 또는

青酸「카리」等에 依하여 急死한 屍體를 剖檢하면 發見된다고 한다. 憩室內部에는 黑色塊狀物質이 들어있는데, 이는 凝固한 死血이다. 憩室은 腸이 毒物細菌等에 依하여 炎症을 일으켜서 出血이되면, 이것이 糞便과 같이 混合凝固하여 組織內에 附差하여서 생기는 것이다. 憩室은 便秘症患者의 宿便停滯가 가장 큰 原因이다. 腸에 潰瘍이 생기는것도, 生水의 飲用不足으로 糞便이 涸渴되고 血中의 "구아니징"이 發生하여, 軟弱해진 腸壁에 摩擦이되어서 炎症을 일으켜서 潰瘍이 된다. 이러한 憩室을 根治하는 方法은 斷食이다. 重病으로 오래된 患者에게서 憩室을 發見할수 없는 理由는 結局 病으로 인한 食欲減退로 事實上의

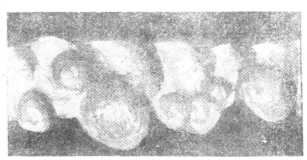

(便秘常習者는 憩室이 생긴다)
第27圖：大腸의 憩室

斷食이 死의 直前까지 履行되기 때문이다. 이 憩室은 腸管의 外部에 突出된 瘤기 때문에, 腸을 機械的으로 押迫하여 그 部分에 炎症을 일으키기 쉽다. 故로 便秘症에 便通을 促進 하기 위하여 腹部를 押擦하는 行爲는 이부분에 炎症을 일으킬 危險이있다.

Ⅲ. 過長結腸

어떠한 疾病이건 患者는 모두 胃腸病을 갖고있다고 醫療家들은 말한다. 特히 胃腸病患者의 「X-Ray」 投視에 依하면 大部分 結腸이 部分的으로 伸長되여 있으며, 또한 이러한 사람은 大槪 消化器疾病에 履患되여 있다. 結長의 伸長은 單純한 解剖的 崎形이아니며, 이에 隨伴되는 症候群은 病理學上 大端이 重要한 意義가 있다. 그러나 過長結腸(le dolichoculon)과 巨大結腸(lem'egacolon)의 區分은 그렇게 明瞭하게 밝혀져 있지않다. 사람에 따라서 腸의 正常기리는 다르며 學者의 說에 依하면 成人의 大腸의 길이가 1m(3尺3寸)에서 3m25(10尺7寸25)에 達한다고 한다. 그래서 長의 기리만을 갖

이고 이를 단정할수 없다. 解剖學的으로 過長結腸이란 大腸의 一部分·普通 左方部結腸이 伸張하여, 그結果 異常屈曲되었거나 重疊이되여 있으며, 때로 는 口徑이 極히 增大하여 있는것을 말하며, 臨床學的으로는 이러한 境遇에 各種消化障碍를 일으키게된다. 그들中 特히 重要한 障碍는 便秘·結腸氣腫 特殊한 疼痛症이다. 過長結腸이 있는者는 大部分 不良한 姿勢로 內臟下垂症 에 걸리게된다. 結長의 擴大·伸長은 左結腸(橫行結腸)의 末端部와 下行結 腸·腸骨部結腸·「S」字狀部 結腸等에 가장 發生하기 쉬우며, 이들中 「S」字 狀部結腸에 特히 많다. 왜냐하며 이곳은 기리가길고 內徑이 擴大되기쉽게 膿狀으로 屈曲되어 있기 때문이다. 그 다음은 腸骨部結腸의 伸長이 많으며, 下行結腸·脾臟角·橫行結腸의 末端部의 順序로많다. 右結腸에는 顯著한 伸 張은 보기드물고, 臨床的으로도 左結腸의 것과는 같지않다. 이러한 事實은 「칸토」氏 「화이트」氏 等의 學者에 依하여 統計的으로 밝혀졌다. 第4章 第5 節1項에서 말했듯이 瘀血中에는 過長結腸 및 過大結腸 憩室等도 總括되고있 다고한 理由가 以上의 事實로 明白해진다.

1) 過長結腸의 一般的 考察

過長結腸의 症候的 特徵은 續發性 疾患을 隨伴하드라도 始終 變하지 않는 點에있다. 이때 특히 結腸氣腫을 隨伴하면 疼痛이 일어나는데, 이症狀은 그 程度가 輕微하여도 中斷되지 않는다. 그 原因은 便秘症이다. 便秘는 成年期 가되면 더욱 많이 일어나며, 間歇的으로 或은 漸進的으로 激化한다. 때로 는 消化不良·全身疲勞·移動性疼痛症等을 隨伴하기도하며, 이러한 障碍는 漸次 惡化한다. 過長結腸이 있을때는 主로 便秘·結腸氣腫及 腹痛의 세가지 症候를 隨伴하게된다. 다음에 이 三大症에 對하여 個別的으로 考察코저 한다.

i) 便秘는 凡症候群中에서 가장 重要한 것으로 그 種類도 多樣하나 여 기에서는 過長結腸과 關係가 있는것만을 考察하려 한다.

便秘가 成年期에 많다함은 前述한바와 같으며, 最初에는 何等의 障碍도 일으키지 않으나 後에는 疼痛을 일으킨다. 이 경우의 便秘는 靑年에게 많이 있는 直腸性·痙攣性便秘와는 다르며, 그 區分은 「X-Ray」 投視로 明確하게

判斷할수 있다. 過長結腸으로 因한 便秘는 數時間동안 身體的動搖를 받으면 輕減되는데, 例하여 自動車·汽車를 長時間타고 있으면, 便秘患者가 便通이 되는 것은 이 때문이다. 萬若 粘液性結腸炎으로 因한 便秘는 이런경우 더욱 激甚하여진다. 第二篇에 紹介한 金魚運動療法은 이 原理를 應用한 療法이며

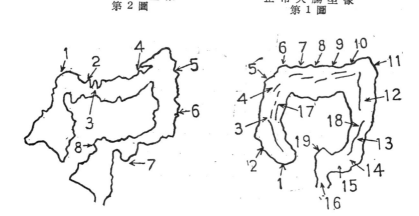

異常大腸型像
第 2 圖

正常大腸型像
第 1 圖

第26圖 : ＜N·W·워―카―博士＞에 依한 大腸과 生理關係 影像圖

1. 肝肥大	2. 心肥大	1. 腦下垂體	2. 胸腺	3. 甲狀腺	4. 食道
3. 低血壓	4. 胃病	5. 上皮小體	6. 肝	7. 膽	8. 心
5. 脾肥大	6. 腎故障	9. 肺	10. 胃	11. 脾	12. 副腎·腎
7. 肪胱疾患	8. 月經異常	13. 生殖器	14. 睾丸, 卵巢 15. 肪胱		16. 前立腺
		17. 耳, 目	18. 骨盤	19. 生殖器	

年小時부터 保健療養六大療法과 風療法(「로부리」氏 療法)을 施行하면 便秘 에 걸리지 않는다.

ⅱ) 結腸氣腫은 氣腫과 鼓腸이 合併하여 나타나는데 보통 便秘와 同時에 或은 그後에 일어난다.

結腸氣腫은 顯著하게 나타나기도하지만 正常의 腹形과 같은 경우도 많기 때문에 問診할 必要가 있다. 結腸氣腫은 發作性空氣燕下로 因한 鼓腹症과 는 다르기 때문에 鑑別하여야 한다. 結腸氣腫은 臍下部가 特히 隆起擴大 되며 局所性鼓腸을 나타내기도하는데, 이는 左側에 顯著하게 보이는 것이많 다. 어떤 경우는 右肋骨下及 臍周圍에 氣腫이 되여 斜卵形의 腹을 이루기도 하는데, 이때는 「S」字 狀蹄係가 脾臟下部에 올라가있다. 「GAS」의 分割은

大槪 不規則하며, 伸長된 蹄係 或은 그 上万部에까지 行하여지기도 하는데
이는 腸의 伸長이 系統的으로 發展하기 때문이다. 또 結腸氣腫은 肥滿症患
者의 鼓腸과는달리, 腹筋이 伸長되고 無力하며 皮下脂肪層이 얇다. 伸長이
甚한 境遇는 腹診에 依하여 結腸의 結構를 觸知할수 있으며, 때로는 右結腸
이 伸長된것도 있다. 疼痛部位는 大槪 該當蹄係의 位置와 關係가 있으며 伸
長된 蹄係는 打診에 依하여 多少 明確하게 認知할수 있다.

iii) 疼痛發作은 便秘及 結腸氣腫과 함께 過長結腸의 三大根本症狀이다.
疼痛은 便秘를 隨伴하여 發作하기도 하지만, 興奮·旅行·疲勞後에 일어나
기도 한다. 眞性疼痛의 發作은 一般 胃腸症勢와는 달라서, 그 發作時間은
一定치 않고 不規則한것이 特徵이다.

이 경우의 疼痛은 대개 前驅症을 隨伴하기도하는데 顯著한 便秘와 不快感
이 隨伴한다. 漠然한疲勞 不快感等의 前驅症을 隨伴하기도 하지만 大部分
突發性으로 激甚한 疼痛을 일으킨다. 疼痛은 흔히 左腸骨窩의 上內部에서
일어나지만 「X-Ray」檢査에 依하면 그 部位는 臟狀屈曲에 該當한다. 이러
한 여러가지 形態의 疼痛은 「GAS」의 排除와 通便에 依하여 終息되며, 疼
痛이 持續하면 腹部가 무엇엔가 壓迫當한것 같고 食慾缺乏·惡性黃疸·蒼白
疲勞를 隨伴한다. 그래서 이의 原因은 肝臟의 疾患에 緣由함을 알수 있다.

2) 過長結腸의 併發症

過長結腸의 併發症은 機械的 或은 炎症性原因에 依한 것인데, 機械的인것中
重要한것이 腸捻轉이다. (209P 第28圖 參照) 또 慢性牽縮性 「S」字狀部間膜炎
이 있는데 이것은 機械的原因으로도 볼수 있지만, 炎症性으로 오는 경우가 많
다. 眞性炎症性併發症으로는 化膿性 「S」字狀部結腸間膜炎이 있다. 血管性併
發症은 機械性及 中毒性 原因으로 起因하여 夔夔히 일어나며, 病毒의 冒染
으로 消化係統의 障碍도 併發症으로 많이 일어난다.

以上에 叙述한 過長腸結을 正常化하는 것은, 結局 여러가지 慢性機質的·
機能的 疾患의 根本治癒目標가되며, 이 目標를 達成하는 手段으로서 斷食療
法이 가장 適切한 方法이라는 것은 다음과 같은 事實로 確認된다. 卽 斷食
에 依하여 腸上皮細胞의 容積은 急速하게 減少되기 때문이다. 例하여 山椒

魚는 一個月의 斷食後에 上皮細胞의 容積이 約 60%가, 二個月의 斷食後에 70%가, 그리고 3個月의 斷食後에 約 85%가, 減少한다고 한다. 細胞 全容積 의 減少에 比較하여 細胞核의 收縮은 아주 微少하여, 細胞 全容積의 $1/16$에 該當하는 細胞核은 一個月後의 斷食에서 $1/10$에 相當한다고 한다.

그런데 有名한 生物學者「헤르트이히」의 說에 依하면, 細胞에 比하여 核 이 크면클수록 細胞가 成長할 可能性이 많다고 한다. 따라서 斷食을 함으로 서 過長結腸을 收縮시키면, 細胞에 比하여 核이 커져있을때 食物을 攝取함 으로서 核의 分列을 容易케하여 過長結腸을 正常的인 길이로 調整할 수가 있게된다.

第2節 肝臟과 疾病

지금까지 過長結腸에 對하여 叙述하였거니와 이러한 結腸症狀을 일으키는 것은 肝臟의 故障에 原因이 있다. 外見上 身體가 좋은 사람中에도 甚한 疲 勞를 느끼는 사람이 많다. 이러한 部類의 사람들은 大槪 生活의 規範을 喪 失하고 있으며 心身 共히 그 活力이 萎縮되여 있다. 이러한 사람들은 비록 理化學的 檢査로 뚜렷한 疾病을 가려내지 못하드라도 心身에 여러가지 故障 이나 있기 때문에 疲勞感을 느끼게 되는 것이며, 여기에 대게 肝臟의 障碍 가 伏在하여 있는 것이다. 왜냐하면 肝臟은 잠시도 쉴새없이 모든食物을 消 化消毒하는 作用을 계속하고 있기 때문에, 肝臟은 다른 器官보다 特히 많은 障碍를 惹起한다.

萬若 우리가 食物을 適當하게 選擇하지 않고 無制限 攝取한다면, 아무리 精巧하고 有能한 器官이라도 이를 消化시킬 수는 없다. 그外 安逸과 두꺼운 衣服의 着用도 肝臟疾患을 助長하는 第二 第三의 原因이 된다.

특히 飮食을 많이 攝取하는것 外에 砂糖類「alchol」等은 肝臟에 가장 나 쁜 障碍를 이르키며, 人工甘味料로 調理된 飮食은 消化에도 支障이 있을뿐 아니라, 肝臟의 作用에 困難을 일으키게 한다.

I. 肝臟의 生理

肝臟은 體內에서 가장 큰 腺臟器로서 五個의 肝葉으로 이루어져 있으며,

(第29圖 參照) 이들 肝葉은 相互 微妙한 調和를 이루면서 各各 獨立的인 作用을 한다. 可令 澱粉質의 食物을 攝取하면 于先 口의 咀嚼에 依하여 頰·口腔·及舌下에서 分泌하는 唾液과 混合되여 糖分으로 變化되며 이 咀嚼된 食物은 食道를 通하여 胃에 들어간다. 그런데 胃에서는 蛋白質食物은 消化시키지만 澱粉質에 對하여는 何等의 作用을 하지 못하며, 腸에 들어가야 消化가 된다. 腸에서는 膵臟에서 分泌되는 消化液에 依하여 糖分 或은「덱스드린」及「炭水化物」로 되여, 腸에서 肝臟에 吸收되여 最終的인 消化 過程에 移行한다. 即 肝糖(glycogen)으로 變化되는 것이다. 肝糖은 各各 다른 成分대로 五個의 肝葉內에 貯臟되여있다가, 筋肉이 Energy를 必要로 할 경우에 血液을 따라 肝臟에서 送出된다. 即 血液은 五個의 肝葉에서 肝糖을 配給받아 筋肉에 供給한다. 肝糖이 筋肉의「Energy」로 使用됨으로서 우리는 비로서 움직일수 있게된다.

前述한 疲勞感은 主로 肝臟의 過勞로 因한 것으로서, 必要以上의 澱粉質 食物이나 糖粉을 攝取하거나, 옷을 두껍게 입거나 運動이 不足하면 곧 肝葉에 違和가 招來되어 過重한 負擔을 肝葉에 주게되며 或은 空運轉을 하게되여 機能이 鈍하게 된다. 이러한 肝葉을 暫間 亂用하거나 休息하거나 하면 能力이 減少되여 充血이되며 그 結果 容積이 增大하게 된다. 肝臟이 肥大하는 것은 病에 對備한 生體의 抗爭態勢다. 이것이 疲勞感의 主根原으로서, 萬若 이를 放置하면 漸次 惡化할 것은 再言의 餘地가 없다.

1) 疲勞感과 肝臟

疲勞感은 人體에 對한 自然의 警告다「다그라스·톰손」博士와「배한·푸레스미스」氏의 說에 依하면, 疲勞感에 隨伴되는 症候를 大槪 八十餘種으로 보고 있다. 그 主症만을 摘記하면 1. 舌苔 2. 口의 酸味 3. 口腔의 惡臭 4. 噯氣 5. 放屁 6. 食後의 膨滿感 7. 痼積 8. 眼乾燥 9. 後頭痛 10. 皮膚의 黃色化 11. 白晴 12. 계속된 疲勞 13. 動悸 14. 偶發的 息切 15. 精神混濁 16. 健忘症 17. 手足厥冷 18. 過眠症 19. 睡眠中의 轉轉反側 20. 便秘 21. 肩重壓感 22. 右肩甲骨疼痛 23. 胸推 6—12번 特히 4·8番의 疼痛 24. 右側季肋附近痛 25. 心窩部痛 26. 右乳房附近痛 27. 右側

手足痛 等이다. 이러한 症狀 即 自然의 警告에 對하여는 곧 適切한 措置를 取하지 않으면 안된다. 그 適切한 措置는 自然 治療法인 裸療法·保健療養 六大療法·斷食療法·兩脚温冷法의 實行으로서 可能하며, 食療法으로서는 于先 澱粉質의 攝取를 減少하고 食物을 잘 섭어먹되 食事는 愉快하게하고, 感情의 刺戟을 避해야한다. 또한 每日 2—3 mile의 步行(散步)을하되, 步行中 에는 兩脚을 될수록 一直線으로하여, 膝關節을 屈曲하지말고 大股에서 足踵 이 地上에 附着하는 時間을 될수록 길게함이 좋다. 그리고 每日 生水를 조 금식 자주 飮用하고, 規則的으로 大便을보도록 하는것이 緊要하다. 睡眠은 充分하게 취하여야하며, 境遇에 따라서는 肝臟部位에 温灸나 温熱濕沛를 시 행할 必要도 있다. 이러한 攝生法을 施行하면, 心身이 短時日內에 全혀 更 新된다. 特히 裸療法과 飮食攝生은 健康上 重要한것으로서, 眞正한 健康人 은 如何한 食物도 相關없겠으나, 조금이라도 疲勞感이있으면 이것은 肝臟病 에 걸려있다는 證據임으로 一日 二食 生活로 滿足하지 않으면 안된다. 即 朝食은 廢止하고 晝食은 平常時와 같은 米飯을 輕하게(한공기 程度) 取하거 나 두 쪼각의 빵과 "사라다"나 生菜면 充分하고, 夕食은 平常食보다 조금不 足한(2 공기 程度) 飯과 국(스프)와 野菜「사라다」 또는 生野菜食이면 된다.

이러한 攝食을 疲勞感이 根治될때까지 繼續하여야 한다. 疲勞가 없어지면 다시 澱粉質食物을 適量으로 增加할수 있지만, 계속 治療되지 않으면 斷食 療法과 其他 健康原理를 實行하여야 한다. 肝臟機能이 不全하면 于先 疲勞 感이와서 自然은 이를 警告한다.

이것은 다시 腸의 故障으로부터 始作하여 不正循環을 일으키게 하며, 結局 各種疾病을 惹起한다. 이와같은 神의 啓示를 無視하면 苦痛을 받게되며, 이 에 住意를 기울이면 救願을 받는다. 無限한 筋力이나 腦力도 肝臟機能의 如 何에 달려있다. 그래서 悲觀·厭世·陰鬱等도 肝臟疾患에 根本이있다고 漢 醫學에서는 말하고 있다. 이와같은 肝臟의 異常은 環境과 食養으로 處置하 지 않으면 어떠한 醫療手段으로도 根治할수 없다. 環境이라함은 風土·寒暑 住居及過勞·安逸등이 모다 包含되기 때문에, 結局 暖衣·飽食·安逸이 그 큰 原 因이 된다. 이런 條件들은 모두 靜脈管을 膨脹·弛緩케하기 때문이다. 靜脈

管의 收縮力이 不足한것은 肝臟疾患의 最大原因이되며, 完全한 肝臟은 淋巴液을 無色清澄하게하여 純性淋巴로 만들어 活動力을 旺盛케한다. 때문에 肝臟만 健全하면 人生은 希望에 차케되며, 肝臟이 不健全하면 百萬長者라도 人生의 眞味를 모르게 된다. 「人生이 살 價値가 있다면 그것은 肝臟때문이다」—Is life worth living that depend-upon the liver—라는 西洋俗談이 있는가하면 또한 英語로 "Liver"는 生者라는 뜻도 되고 肝臟이라는 뜻도 된다. 漢學에도 肝要니 肝腎이니하는 熟語는 人體에서 肝臟의 重要性을 表現한 것이다. 그래서 肝臟이라는 單一器管은 人間의 幸福을 左右한다고 할수 있다. 不淨한 血液은 腦의 機能을 鈍化하여 不吉한 觀念과 嫉妬心을 갖게한다. 肝臟의 職能은 血液의 不淨을 防止하고 이를 淨化한다는 立場에서보아 여기에 侮難의 眞理가 含有되어 있다. 또한 肝臟은 血流를 調整統一하고, 食物에서 攝取한 榮養을 吸收하여 이를 檢査한다. 肝臟은 同時에 九種의 機能(後述)을 行하는데 그中 하나만 不全하여도 人體는 곧 損傷되어 各種症狀으로 나타난다. 이러한 肝臟의 異常은 肝臟의 過勞로 因하여 생기는 것이다.

II. 肝臟의 構造

1) 形狀과 位置

肝臟은 赤褐色의 큰 肉塊로 橫隔膜의下 腹腔의 上部를 獨占하고 있으며, 腹部內 臟器中에 제일 큰 臟器다. 形狀은 不規則하여 右部分이 特히 大하고 左側으로 가면서 적어진것이 胃의 小彎曲上에 놓여저있다. 食事時는 胃의 小彎曲이 擴大하여 左側을 押迫함으로 右側과같은 크기로된다. 肝臟의 後緣과 脊椎사이에는 大動脈·下大靜脈·及食道가 通過한다. 肝臟의 上面은 橫隔膜에 接하여 凸面으로 되여있고 甚히 滑한 腹膜으로 덮여있으며 何等의 導管도없다. 이에 反하여 下面은 凹面으로 되었으며 血管과 膽管이 있고 H字狀을한 3個의 溝列이 있다. 前後 二個의 溝는 前緣에서 後緣에 連結되었고 橫行溝는 前後 2個의 溝의 中間을 連結하여서, 肝臟은 이들 三個의 溝에 依하여 右葉 左葉, 前葉, 後葉 等의 四個 部分으로 區分된다. (第29圖 參照)

右葉은 가장 큰 部分이며, 左葉은 右葉보다 적으며 그 末端은 뾰죽하며 脾

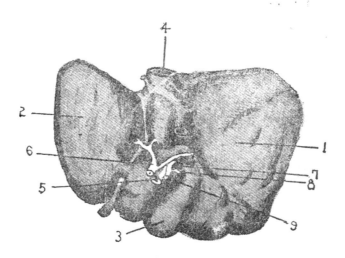

1. 右葉　2. 左葉　3. 膽囊　4. 下大靜脉　5. 門靜脉　6. 肝動脉
7. 膽管　8. 膽囊管　9. 總膽管
第29圖 : 肝臟의 下面圖

臟에 接하였다. 前葉은 方形葉이라고도 하며 後葉은 尾狀葉이라고도 한다　肝臟을 밑에서본 경우에 이러한 區分이 된다.

2) 肝臟의 血管

肝臟은 1分間에 平常 約 1,500gm 程度의 많은 血液을 直接 循環시키는데 肝臟에는 다음과 같은 血管이 配置되여 있다.

i) 肝動脉—이것은 大動脉에서 分派한 腹腔動脉을 通하여, 肝臟에 動脉血을 輸

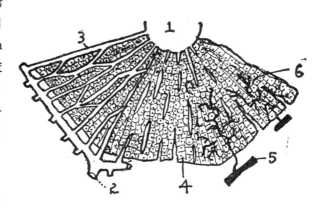

1. 中心靜脉　　2. 肝小葉周圍에 있는 門靜脉分枝
3. 門靜脉의 小葉內分枝　4. 肝細胞
5. 小葉間膽管　　6. 膽細管
第30圖 : 肝小葉의 一片(門靜脉과 膽管의 配置)

送한다.

ii) 門靜脉은 ①腸壁에서온 腸靜脉. ② 胃及 膵臟에서온 胃靜脉. ③ 脾臟에서온 脾靜脉이 合流한 것이다. 이와 같이 肝臟은 各種 器管을 循環한 多量의 靜脉血을 받는데 以上의 血管은 모두 肝臟에 血液을 流入하는 血管들이다. 肝臟에서 送出하는 血管으로는 三個의 肝靜脉이 있다. 肝臟을 循環하는 血液은 이들 肝靜脉에 依하여 押出되어 따로 따로 下大靜脉에 流入된다.

3) 膽管(膽道)

膽管은 肝臟에서 2—4cm下行하여, 膽囊管과 總膽管으로 分流한다.

① 膽囊管은 膽汁을 膽囊에 輸送한다. 膽囊은 他導管과 함께 肝臟의 下面에 位置하며, 그 緣은 肝臟右側의 前後溝보다 조금 前方에 나와있다.

② 總膽管은 6—8cm下行하여 膵管과 함께 十二脂腸內에 注入하는데, 腸內에 開孔하기 前에 十二脂腸을 따라 2cm程度 粘膜과 筋膜사이를 走行하며 膵管과 結合하여 「휘—더」氏 膨大 바로 밑에서 開孔된다. 膽汁은 不斷히

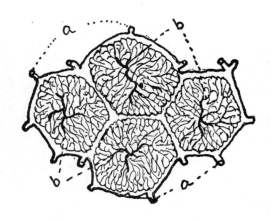

a. 門靜脉分枝
b. 中心靜脉
第31圖: 肝小葉內의 門靜脉分布

分泌되나, 食事時 以外에는 膽囊內에 貯藏되여있다가 酸性食糜가 胃에서 나와 「회一더」氏 膨大部를 通過할때 總膽管의 粘膜의 刺戟을받으면, 그孔口를 調節하는 括約筋이 弛緩되여서 膽汁이 腸內에 흘러들어간다. 上述한 血管과 膽管은 대개 肝臟下面의 橫行溝에 있다.

4) 肝臟의 內部 構造

肝臟의 外側은 腹膜에 依하여 덮여있으며 다른 腹部內 臟器와 같이 囊狀으로 되어있다. 그表面은 滑性抵抗力이 있는 結締組織膜으로 構成되여 있으며 이를 「구리손」氏 囊이라 한다. 「구리손」氏 囊은 肝臟內部에 많은 結締組織의 中隔을 派出하여 肝臟實質을 粟粒大의 微小部分(徑 1mm)으로 細分하고 있다. 이 微小部分을 肝小葉이라고 呼稱한다. 따라서 肝臟의 構造는 이小葉의 構造를 觀察함으로서 充分하며, 前述한 血管이나 肝臟이 窮極에는 이들 小葉內에 終結된다. (第30, 31, 32, 33圖 參照)

① 小葉의 周圍에는 結締組織의 中隔이있으며, 이는 前述한바와같이 「구리손」氏囊의 微小한 伸長에 不過하다.

② 結締組織의 中隔內에는 肝動脉과 門靜脉의 分枝가 分布되어있으며 이들에 依하여 많은 血液이 肝臟內에 導入되는데, 그 末梢分枝는 小葉內部에 더욱가는 細分枝를 派生하여 毛細管網을 構成하고 있다. 이들 毛細管은 小葉의 中樞에 集中結合하여 肝靜脉의 根本이된다. 各小葉에서 派出된 小靜脉은 合流하에 三個의 肝靜脉을 이루며 이는 肝臟의 血液을 送出하는 役割을 한다.

③ 血管網의 各綱目은 卵形 또는 多面體의 肝細胞로 채워져있으며, 肝細胞는 肝臟의 基本體로서 그 滲透作用에 依하여 血液을 輸送한다. 또 肝細胞는 膽汁의 成分을 血液으로부터 吸入하는 同時에 다른 成分을 生成하기도 한다. 이와같이 肝臟의 能動的 機能을 擔當한 肝細胞는 肝臟全體의 四分의三을 占有하고 있다.

④ 肝細胞에는 膜이 있으며 細胞間에는 적은 間隔이 있다. 肝細胞에서 만들어진 膽汁은 이 間隔을 流注한다. 이것을 肝葉間小溝라고 하는데, 이것

은 普通의 脉管과 같은 固
有한 壁이 없으며 肝細胞
사이에 있는 空隔에 不過
하다. 膽汁은 이 間隔을
通하여 肝葉의 週邊에
到達하여 小葉間膽管에
들어간다. (第32圖 參照)
이 膽管은 固有한 壁을
갖고 肝葉의 周圍를 走
行하며 肝葉의 結締組織
膜中에 分布되여 있다.

이런 種類의 小管이 合
流하여 膽管의 一分枝가

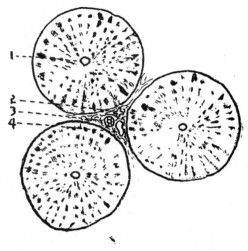

1. 中心靜脉의 斷面　　2. 肝動脉分枝
3. 小葉間膽管　　　　4. 門靜脉分枝
第32圖：肝小葉及「캐논」氏 葉間腔의 配列略圖

되여 膽汁을 肝臟에서 送出한다. 結局 肝臟은 肝細胞를 包圍한 많은 血管網
으로 構成되여 있으며 肝細胞는 膽汁을 精製하여 內部에 많은 小管을 通하
여 이를 外部에 送出한다.

　5) 肝細胞의 構造
　肝細胞는 肝臟機能의 基本要素로서 若干의 特徵이 있다. 肝細胞에는 膜이
없고 많은 核을 갖고있다. 그 原形質은 微細하고 많은 顆粒狀으로 되어있으
며 恒常 3種의 다른 物質을 含有하고 있다.
　첫째, 「비리루빈」으로 赤色小顆粒이며 膽汁色素가 이것이다.
　둘째는 脂肪性 小粒인데, 鳥類의 肝臟에서는 細胞內에 侵入하여 肝臟에
薄黃色을 내게한다.
　셋째는 一種의 動物性「아미돈」으로서 原形質中에서 油狀의 細長한 條痕을
이루는 「Glycogen」이다. 「Glycogen」이 「Alchol」의 作用을 받으면 急激히
小顆粒으로 變하고, 沃度로 染色하면 植物性「Amino」酸(靑色)의 境遇와는
달리 紅色을 顯出한다. 이 「Amidon」은 榮養을 保存한다.
　Ⅲ. 肝臟의 機能

肝臟機能은 極히 複雜하다.

① 分泌器管의 機能으로 膽汁을 分泌한다. 膽汁의 成分은 毒性이있다.

② 肝臟은 消化器管이다. 왜냐하면 膽汁은 腸內에 注入되여 胃에서온 乳糜와 混合되여 脂肪의 消化及 吸收에 特殊한 役割을 하기 때문이다.

③ 肝臟은 肝糖 貯藏器管이다. 澱粉質 食物及 糖分의 消化에서생긴 餘分의 葡萄糖을 動物性「Amidon」即 肝糖(Glycogen)의 形態로 貯藏한다.

④ 肝臟은 抗毒作用을 한다. 即 腸에서 門靜脉을 通하여 肝臟에 侵入하는

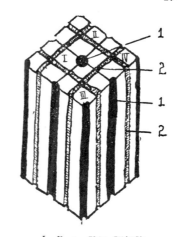

Ⅰ, Ⅱ, Ⅲ, Ⅳ는 肝細胞
1. 毛細管　　2. 膽細管
第33圖：肝細胞의 相互關係
（毛細血管과 膽細管의 構成을 表示）

毒物을 破壞하는데 重要한 役割을 한다. 肝臟은 銅鹽·水銀鹽·砒素鹽等의 鑛物性 毒物과「몰핀」「키니네」等의 植物性 毒物을 分解하여 그 毒作用을 抑制한다.

⑤ 肝臟은 血球造成器管이다. 왜냐하면 肝臟에서 오래된 赤血球가 破壞되여 分解된「Hemoglobin」은 膽汁色素가되며, 또 한편 鐵分은 새로운 赤血球를 만들기 위하여 肝臟에 貯藏된다. 이를 鐵劑性 機能이라 한다.

⑥ 肝臟은 尿素 即 窒素物〔Co(NH$_2$)$_2$〕을 製造하는 主要器管이다. 이를 泌尿性 機能이라 한다.

⑦ 肝臟은 蛋白固定作用을 한다. 蛋白質이 消化될때, 그 當初에는 完全한「Amimo」酸이 아닌「Pepton」「Albmoze」의 狀態로 腸壁을 通하여 門靜脉에 吸收되는 것이다.

⑧ 肝臟은 細胞內에 豫備로 脂肪을 貯藏한다. 이 脂肪은 消化作用中에 製造되는 것도있고 門靜脉을 通하여오는 糖分을 犧牲하여 製造되는 것도있다.

⑨ 肝臟은 體溫을 維持하는 機能이 있다. 肝臟이 健全하면 寒暑에 堪耐할 수 있다. 不全하면 暑에 對하여는 疾病에 侵犯되기 쉽고, 寒冷하여도 感冒와

其他 疾患에 걸린다.

Ⅳ. 肝臟神經

血管은 血管壁에 있는 筋纖維의 緊張과 弛緩에 依하여 그 口徑을 收縮 或은 擴大하며 筋섬유는 脉管運動神經 即 脈管收縮神經及 脉管擴張神經에 依하여 支配된다. 肝臟에 分布된 脉管運動神經섬유는 第四腦室에 있는 總括脉管運動神經中樞에서 起始하여 延髓의 側索을 따라 下行하여 脊髓의 灰白質에 들어 가서 第二腦室神經中樞와 結合한다.

다시 神經纖維는 前根(第六, 七腦椎神經의)에 依하여 延髓에서 分離되여 (脉管擴張神經은 後根에 依하여 延髓에서 分離한다), 交感神經節을 橫斷하여 內臟神經과 함께 太陽叢으로 向한다.

肺胃神經(迷走神經)及 橫隔膜神經은 內臟神經과 같이 肝臟의 脉管運動神經分布에는 參加치 않는다. 여기서부터 대부분의 神經纖維는 肝臟叢에 섞여서, 그 輸出分枝는 小動脉及 門靜脉의 分枝 及膽管과 함께 肝臟에 들어간다.

肝臟은 但只 脉管運動神經의 刺戟에 應하여 容積及實質을 變化할뿐아니라, 그 分泌의 量的變化도 일으킨다. 以上을 總括하면 肝臟은 外觀上 同質의 塊로서 非活動性인것같이 보이지만, **事實**은 肝組織은 特別히 豊富한 脉管과 **神經**을 具備하였고, 이에 對應하여 化學的 活動도 常當히 旺盛하며 脉管運動神經도 恒時 活動하고 있다. 이러한 肝臟內의 活動은 有機體의 여러 곳에서 온 神經及「Holmon」의 刺戟과 恒常 密接한 關係를 갖고 있다.

Ⅴ. 肝臟 및 그 附屬器管의 疾病

1) 肝臟에 關聯된 疾病

가) 黃 疸

肝臟과 關聯한 疾病에 黃疸이있다. 黃疸을 惹起하는 原因은

① 膽管(膽道)의 閉塞(例하여 膽囊結石·膵臟癌에 依한것)

② 肝臟實質自體의 傷害(但 膽細管은 傷害를 받지 않은것)

③ 「Bilirubin」의 生産過多 即 肝臟及膽管에는 異狀이 없어도 膽汁을 充分 迅速하게 分泌하지 못하는 경우다.

(1) 肝臟黃疸

어떠한 原因에 依하여 肝臟障害가 일어나는 例하여 細菌感染·中毒·肝
臟實質의 變質 等의 肝臟疾患에 隨伴하는 黃疸은 같은 臨床狀態를 나타내기
때문에, 이것은 認識하기가 容易하다.

어떤 種類의 細菌 或은 毒物은 肝臟의 모든 機能中에 膽汁生成機能에만
特別히 感染되기 쉬운데, 萬若 이런 境遇 肝臟이 甚한 傷害를 받지않아도 機
能이 어느程度만 不全하여지면 膽汁滯溜가 激甚하게 일어난다. 그러나 腎臟
이 同時에 感染되여 있지않으면, 黃疸이 肝臟의 旣往性疾患의 附帶現象으로
서 일어나지않는限, 이런黃疸은 通常 쉽게 治癒된다. 例하여 傳染性黃疸·中
毒性黃疸·肝臟疾患에 依한 黃疸 및 毒性黃疸等이 이 疾病群中에 包含되는
病名들이다.

(2) 膽道閉塞에 依한 黃疸

從來에는 黃疸이, 大槪 膽道의 壅塞에 依하여 일어난다고 하였다. 卽「카
달」性 黃疸은 粘液이 總膽管을 閉塞하여, 病毒이 上方으로 感染하는 結果로
일어난다고 생각하였고, 其他 傳染性黃疸이나 硬變症에 依한 黃疸은 小葉間
膽管의 炎症에 依하여 일어난다고 생각하였다. 그러나 死體解剖結果에 依하
면 이러한 傷害는 조금도 發見되지 않고 다만 肝細胞가 傷害를 받고 있음에
不過하다고 한다. 따라서 膽道의 閉塞에 依한 黃疸은 그 範圍가 퍽縮少된다.
實際로는 總膽管·膽管及膽囊管의 閉塞에 局限되는것으로서, 膽道의 閉塞은
膽石·膵臟癌·慢性膵臟炎及膽道癌에 依한것이 主要한 原因이다. 그 外에
癌結節·肝臟周圍炎·及梅毒性「Gum」腫에 依한 肝門의 壓迫이있으며, 稀有
한 것으로는 包虫囊腫이 膽道內에서 破裂하여 包虫囊이 膽道를 閉塞하는 것
이있다.

例하여 蚯蚓樣蛔虫에 依한 總膽管의 閉塞이 이것이며 이는 극히 稀少하다.

肝臟炎에 依한 黃疸과 膽道閉塞에 依한 黃疸과의 識別은 困難한點이 많으
나, 肝臟의 狀態와 熱曲線은 이들의 鑑別上 主要하다.

卽 膽道閉塞이 임이되여 있을 경우는 肝臟은 그 容積이 甚히 增大되여 있
다. 그래서 이를 觸診하면 疼痛을 呼訴한다. 이러한 肝臟肥大는 閉塞에 依
하여 膽汁이 滯留한 結果로 일어나는 것으로서, 膽汁이 正常으로 腸內에 流

入하게되면, 肝臟은 迅速하게 正常으로 回復한다. 그러나 黃疸性 肝臟炎의 境遇는 이러한 肝臟肥大는 나타나지 않는다. 오직 黃疸을 倂發하는 肝臟硬化症의 경우에만 肝臟肥大가 보인다. 이때는 肝臟이 硬化하여 있다.

第二의 熱曲線은 第一의 肝臟狀態에 못지않게 重要한것으로서, 膽道의 障碍(結石・包虫囊及 或種의 癌)는 特殊한 傳染性에 感染되기 쉽기때문에, 傳染性에 걸리면 熱이 急激히 39°C 或은 40°C로 上昇한다. 그러나 肝臟炎의 境遇는 熱의 發作이 이렇게 急激한 樣式을 取하지않고, 黃疸의 發生과 함께 熱이 上昇하다가 迅速하게 低下함이 通常的인 例이다. 이러한 閉塞을 일으키는 結石・癌에 關하여는 다음에 詳述코저 한다.

2) 肝臟의 諸疾患

가) 肝臟硬化症

肝臟硬化症이란 名稱은 「라엔넥크」氏가 1819年 最初로 使用하였는데, 이것은 肝臟實質의 硬化를 말한다. 硬變은 結締組織의 增殖을 特徵으로하며, 이의 原始增殖은 漸次로 肝細胞를 抑壓한다. 「샤루고」氏나 「컴보―르」氏는 이 傷害가 靜脈 或은 膽管의 周圍에 많음을 發見하고, 靜脈性 萎縮性 肝硬變症과 膽汁性 肥大性 肝硬變症으로 區分하였다. 前者는 腹水를 隨伴하는 「라엔넥크」氏 硬變症에 該當하고, 後者는 黃疸을 隨伴하며 腹水症은 隨伴하지않는 「아노―」氏 硬變症에 該當한다. 또한 肝硬變症은 肝臟의 萎縮及肥大・脾臟의 肥大・黃疸의 有無・疾患의 進展狀態等에 依하여 「라엔넥크」氏 硬變症・肥厚性 硬變症・進行性 硬變・膽汁性 硬變・色素性 硬變・脾臟肥大를 兼한 肝硬變等으로 細分한다.

나) 肝臟肥大症

肝臟肥大는 各種 肝臟病의 共通된 特徵으로서 이것이 隨伴하는 機能性及一般障碍에 依하여 그 種類와 特徵을 區別할수 있다.

① 肝臟의 受動性 充血；心臟性 肝臟病

右心房에 血液이 滯留되면 下大靜脈及 門靜脈에 依하여 直接 肝臟에 血液이 充滿하여 그容積이 增大한다. 따라서 心臟性 肝臟病은 大概 心臟代償不全에 倂發한다. 心臟性 肝臟病은 右心의 收縮不可能에 因한것으로서, 心臟症狀

尿量減少・肺臟充血 및 週邊性 水腫에 依하여 容易하게 診斷할 수 있다.

② 肝臟의 能動的 充血

肝臟內의 充血은 心臟性 鬱血以外에 中毒・傳染病性 疾患 및 胃腸障害로 因한 肝臟實質의 反應에 依하여서도 일어난다. 例하여 「Alchol」中毒患者는 肝硬變에 앞서 肝臟充血이 된다. 또한 一般 急性傳染病 例하여 腸지브스・肺炎等은 肝臟充血을 隨伴한다. 이 境遇의 肝臟充血은 다시 激甚한 傷害 即 傳染性 肝臟炎의 始初過程이 된다. 例하여 瘴氣熱은 肝臟實質을 直接 損傷하기보다는 心臟機能障害를 일으킴으로서 肝臟充血을 惹起케 한다.

③ 肝臟結核

病勢가 昂進한 肺結核患者의 肝臟은 脂肪變性을 일으키는 경우가 많다. 그것은 肝臟肥大에 依하여 認知되며, 肝臟의 緣이 柔軟하며 疼痛이 없는 것으로 確認된다. 肝臟의 澱粉樣變性은 洞腔結核病患者・特히 骨質結核病患者에서 볼수 있으나, 脾臟肥大, 下痢, 特히 肝臟「아미로제」의 特色인 症候群이 나타나지 않는 경우는 그 診斷을 내리기 困難하다.

④ 肝臟梅毒

肝臟梅毒은 比較的 稀有하나 梅毒이 肝臟病의 原因일 境遇에는 特殊한 處置를 施行하지않으면, 治療目的을 達成할수 없다. 續發性 梅毒은 「Cathal」性 黃疸을 일으키며, 硬結 「Gum」腫性傷害를 隨伴하는 肝臟의 第三期梅毒은 各種型의 肝臟肥大를 일으킨다. 梅毒性肝臟은 肥大 硬化하며, 때로는 木質樣으로되며 表面이 凸凹로 不規則하여서 深溝가 있는가하면, 顯著한 降起를 나타내기도 한다(麻絲樣肝臟)・때로는 한쪽 肝葉이 萎縮하고 他肝葉은 甚하게 肥大하여 있기도한다(萎縮・肥大性肝臟)

肝臟은 이렇한 硬結에 依하여 不規則한 形狀이되어 牽縮하며, 甚하면 肝臟實質의 一部가 離脫한다. 이런 경우에 殘餘의 肝臟은 孤立되어 外見上 恰似 腫物같이 感知된다. 이러한 肝臟은 때로 自發的으로 疼痛이 發하기도하며 觸診에 依하여 처음으로 疼痛을 느끼기도 한다. 後者는 肝臟周圍炎의 경우다.

⑤ 肝臟의 包虫囊腫

肝臟內에 있는 狗兒條虫(棘球條虫)의 幼虫은 胞虫의 限局性發生으로 因한 寄生虫病 即 肝臟의 胞虫囊腫은 牧畜地方에 많은데, 羊은 胞虫囊을 含有하고있는것이 많기 때문이다. 이러한 羊의 內臟을 개(犬)가 먹으면 이에걸린 개(犬)의 排泄物이 人間의 食物에 汚染된다. 寄生虫囊의 增進은 甚히 緩慢하여, 肝臟의 胞虫囊腫이 臨床的 症狀을 나타내는것은 感染後 數年이 經過하여서다. 이 境遇 身體의 一般 障碍는 없는 것이 普通이며, 다만 肝臟肥大 腫瘍或은 疼痛만이 있다. 胞虫囊腫에 依한 肝臟肥大는 多少 嵩張된 凡形을 이루어, 肝臟表面의 前方·下方 或은 上方이 突起된다.

⑥ 肝臟膿瘍.「Ameba」性 肝臟炎

肝臟의 적은 多發性 膿瘍은 病毒感染의 併發症으로서 일어남이 많으며 이는 固有한 病歷이 없이 그의 原因인 敗血症의 激한 症狀裡에 不知不識間에 進前함이 通常이다.

이 보다 큰 汎發性 肝臟膿瘍은 門靜脈領域內의 敗血性病巢에 續發하는데 特히 虫垂炎·腸「지브스」及 膽道炎에 隨伴함이 많다.

그러나 眞性肝臟膿瘍은 「Ameba」赤痢에 依한 大膿瘍을 말한다. 「Ameba」性 腸疾患은 반듯이 下痢나 血痢를 隨伴하지는 않으며 普通下痢와 鑑別하기 힘든 경우가 많아서, 그 診斷이 容易하지 않다.

⑦ 肝臟癌

肝臟癌은 原發性도 있으나, 大部分은 門靜脈의 領域에 있는 上皮腫瘍(胃·腸·膽道의 癌)에 續發하며, 또는 子宮·睾丸·腎臟·肺臟의 上皮腫瘍에 隨伴하기도 한다. 續發性 肝臟癌은 다른 肝臟病과 같이 消化障碍로 發端하며 이런 경우 肝臟은 모두 肥大하기 때문에 臨床的으로는 原發性과 같이 觀察된다.

3) 膽道의 諸疾患

(가) 膽石症과 그 併發症

膽石症은 極히 普遍的인 疾患이나, 肝臟疝痛의 特有한 症狀을 具備하고있지않은 境遇에는 可能한限 早期에 診斷을 내려야한다. 事實 그 發作이 일어나기까지는 數年을 要하는 것이 많으며 이 期間內에는 消化不良의 症狀이 나타나는 程度에 不過하기 때문이다.

（나）非結石性 膽道炎

膽石을 隨伴하지 않는 急·慢性 膽管炎은 많이있다.

（다）膽囊停滯

膽囊入口가 閉塞되면，慢性 膽管炎과 비슷한 症狀을 나타내는데， 膽囊停滯는 두가지의 다른 原因에 依하여 일어난다.

첫째는 成形性 膽管周圍炎에 依한 機能障碍로서 非結石性 膽管周圍炎의 경우에 많다. 이때 現代醫學에서는 手術에 依하여， 癒着을 離開하고 膽囊을 除去한다.

둘째는 膽囊의 張力缺乏에 由來하는데， 現代醫學에서는 十二指腸揷管에 依하여 膽囊灌漑를 行한다. 大槪 膽囊停滯는 膽囊透明法及 十二指腸揷管法에 依하여 認知한다.

（라）膽道癌

① 膽囊癌

膽囊癌은 膽囊結石症과 倂發하는수 가많으며, 이 倂發症의 診斷은 甚難하나 迅速한 瘠削과 癌性 腹膜炎에 依한 腹水症, 그리고 肝臟에의 病毒轉移에 따른 肝臟肥大가 診斷의 要點이 된다.

② 主要膽道의 癌

肝臟·總膽管·「화一더」氏 膨大에 癌이 있으면 總膽管이 閉塞되어 慢性黃疸을 일으키는데， 이런 黃疸과 膵臟頭部癌에 由來하는 黃疸과의 分類는 容易하지 않다. 現代醫學에서는 腹部切開에 依하여 이를 鑑別하며, 이렇한 膽囊을 胃에 吻合하면 生命을 延長할 수 있다.

Ⅵ. 肝臟에 對한 措置

肝臟 및 그 附屬臟器의 疾病은 上述한바와 같이 여러가지나, 이에 對하여 現代醫學은 單只 手術로서 對處하고 있다. 元來手術이란 이들疾患의 根本原因을 除去하는 것이 아니기 때문에, 그效果는 一時的이며 全혀 無效인 境遇도 적지않다.

全體性 醫學의 立場에서는 肝臟의 機能을 回復시켜 나빠진 肝臟을 元健康

대로 恢復시키는 方法이다. 特히 自然療法인 斷食은 이 目的을 爲한 至極히 有效하고 또 直接的인 治療法이라할 수 있다. 第二篇에서 詳論하겠거니와. 斷食의 目的중 하나는 斷食에 依하여 體內의 脂肪新進代謝를 行하게하는 同時에, 必要없는 脂肪分을 減少시키는 것이다. 脂肪減少는 筋肉을 收縮시킴으로 靜脉管과 淋巴管을 收縮케하는 效果를 갖어온다. 即 靜脉管과 淋巴管의 機能을 促進하며, 血液循環과 抗毒作用을 完全하게 한다. 靜脉이 膨脹하면 그 機能이 惡化하여 血液循環이 不完全하게되며 이 경우 體內에서 第一로 故障을 많이 招來하는 것이 肝臟이다. 따라서 疾病의 機轉은 肝臟의 說明에 置重함으로서 足하게된다.

이와같은 肝臟疾患 或은 故障은 保健療養 六大法則·斷食·裸療法·温冷浴 等의 自然療法을 實行함으로서 根治할 수 있다.

왜 나하면 斷食에 依하여 細胞가 收縮함은 勿論이지만 特히 腺細胞는 그 程度가 顯著하기 때문이다. 「몰홀코」氏의 研究에 依하면, 斷食鳩의 肝細胞는 普通細胞의 三割六分이라고하며, 「루크쟈노」氏의 報告에 依하면 動物이 體重의 二割九分四厘를 喪失할때 그 動物의 肝細胞核은 普通核의 五割을 喪失하고 腎臟細胞核은 普通核의 二割三分을 喪失한다고 하였다. 그外 「호이만」氏 「루크쟈노」氏 等의 研究結果를 綜合하면

① 體細胞는 持續的으로 收縮하나 細胞核은 比較的 早期에 最小限度로 收하고, 그후는 收縮하지 않으며

② 全身의 體重減少에 比하여 肝細胞의 收縮은 顯著하게 率이 높다는 것이다.

이 말은 斷食의 影響이 肝臟에 가장 顯著하다는 意味이며, 따라서 斷食의 生理的 效果도 肝臟에서 가장 效果的으로 나타난다.

第3節 淋巴와 疾病

Ⅰ. 淋巴管의 種類

淋巴管은 口徑이 적은 管으로 淋巴液을 輸送하며, 서로 吻合하거나 或은

並行集合하여 特有한 淋巴管 即 淋巴腺을 形成하고
있다. 管은 圓形이며, 靜脉辨과 恰似한 辨을 갖고
있다. (第35圖 參照)

淋巴管은 組織中에 或은 淺在 或은 深在하며, 皮
膚에는 極히 細少한 淋巴管이 많이 分布되여 있어서

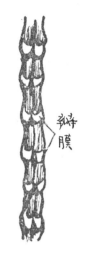

第35圖 : 縱開한
淋巴管

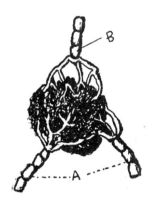

A. 輸入管　　B. 輸出管
第34圖 : 淋巴腺

여기에 炎症이 생
기면 外部에서 쉽
게 알수 있다. 淋
巴管系統中에는
小腸에서 乳糜를
聚集하는 乳糜管
도 所屬된다. 淋
巴管의 容積 및
形狀은 場所에 따라 一定치 않으며, 丸形
또는 卵形을 이루고 있는 것이 제일 많다
그色도 一定치 않아서 皮下細胞에 있는것
은 薔薇色, 肺臟의 것은 黑色이다. 이렇한 淋巴腺은 어떻한 局所에는 群集되
여 있으며, 各淋巴腺에는 輸入管과 輸出管이 있다. (第34圖 參照) 下肢·骨
盤及 腹部의 淋巴管과 一部 胸廓淋巴管은 第二, 및 第三胸椎의 前方에 位置
한 貯槽 即「페게」氏 槽(乳糜槽)中에 注入하는데

첫째 二個의 上行分技는 下肢·骨盤·泌尿生殖器及 大腸의 淋巴液을 聚集
하고

둘째 二個의 下行分技는 肋間腔下方部의 淋巴管에서 受取하고

세째 一個의 前行分技는 小腸에서 나온 亂糜管·肝臟·脾臟及 胃의 淋巴管
에서 이루어진다. (第36圖 參照). 이들 淋巴管上에는 많은 淋巴腺이 있는데
그中 主要한것은 다음과 같다.

普通 鼠徑部淋巴腺이라하는 淋巴腺은 鼠徑皺壁의 조금 下方에 位置하며,
上部는 鼠徑勒帶에 依하여 制限되였고, 外側은 縫匠筋(縫工筋)에 依하여 덮여

있으며, 底部는 內轉筋에 依하여 制限되여 「스칼파」氏 大腿三角이라 呼稱되는 局處에 淺在 또는 深在하여 있다.

淺在淋巴腺은 그 하나가 鼠徑靭帶와 並行하고 다른 하나는 股의 大軸에 沿하여 上內部淋巴管 即 外生殖器・會陰・肛門 淋巴管의 全部와 上外部 淋巴管 即 臍下方의 腹壁淋巴管을 받고 있으며, 深在淋巴腺에는 下肢의 深在淋巴管이 와있다. 이들 淋巴腺은 外腸骨淋巴腺에 輸出管을 보내고 있다.

骨盤中에는 側腹壁上에 下腹淋巴腺이 있고 仙骨의 凹部에 仙骨淋巴腺이 있다. 腹部에는 淋巴腺이 腰椎를 따라 大動脉의 前方에서 梯形으로 配置되어 있는데 이것은 腰淋巴腺으로 男子는 精系淋巴管・女子는 子宮及 卵巢淋巴管을 받는다.

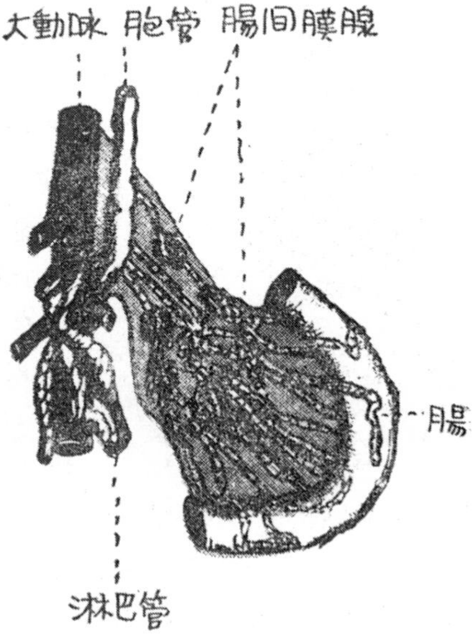

乳糜槽에서는 胸管이 나

第36圖：腸間膜에 있는 乳糜管

와있으며, 이는 體內 大部分의 淋巴와 腸에서온 乳糜를 靜脉系統中에 送入하는 管이다.

胸管은 第10胸椎의 水準線에서 乳糜槽를 나와, 大動脉列孔部位에서 橫隔膜을 橫斷하여 大動脉과 右縱胸靜脉(奇靜脉)의 사이로 脊椎에 沿하여 錫杖의 形狀을 이루며 左鎖骨靜脉內에 들어가서 內頸靜脉에 結合되어 있다. 胸管은 中間에서 肋間腔에 있는 淋巴管을 받으며 끝에서 頭及頸의 左半部・左肺・及心臟의 淋巴管을 받는다.

心臟의 淋巴管을 除外한 右則淋巴管들은 結合하여, 第2의 聚合管인 右淋

巴本管을 이루고 있는데, 淋巴管本管은 기리 1—2cm에서 右內頸靜脉과 右
鎖 骨下靜脉 사이에 介在하여, 會合部에 到達하였다.

頭部·頸部及 胸部에는 많은 淋巴腺이 있지만 그中 體壁淋巴群·顎下淋巴
群(이는 喉頭炎때 누누히 炎症을 이르킨다). 頸淋巴群(이는 結核性 冷性 膿
瘍에 걸리는 수가 많다). 腋窩의 前內淋巴群(大胸筋과 胸壁이 形成하는 角
內에 位置하며 乳房의 淋巴管을 받는다). 이 主要한 것들이다.

Ⅱ. 淋巴의 機能

淋巴管에 依하여 運盤되는 淋巴液은 無色 또는 綠黃色의 透明 또는 半透
明液으로서 鹽味가 있으며,「Alkaly」性 反應을 나타낸다. 淋巴를 組成하는
液體分에는 淋巴漿(纖維素와 淋巴清으로 成立)이 있으며, 類蛋白質 特히 尿
로 排泄되기 以前의 物質·卽 鹽分·脂肪物質·「코레스테린」「까스」(炭酸·
窒素등)을 包含하며, 固體分으로서는 白血球·卽 淋巴球(每立方 mm에 約
4千箇)·赤血球·血芽細胞·脂肪粒이 있다.

淋巴는 그 組成上 血液처럼 凝固하며, 그 塊는 無色 또는 淡紅色이며 柔
小하며 全혀 牽縮性이 없다.

乳糜는 小腸에서온 乳糜管內의 淋巴이나 消化時에는 白色乳狀이되며 脂肪
分을 豊富하게 含有하였기 때문에, 淋巴와 分別된다. 淋巴는 結局 毛細管의
壁을 通過하여 組織을 培養하는 血液의 一部分으로되여 榮養으로 使用되며,
이들 血液은 淋巴管의 起始部에서 吸收되여 血液에 돌아간다.(第37圖 參照)

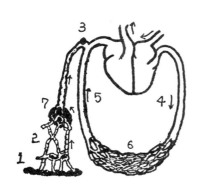

第37圖 : 淋巴系統의 略圖

이런 意味에서 볼때 淋巴系統은 一種
의 排泄器管이라 할수 있다. 이렇한

1. 淋巴毛細管의 起始部
2. 淋巴囊에 至하는 淋巴管網
3. 靜脉血中에 淋巴液을 注入하는 淋巴幹
4. 大動脉管
5. 大靜脉管
6. 毛細管網
7. 淋巴腺

여러가지 排泄機能을 完全케 하는것이
醫療의 直接的인 目的이며 그 手段으
로서 藥物療法·自然療法等 여러가

지 方法이 있겠으나 斷食은 가장 適切하고 合理的인 方法이 된다.

淋巴循環을 잘 理解하려면, 淋巴를 運盤하는 管의 構造를 알지않으면 안 된다. 淋巴管의 構造는 靜脈과 類似하여 三層으로되여 있다. 그 中層은 큰 口徑의 管內에 存在하는 筋層이며, 內層은 若干의 辨을 갖고 있다.

淋巴循環의 主動因은 靜脈壓이며 筋纖維의 收縮과 瓣의 作用이 이를 補佐 한다.

淋巴腺은 小塊로 이루어졌으며 被膜 即 囊과 間質로 이루어졌다. 後者는 洞 即 白血球를 包藏하는 綱狀組織으로 이루어졌다.

淋巴腺의 機能을 檢討하면 組織內에

① 淋巴를 流通시켜 그 含有한 細菌을 攝取貯藏하며

② 白血球를 生成하여 그 食細胞力으로 細菌을 死滅한다.

이렇한 淋巴腺의 構造와 機能은 相異한 別個의 器管으로 하여금 相關關係 를 保持케하니 即 腸의 淋巴小節(濾胞)·扁桃腺·胸腺·及脾臟은 有機體의 淋巴性器管을 構成하고 있 다.

Ⅲ. 淋巴의 諸疾患

① 淋巴管炎

淋巴管에 炎症이있으면 容積이 增大되여 皮下에 赤色條痕이 나타나며, 때 로는 細結目의 形狀이 나타난다. 淋巴管炎도 一般炎症과 같이 疼痛·發赤· 發熱(炎症의 三大要素라 함)이 隨伴하며, 惡寒 發熱(39—40도) 脉膊 增加가 있고, 때로는 嘔吐나 消化障碍를 隨伴한다. 乳房에는 淋巴管이 많이 分布되 여 있음으로 胸部의 淋巴管에 炎症이 걸리기 쉽다.

② 淋巴腺炎

淋巴腺炎은 淋巴管炎에 가장 잘 倂發하는데, 細菌이 淋巴管을 通過하여 淋巴腺에 侵入하기 때문이다. 急性腺炎은 普通擦傷 및 可視性及 不可視性潰 瘍으로 잘일어나며, 傳染病·猩紅熱·産褥熱·天然痘등에 依하여 血液에 細 菌이 感染된 境遇에도 이에 隨伴하여 일어난다. 이때 淋巴腺은 腫大하고 疼 痛이 있다. 胸部淋巴管炎의 境遇에는 腋下의 淋巴腺이 腫大한다. 炎症은 다 시 隣接細胞組織에 繁昌하여 腺周圍炎으로 進展한다. 腺炎은 大槪 化膿이잘

되며, 膿은 隣近部分에 汚染되여 外接性蜂巢織炎 熱性膿瘍을 이르키게된다. 이들은 芋藥添付 및 其他 方法으로 治療되거니와, 이때 皮膚는 隆起하여 發赤되며 膿이 皮膚에 脫疽를 이르켜 開孔한다.

③ 慢性淋巴腺炎

慢性淋巴腺炎은 淋巴腺의 肥大 或은 纖維性 變性에 不過하나, 때로는 作用이 緩慢한 細菌 病毒의 感染으로 腫大되는 수도 있다.

例하여 年少者의 頸部에 많은 淋巴腺의 冷性膿瘍이 그것인데, 이는 結核性에 依한 腫脹이 많다. 이는 主로 食鹽過剩과 白砂糖의 過用으로 石灰分이 많이 奪取되는 纖細體質者(少陽人혹은 少陰人)에게 많다. 梅毒도 三期以後에는 淋巴腺을 硬化시켜 梅毒性淋巴腺炎을 이르키며, 癌도 亦是 癌性淋巴腺炎을 誘發하는데, 이렇한 腫瘍의 治療를 自然療法에서 擇한다면 斷食療法을 併行함이 가장 適切하다.

④ 丹　　毒

丹毒은 淋巴腺炎의 一種으로서 淋巴管·眞皮·細胞組織에 連鎖狀球菌이 侵入하여 일어난다. 丹毒은 接觸傳染이 잘되며, 他傳染病과 같이 急激하게 症狀이 나타나서 顚癇·疲倦·頭痛·惡心·嘔吐等을 일으키며 突然 39—40℃의 高熱을 發한다. 同時에 皮膚의 一個處에 赤斑이나타나, 漸次로 慢延하여 光擇이나며 深赤色으로 된다. 이 板狀赤斑은 隣接部分에도 感染된다. 治癒는 最初의 冒染部分에서 부터 赤斑이 消滅되고, 隆起가 低下되며, 皮膚表面이 剝脫되는 것이 많다.

眞皮가 赤色 或은 黃色을 呈하며 降起되는 境遇가 있는데, 이것을 出血性 或은 化膿性水疱疹이라 하며, 脫疽와 같이 板狀을 形成하는 것은 脫疽性丹毒이라 한다.

疾患의 繼續期間은 8日—15日, 或은 그 以上되는 것도 있으나, 大槪 一般症狀이 重篤하여 40—41℃의 高熱이 持續되며, 脉搏은 120—140°이며 動悸·譫語·食欲欠乏·舌乾이 온다. 尿는 적으며 蛋白이 나온다.

이 傳染病은 産褥熱을 誘發하기도 하며 或은 이에 隨發하기도 하는데, 死亡하는 경우도 많다. 그래서 産褥中이거나 出産中에는 丹毒患者의 接近을 嚴

禁하도록 注意하여야 한다.

丹毒은 特히 顔面에 冒染되기 쉬우며, 顔面丹毒은 再發도 잘 된다. 그 理由는 丹毒이 大槪 鼻腔의 潰瘍이나 深部破裂에서 侵入하기 때문이다. 産兒의 境遇는 臍炎으로부터 腹壁에 侵入하여 不幸한 終末을 招來함이 많다.

嬰兒의 丹毒은 成人과 같이 그 症狀이 明確하지 않기 때문에, 前側腹壁의 蜂巢織炎과 混同되기 쉽다. 近來에는 抗生物質의 發達로 丹毒은 쉽게 治療된다고 하나, 裸療法과 生野菜食·柿葉의 「Vitamin C」 補給은 有效하다.

以上으로서 消化器系統中 特히 大腸의 構造와 機能·肝의 構造와 機能·淋巴의 構造와 機能을 槪述하고, 이들의 疾病에 對하여 考擦하였다. 이들의 機能 및 疾病은 獨立된 臟器의 機能 및 疾病인 同時에 全身生理機能 및 모든 疾病의 根本的 機轉이 됨으로, 이들 臟器의 機能을 正常化함은 곧 모든 疾病의 根本的 治療를 爲한 全體性醫學의 直接的 醫療目標가 되며, 健康을 獲得하는 方法論이 됨으로 豫定 以上의 紙面을 割害하였다.

第7章　自然治療에 對한 槪要

第1節　自然治癒力

大自然은 健康하다는 名言이 있다. 自然界에 捿息하는 모든 動物은 病이 없다. 그들 世界에는 醫師도 醫學도 榮養學도 榮養食도 科學도 文化도 病院도 藥도 아무것도 없다. 있다면 어머니의 "품"과 같은 大自然이 있을 뿐이다. 그들은 大自然의 품에서 大自然이 주는 飮食을 먹으며 大自然의 命令에 服從할 따름이다. 그럼에도 그들은 疾病에 걸리지 않으며 設或 病에 걸려도 大自然의 惠澤에 依하여 自然治癒된다. 그러나 人間世界는 어떻한가? 科學이다. 醫學이다. 文化다 하는 온갖 武器로 裝備한 人間은 病苦에서 벗어나려고 하면 할수록 더욱 깊숙히 빠져드러감을 不認할 수 없다. 여기에 現代醫學의 問題點이 있다. 十九世紀 패스터(Pasteur), 코호(Koch)氏 等이 細菌을 發見한 以來 오늘날까지 細菌은 萬病의 原因으로 되여있다. 그래서 細菌學은 가장 重要한 基礎醫學으로서의 榮光을 누리고 있으며. 現代醫學은 이로 因하여 얼마간 새로운 轉機를 이루어 놓았다. 各種Vacin을 發明하여 많은 傳染病을 물리쳤고, 各種 防腐劑의 開發로 外科手術을 可能케 했으며, 抗生物質의 發見으로 炎症治療에 革新을 갖어 왔다.

細菌研究에 基礎를 둔 現代醫學은 莫大한 豫算을 割해하여 防疫醫學, 豫防醫學, 共衆醫學, 臨床醫學 等 모든 手段과 方法을 總動員하여, 細菌에 總攻擊을 加하고 있다. 그럼에도 疾病은 依然히 慢延一路에 있다. 短片的으로 醫學은 細菌과의 戰爭에서 勝利할 수 있는가? 하는 問題를 檢討하여야 할 것이다. 同時에 細菌制壓이 可能하다면, 細菌없는 世界에서 人間만이 生存할 수 있는가? 하는 命題를 놓고 現代醫學 思想에 對한 深覺한 反省과 再檢討가 要求된다. 人間과 細菌은 다 같이 大自然의 構成體로 共同運命에 놓여 있다. 細菌이 自熱界에서 살아지는 날은 人間도 살아진다. 人間의 生理現象이 細菌의 힘에 依해서 營爲된다는 事實은 常識化한 科學知識이기에 別言이 必要없다. 여기서 人間은 大自然의 惠澤에 依한 自然治癒力을 最大限으로 活用할 必要性을 느끼게 된다.

「華佗神醫秘傳」卷 十七頁에 「不病而五行絶者死・不病而性變者死・不病而暴不語者死・不病而喘息者死・不病而暴目盲者死・不病而暴腫滿者死・不病而大便結者死・不病而暴無脉者死・不病而暴昏冒如醉者死・此內外先盡故也・逆者即死・順者加年・無有生者也」라 하였다.

「逆者即死・順者加年」이란 自然에 順應하면 生하고 自然에 反逆하면 死한다는 뜻이다. 이말은 自然에 順應하는 것이 健康하는 方法이요 自然治療의 길임을 가리키는 敎訓이다.

「France」의 生物學者 「마르세르 쁘르낭」은 「地上에서의 生命維持를 說明할 수 있는 唯一한 生物學의 本質은 살아있는 物質의 擴大能力 뿐이다.」(Le fait essential de la biologie, qui seul peut expliquer la maintien de la vie surteore, est la puissance d'expansion de la matie're vivante."(M. prenant)라고 하였다. 即 自然的인 擴大力이 生命力이다. 現在로 滿足하는데 進步는 없다. 恒時 生成과 發展을 念願하고 努力하는데 擴大力은 作用하며, 이것이 곧 生命力이다. 「우는者에게 젓을 준다」는 俗談이 있듯이 人間

은 精神的으로 肉體的으로 至眞, 至善, 至美를 向하며 努力하는데 理想的 人間像은 現實的으로 構現된다. 釋迦는 佛과 凡夫의 사이에 五十二段階가 있다고 하였다지만, 健康問題에서도 完全健康과 假死의 사이에는 여러가지 形態의 段階가 있다. 疾病現象은 完全健康을 向한 生體의 努力現象이며, 이것이 곧 上述한 擴大力이고 生命力이다. 그래서 疾病現象은 그 狀況下에서 取할 수 있는 生體의 最良, 最能, 最善의 健康狀態이며, 이것이 人間에게 베풀어진 自然의 惠澤이다. 때문에 健康은 恒時 未完成이다. 淨土十要에 「知病性空, 病不能惱, 以病苦爲良藥」이라 하였다. 古人은 病苦를 良藥으로 삼은 精神的인 境地까지 到達하였지만 醫學에서도 이 말은 自然治療의 思想이된다. 「論水法」에 「喜其水者以水濟之, 喜其氷者以氷助之, 病者之嗜好勿强象違背, 亦不可强抑之, 如比從隨則十生其十, 百生其百, 疾無不愈耳」라 한것은, 漢醫學의 以熱治熱, 以寒治寒하는 所謂 從治思想이다. 即 發熱現狀은 病邪를 除去하기 爲한 自然治癒現象임으로, 熱性藥으로 體內의 發熱作用을 도와 주어야 하며, 發汗이나 下痢로 體液이 不足하여지면 慾飮水하는 것이 自然治療現象임으로 體液이 되는 水分과 鹽分과 「Vitamin C」를 補給하여 주는 것이 醫學의 基本이다. 이렇한 自然醫學 思想은 「症狀이 곧 療法이다」라는 結論에 到達한다. 現代人은 不自然한 生活을 함으로서 生體의 自然的 欲求가 무엇인지 把握할 수 없게 되여 不知不識間에 自然을 冒瀆하며, 疾病에 罹患되고, 結局은 天命을 短縮시키고 있다. 故로 便宜爲主의 生活態度를 改善하고, 文化(不自然)와 自然生活을 適節하게 調和시켜, 自然 本然의 生活을 하도록 努力하는 것만이 健康의 捷徑이며, 治病의 秘訣이 된다. 이와같은 見解에 依하면 現在 一般的으로 認識되고 있는 疾病과 健康의 槪念은 많이 달라진다. 다음에 疾病과 健康에 對하여 自然療法的 立場에서 觀察코저 한다.

第2節 健康과 疾病의 槪念

「Gould」의 醫學辭典에 依하면 「健康은 身體의 모든 機能이 正常的으로 營爲될 때의 狀態를 말한다」고 되여 있다. 모든 機能이란 精神과 肉體를 全體的으로 抱括한 것이고 正常的이란 統一性을 뜻하는 것이다. 漢醫學的 表現을 빈다면 安五臟, 平六腑의 陰陽和平이 健康이다.

世界保健機構(Who)가 保健憲章에서 「Health is a complete state of physical and social well bing and not merely the absence of disease or infirmity」라고 規定한 것도 如斯한 意味에 立脚한 것이다. 때문에 英國 首相「Disraeli」(1804—1881)는 健康勞力은 國民의 第一次的 義務라고 말하였다. (Public health is the foundation on which peposes the happiness of the people and the power of the country. The cure of the public health is the first duty of a statesman)

그러면 疾病이란 무엇인가? 健康아닌 狀態가 疾病임에는 틀림없지만, 現在 그 槪念은 모호하다.

例하여 몸에는 別異常이 없으나 氣分이 좀 좋지않은 것도 같고 좀 疲勞한 것도 같은 狀態가 있다. 萬若 이때 醫師의 診察結果가 아무 異常도 없다고 하여도 이 狀態를 健康이라고는 할 수 없을 것이며, 그렇다고 病이라고도 할 수 없다. 다시 「Gould」의 醫學辭典에 依하면 「疾病이란 身體의 器管이나 그 一部의 機能및 構造의 擾亂을 말한다」고 되여 있다. 卽 構造및 機能의 擾亂을 疾病이라고 하였다. 그러면 擾亂은 어떻게 일어나나? 可令 嘔吐는 分明 擾亂이다. 그러면 嘔吐는 病인가? 飮食物은 口에서 食道를 通하여 胃에 들어간다. 이 때 胃容量 以上의 飮食物이 들어갔다든가, 有害한 毒物 細菌이 들어가면 胃는 自然防衛作用으로 幽門을 閉하고 噴門을 열어 嘔吐作用이 일어난다. 卽 더 以上의 有害한 食物 或은 毒物이 體內에 들어가 健康을 侵害하기 前에 미리 體外로 防出하는 것이 嘔吐現象이다. 이렇게 볼 때 嘔吐를 病이라고 할 수는 없다. 이 경우에 胃는 正常的인 機能을 發揮한 것이다. 萬若 이 때 胃가 嘔吐作用을 일으키지 않으면 身體는 健康을 保護할 수 없다. 따라서 嘔吐(擾亂)를 病이라고 할 수는 없으며, 오히려 療法이 된다. 이런 意味에서 西勝造氏는 「疾病은 더욱 健康해지기 위하여 身體器管및 部分의 機能및 構造의 擾亂을 惹起시키는 心身의 狀況이다」라고 改定하여야 할 것이라고 主張하였다. 「疾病이란 有害한 素因을 驅逐하기 爲하여 自然히 取해지는 方法」이라고 말한 「Sydenham」氏의 定義는 「症狀 卽 療法」이란 말로 再表現될 수 있으며, 漢醫學의 證治思想이나 自然治療思想과도 一致한다. 略說하고「Gould」가 말한 "機構및 機能의 擾亂"이라든가「Sydenham」氏가 말하는 現象이 왜서 惹起되느냐하는 問題가 重要하다. 그것은 生活方法에서 찾아야 한다. 그리고 어떻한 原因에 依하여 疾病現象이 일어나건, 症狀 即 療法이란 自然治療思想 밑에 適當한 措置를 取한다면 病的現象은 解消되고 健康은 恢復될 것이 分明하다.

第3節　精神과 肉體

古來로 精神을 重視한 唯心論과 物質을 重視한 唯物論이 對立되여 왔으나 人間의 健康은 上述한 바와 같이 精神과 肉體를 抱括함으로 心身一如의 狀態가 곧 健康狀態다. 때문에 全體性醫學 思想은 精神的 原因으로 肉體的 疾病이 생기고 肉體的 原因으로 精神的 疾病이 生한다고 觀察한다.

本書의 第一篇은 이와같은 全體性 思想을 現代科學的 思考方式으로만 完全 武裝된 讀者에게 注入시키려는 것이 趣旨임으로, 그 內容을 叙述하는데 간혹 二重 三重으로 重複되여 强調된 느낌이 없지않다. 古代養生法이 精神的인 修道生活과 節制있는 飮食攝生과 肉體的 運動을 一體로 하였음도 이때문이다. 漢醫學의 陰陽 和平은 精神的 肉體的 和平이며, 現代醫學에서의 健康尺度인 體液및 神經의 均衡은 至眞, 至善, 至美의 精神的 努力없이는 이루어지지 않는다. 世界 어떻한 地域의 人間社會에도 精神的 行爲的 타부(禁止事項)가 없는 곳은 없으니 여기에는 簡單히 迷信으로만 看過할 수 없는 一面이 있다.

人體構成物質은 水分을 除外하면 大部分 蛋白質이다. 蛋白質은 體液의 水素「이온」濃度에 對하여 反應이 銳敏하다. 人體의 體液은 蛋白質을 構成하는 「Amino」酸組成原子群인 「Carboxyl」(CooH)基와 「Amino」(NH₂)基의 化合및 解離作用에 依하여 사람에 따라 ph7.2에서 ph7.4의 中性을 維持한다. 同一人의 正常「Ph」는 이 限度內의 一定한 數値를 固守한다. 萬若 Ph正常値를 保持할 수 없을 程度로 健康에 大攪亂이 일어나면 이를 바로 잡으려는 自然治癒力에 依하여 發熱, 下痢, 嘔吐 等等의 症狀이 나타난다.

「Carboxyl」基는 酸性으로 交感神經을 代表하고, 「Amino」基는 鹽基性이며, 迷走神經을 代表한다. 그래서 交感神經을 興奮시키는 酸性飲食, 陽性藥物, 水浴, 脊椎運動, 怒哀, 不安, 運動, 肉食, 泣漏, 下山 等의 精神的 肉體的 狀況은 「Carboxyl」基를 增加시킴으로 體液이 正常的인 水素「Ion」濃度를 維持하기 위하여는 「Carboxyl」基(酸性)가 解離되지 않으면 안된다. 即

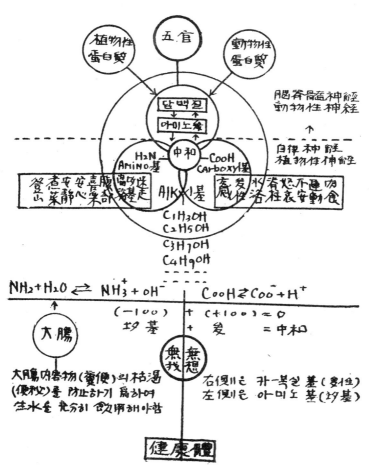

第38圖: 心身感應圖

194

(COOH⇌Coō+H⁺)로 되여 酸性化를 막는다. 또한 鹽基性食品, 陰性藥物, 溫浴, 腹部運動, 喜樂, 安心, 安靜, 葈野菜食, 喜笑, 登山 等의 心身動作은 迷走神經을 興奮하여 「Amino」基(鹽基性)를 增加케 함으로, 正常體液의 「P̄ h」를 維持하려면 이것이 解離되지 않으면 않된다. 그런데 「Carboxyl」基는 熱或은 電氣分解를 하지만,「Amino」基는 水分이 없으면 分解되지 않음으로, 이때는 大腸內의 水分을 吸引하여 〔NH₂+H₂O(大腸內 水分)⇌NH₃⁺+ OH⁻〕와 같이 解離한다,

以上과 같이 「Carboxyl」基와 「Amino」基 二種의 原子群이 環境에 따라 分解 或은 結合하여, 交感神經과 迷走神經이 相互拮抗하며 充分한(100%)機 能을 發揮함으로서, 人體는 固有한 體液의 「ph」正常値를 維持한다. 「Ami no」基는 解離時 大腸內의 水分을 吸引하여 水解離하기 때문에, 糞便이 涸 渴되며 便秘가 됨으로, 充分한 水分을 攝取하여야 하나, 人間의 生活環境은 自然生活과 距離가 멀어져 있기 때문에 生理的 要求를 充足시켜 주지 못하 여 體內器管의 自然平衡調節機能에도 不拘하고, 때로 酸性化하거나 鹽基性 化하게 되여 中性을 喪失하기 때문에 疾病에 걸리게 된다. 여기에서 우리는 우리의 生活環境인 健康要素 即 皮膚, 榮養, 四肢, 及 精神에 影響을 주는 各種狀況을 發見하여 恒常 完全한 中性(陰陽和平 : ph7.2—7.4)의 蛋白質을 保持하는 것이 醫學의 構體的 目標가 된다. 따라서 精神的 肉體의 生活環境 을 自然 本然的으로 改善하는 것은 疾病의 未然防止策이 되며, 醫學의 根本 的 目標가 된다. 第38圖는 精神과 肉體의 關係를 表示한 心身 感應圖다.

第4節 症狀 卽 療法

英國의 著名한 醫師「Thomas Sydenham」(1624—1689)은 疾病이란 有害 한 素因을 驅逐하기 爲하여, 自然的으로 採用되는 方法이다. (Disease is a process adopted by Nature for driving out noxious principle)라고 하 였다. 即 病因論에 叙述한 外邪나 內傷에 依하여 體內에 생긴 瘀血, 水毒, 食毒 等 有害한 素因을 驅逐하기 爲하여 體內의 自然治療力이 自發的으로 發 動하는 것을 疾病 혹은 症狀이라고 한다면 症狀이 곧 療法이 된다는 것은 分明

하다. 例하여 腐敗한 飮食物을 먹었다면 이것은 食毒으로서 病因論에서 論한 바와 같은 여러가지 疾病을 惹起한다. 이 때 生體는 이를 可能한限 早速히 體外로 排出하는 方法으로 嘔吐 或은 下痢를 일으킨다. 또 體組織 內에 有害한 毒素나 細菌이 있으면 身體를 傷害하니까 血液循環과 淋巴機能이 旺盛하여저서 이를 早速히 消毒하여 體外로 排出하려고 하는 것이 發熱이란 症狀이다. 體內毒素의 排泄은 元來는 腎臟을 通하여 排泄되지만, 毒素가 强하거나 過多하면 腎臟만으로는 敢當할 수 없고, 또 腎臟의 絲毬體를 損傷하기 때문에 皮膚로 排出하려는 自然現象이 發疹이라는 症狀이다. 이런 意味에서 發疹, 發熱, 嘔吐, 下痢 等의 症狀은 嚴密한 意味의 疾病이 아니며, 生體의 自發的인 自然治癒의 方法이다. 尚書에 「若藥弗瞑眩 厥病弗瘳」라 하였고, 申鑑에 「藥瞑眩以瘳疾」이라 하였고, 孔子傳에 「服藥瞑眩極其病乃除」라고 하였다. 瞑眩이란 藥으로 因한 反應 或은 症狀을 말하는 것이며, 藥이란 반듯이 藥物뿐 아니라 飮食物도, 各種操作도, 醫師의 戒告 等 모든 治病手段이 藥이 된다. 可令 第二篇 自然治療의 實際에서 論할 모든 自然療法도 廣範圍한 의미의 藥이다. 例하여 脚湯을 施行하면 發汗이란 瞑眩이 일어나며, 發汗하면 體內 毒素가 皮膚로 排泄되여 病이 治癒된다. 이것은 漢醫學에서 太陽證(惡寒, 無汗)에 麻黃湯을 쓰면 發汗하고 發汗하면 下熱하며 모든 症狀이 없어저서 病이 治療되는 過程과 다를 것이 없다. 그래서 脚湯이나 麻黃湯은 그 形式은 다르지만 治療의 手段이며 藥이다. 「藥瞑眩以瘳疾」이란 이를보고 한 말이다. 萬若 이 때 發汗이란 瞑眩이 없으면, 病은 治癒되지 않는다. 例하여 結核菌이 라는 有害素因이 體內에 있다면 이에 對抗하기 爲하여 發熱, 咳嗽, 喀痰, 喀血 等 症狀이 일어난다. 이것은 自然治癒力이 取하는 最良의 對抗 手段이다. 可令 39°C의 發熱은 39°C의 强度로서만 結核菌에 對抗할 수 있기 때문에 發顯되는 自然現象이다. 이 때 下熱劑로 下熱措置를 하면 그만큼 病에 對한 戰鬪力이 弱化된다. 때문에 이 경우 人工的으로 取할 수 있는 最善의 治療方法은 發熱, 咳嗽, 喀痰 等 症狀으로 消耗되는 戰費品의 供給이다. 即 體溫이 上昇하면 水分이 蒸發하며, 「Vitamin C」가 破壞되며 鹽分이 消失된다. 水分이 不足하면 「구아니징」이 堆積되여

尿毒症의 原因이 되고, 鹽分이 不足하면 足의 神經炎으로 足의 故障을 惹起하며, 또 胃酸次乏을 招來하여 消化不良이되고, 「Vitamin C」가 不足하면 組織이 脆弱하여저서 壞血病의 原因이 된다. 이렇한 障碍는 發熱에 隨伴되는 副作用이며, 이로 因하여 結核征伐力을 減退시키기 때문에, 이들 戰費品을 繼續供給하여 주지 않으면 않된다. 이것이 「症狀即療法」의 原理이며, 또한 漢方證治思想의 本質이다.

이렇한 治療目的을 構現하기 爲한 手段과 形式은 藥物療法, 食餌療法, 針灸療法, 自然療法 等等 얼마든지 있겠거니와 이 方法들은 모두 有害 素因의 除去라는 終局的 目標를 達成하기 爲한 手段과 形式이다. 이렇한 病毒素의 排泄은 다음節에 敍述할 法則性에 따라 進行된다.

第5節 治病의 原理

I. 治療의 六大 原則

戰爭에서 對敵行爲는 그 形態가 어떻든지 하나의 原則이 된다. 對敵行爲 없이 戰爭이란 成立되지 않기 때문이다. 對敵行爲에는 地上戰, 海戰, 空中戰 等 여러 形態가 있겠지만 이 對敵行爲 自體로서 戰爭에 勝利할 수는 없다. 그래서 戰爭에는 여러가지 後方支援이 必要하다. 即 戰鬪力의 核心이 되는 兵力의 補充과 戰費品의 供給이 必要하다. 이것은 戰爭에 勝利하기 爲한 方法이요 法則이다. 戰爭을 比唯하였지만, 疾病治療에서도 前述하였듯이 「症狀은 곧 療法」이기 때문에 症狀發顯은 疾病의 自然現象이다. 그러나 人爲的으로 自然治癒 現象을 支援하는 것은 治療의 原則이 된다. 또한 自然治療行爲 때문에 消耗 或은 弱化하는 榮養및 部分을 補強하는 것은 治病의 法則이 된다. 即 生體는 症狀에 依하여 不健康한 狀態를 健康한 狀態로 還元시키려는 努力(自然治癒力)을 하며, 이 努力(症狀) 때문에 必然的으로 生體 內部器管組織및 機能이 弱化 或은 歪變 或은消失됨으로, 그 消失을 補給하고 弱化된 部分을 補強하고 歪變된 것을 補正하는 等의 措置를 取하지 않으면 않된다. 이것이 곧 漢醫學의 治病 六大原則이니 補, 瀉, 潤, 燥, 寒, 熱 治法이 그것이다. 때문에 漢方藥은 補劑, 瀉劑, 潤劑, 燥劑, 熱劑, 寒劑로

大別하며, 이들에 依하여 虛하면 補하고, 實하면 瀉하고, 乾하면 潤하고, 濕하면 燥하고, 熱하면 冷하고, 寒하면 溫을 시킨다. 이것이 治病을 爲하여 生體가 要求하는 것을 補充하여 주는 方法論이 된다. 前節에서 言及한 發汗 時 水分, 鹽分「Vitamin C」를 補給하는 것도 이에 該當된다. 本稿에서는 이 法則遂行을 自然的인 方法, 例하여 食餌라든가 自然的 療法에 依하여 論及 하겠음으로 藥物療法에 該當되는 六大法則및 藥物에 對한 構體的인 論及은 省略한다. 그러나 이 補, 瀉, 潤, 燥, 寒, 熱 法則을 治療의 結果에서 보면 汗, 吐, 下, 和, 溫으로 區別되며, 이것이 漢醫學 或은 全體性 醫學의 治病 原則이다.

Ⅱ. 治療의 五大 法則

內傷 或은 外因等에 依하여 體內에 生긴 有害素因을 體外로 排出하는 現象이 바로 病의 症狀이며, 이 有害素因을 體外로 排出시키는 手段은 곧 疾病의 根本的인 治療法이다. 이 排出의 形態는 人體가 生理的으로 取하는 方法임으로 治療의 原則이라 한다. 治療의 原則을 漢醫學에서는 汗. 吐. 下. 和. 溫의 五種으로 區分한다. 漢方에서는 藥物 或은 針灸로서 이를 施行하나 本稿에서는 自然治療法에 依한 方法을 治療法 各論에서 詳述하겠으며 여기서는 그 槪要만을 敍述코저 한다.

(汗法) 汗法이란 發汗法을 말하며 病邪를 皮膚를 通하여 汗으로 排除하는 方法이다. 發汗을 爲한 自然療法은 脚湯法 等이 있으나, 漢醫學에서는 表實 證에 麻黃湯, 葛根湯, 大靑龍湯 等의 强力한 發汗劑를 쓰고 表虛證이라 하여 强한 發汗을 禁忌하는 경우에는 補하면서 發汗을 시키는 桂枝湯 等을 用한다. 表裏, 虛實의 槪念은 陰陽論및 虛證, 實證欄에서 旣述하였다.

(吐法) 吐法이란 글字 그대로 嘔吐시키는 療法으로서 病邪를 口로 吐出시키는 方法인데 漢醫學에서는 病邪가 上에 在하며 實할 때 爪蔕散, 桔梗白散 같은 吐劑를 用하게 되여 있으나, 近來에는 多用하지 않는다. 本章 第二節 「健康과 疾病」난에서 例로든 嘔吐現象은 이에 該當된다.

(下法) 下法이란 瀉下에 依하여 疾病을 治療하는 方法으로서 急性熱性疾患에는 勿論 氣質的 慢性疾患에도 많이 應用된다. 特히 瘀血이라든가 便秘

宿便의 排除를 目的으로 漢醫學에서는 大黃, 芒硝, 巴豆 等의 瀉下藥이 들어간 處方이 多用되며, 自然療法에서도 이 下法은 大端히 重要하다. 治療法 各論의 主要項目인 斷食療法은 實로 이 下法을 達成하기 爲한 窮極的인 自然療法이라 하여도 過言이 아니다. 그 外에도 된장濕沛法이라든가 薑蓄溫奄法等 여러가지 方法이 있다.

(和法) 和란 和解의 뜻으로서 그 治療가 中和穩健하여 汗, 吐, 下의 積極的인 病邪排出 方法을 使用할 수 없을 때 適用하는 療法이다. 漢醫學에서는 少陽證에 應用한다. 때문에 少柴胡湯은 和劑의 代表方으로서, 三禁湯이라는 別名이 있다. 自然療法으로서는 溫冷浴法, 溫冷脚湯法, 風療法 等 여러가지 方法이 있다.

(溫法) 溫이란 溫補함으로서 疾病을 治療하는 方法인데 漢醫學에서는 陰證의 治療에 應用한다. 陰證에 對한 槪念은 第二章과 第三章에서 說明이 되었거니와 大體로 發育力이 不足한 體質의 疾病을 말하며 이때 漢醫學에서는 四逆湯, 眞武湯, 附子, 人蔘等, 同化作用促進, 血液循環促進, 發育力促進等의 作用이 있는 溫補劑를 用한다. 때로 病症이 複雜하여지면 溫下, 溫汗시켜야 할 境遇가 있으니, 大黃附子湯은 脇下에 있는 寒冷한 水毒을 溫하면서 下시켜서 脇下의 疼痛을 治療시키는 方劑며, 麻黃細辛附子湯 같은 것은 溫汗시키는 方劑다. 太陽虛證의 解肌란 말도 溫汗을 意味하는 것이다. 自然療法의 斷食療法은 短時日 內에 體質을 改造하여 寒冷性陰虛證 體質을 改善한다. 때문에 斷食 後에는 어떤한 體質 例하여 少陰人일 境遇에도 人蔘, 附子, 肉桂, 乾于 等 溫補劑가 適合치 않다.

Ⅲ. 治療의 一般 法則

以上에서 治療의 原則과 方法論을 槪述하였거니와 이와같은 治療法은 體質과 病症에 따라 適用할 順序가 있으며, 또 適應되는 境遇와 適用되지 않는 境遇 等이 있다. 第二篇에서 論할 自然療法은 極毒한 藥物을 用하거나 副作用이 있는 反自然的인 方法이 아닌 自然現象을 그대로 生活化하여 健康과 治病目的을 達成하는 手段임으로 實際로는 誤治라든가 副作用이라든가 하는 被害가 있을 수 없지만, 俗談에 물도 잘 못먹으면 滯한다는 말이 있듯이 그

大系는 論及한 必要가 있다.

1) 治療의 順序

漢醫學에서는 첫째, 虛를 先補한 다음에 實을 攻하라고 한다. 이 말은 表虛裏實이라든가 表實裏虛와 같이 複雜한 病證의 境遇 例하여 腹滿, 便秘, 口渴, 尿赤 等 裏實證이 있어도 惡寒같은 表虛證이 있으면 우선 桂枝湯같은 것으로 表虛를 治한 다음, 承氣湯類의 峻劑로 裏를 瀉하란 뜻이다. 이 말은 藥物이란 대개 極毒한 것임으로 誤治로 因한 副作用 때문에 設定된 法則이지만 自然療法에서도 그대로 通則的으로 適應된다.

둘째, 「表를 先治한 다음에 裏를 攻한다」 第三章 第三節 傷寒論에서 說明하였듯이 病은 太陽證에서 陽明證으로 進行하는 것이 正常過程이나 病의 進行過程에서 太陽證과 陽明證이 같이 倂存하는 경우도 있다. 이럴때 于先 表를 治하여 太陽殘證을 除去하고 陽明證을 治療하라는 것이다. 그러나 첫째의 順序대로 裏(陽明)虛 表(太陽)實하면 裏(陽明)證부터 治療하여야 한다. 세째, 表裏를 同時에 治療할 境遇가 있는데 表證이 있고 裏虛가 極甚하지 않으면, 桂枝人蔘湯類로 表裏를 同時에 治療한다. 네째, 虛實의 判別이 不分明할 때는 먼저 虛證治療부터 始作하여야 한다. 藥物療法은 虛에 瀉를 하면 더욱 虛하여저서 病이 危篤하여지기 때문이다. 또한 慢性病의 治療中에 急性病이 倂發하면 우선 急性病부터 治療하는 것이 順序다. 以上 治療의 順序는 漢方藥物療法을 爲主로 規定한 것이나, 原則은 어떠한 療法에서도 適應된다.

2) 汗吐下의 禁忌

傷寒論에 溫補의 禁忌는 論及되여 있지 않으나, 汗吐下三法은 모두 瀉의 手段이며, 瀉는 實邪를 攻擊하는 治療法이다. 瀉法인 汗吐下를 그릇 適用하면 元氣를 損傷하기 때문에 그 禁忌에 對하여 詳述되여 있다. 여기 그 大系만을 敍述코저 한다.

가) 發汗의 不適應證—少陰證의 脉細沈數은 病邪가 裏에 있는 것임으로 發汗할 수 없으며, 脉徵한 것도 發汗못한다. 또 動悸가 甚하면 表證이 있어도 發汗할 수 없다. 咽喉가 乾燥한者, 貧血, 常習性衄血者, 汗多症, 尿淋

瀝, 甚한 泄瀉 等이 있을 때는 體液의 消耗가 甚하기 때문에 發汗할 수 없다. 外傷出血이 甚할 때도 發汗하면 안되며 少陽證(脉弦細, 頭痛, 發熱)에도 發汗할 수 없다. 以上의 禁忌 事項은 自然療法에도 適應된다.

나). 瀉下의 禁忌證一臍 近方에 動悸가 亢進되어 있는 者는 瀉下할 수 없고, 脉浮大而弱者는 便秘가 있어도 瀉下할 수 없으며, 脉浮惡寒者(太陽證)도 瀉下할 수 없고, 脉弱濇者는 便不通하여도 瀉下할 수 없다. 脉弱하고 腹軟者도 瀉下할 수 없으며, 四肢厥冷者, 欲吐者는 모두 瀉下의 禁忌證 이다. 이런 症狀은 모두 生命力이 極히 衰沈된 狀態임으로 極烈한 下劑로 元氣가 더욱 衰沈하여지기 때문이나, 自然療法의 脘腸法은 極烈한 瀉下法이 않임으로 禁忌의 對象이 되지 않는다.

다). 吐의 禁忌~吐法은 많이 應用되지 않으나, 飮食急滯時나 毒物이 胃에 停滯되여 있을 때는 吐法이 가장 奏効함은 當然하다. 그러나 體質이 虛弱한 者, 姙婦, 老人, 病後極衰者는 모두 吐法의 禁忌證이다. 以上의 禁忌事項은 傷寒論에 論及된 內容이거니와 自然療法에서도 그 原則은 適用된다.

第二篇 自然治療法의 實際

本篇에서는 各種自然治療法의 理論과實際方法을 叙述紹介코저한다. 一般的으로 病을 治療하고 豫防하는데는 여러가지 藥劑와 器具가 必要하다. 또 醫師는 手術이라든가 其他醫療技術이 必要하다. 아무리 自然治療法이라고 하지만 治療法이란 代名詞가붙는以上 이들은 特異手段이지 決코 生活自體는 아니다. 故로 이 療法은 어데까지나 道具며 技術이기 때문에 이를 運用하는 사람에 依하여 或은 天國에의 길이 될수도있고, 地獄길이 될수도 있다. 이런 見地에서 醫나 藥에 健康(生命)을 全的으로 依賴하는 傾向은 修正되어야 한다. 特히 慢性疾患의 大部分은 不節制 不自然한 生活에 起因하기때문에 慢性病의治療에는 于先 生活을 改善하는것이 必要하다.

健全한 生活이 隨伴되지않는限 아무리 훌륭한 醫術이나 藥物도 無用之物이다. 例하여 長期間 술을 服用하면 慢性「알콜」中毒에 걸려 疾病에 對한 生體의 抵抗力이 弱하여진다.

술이 당장에 무슨故障을 일으키지는 않지만 不知不識間에 疾病을 일으키기쉬운 體質을 組成하는 結果를 招來하게됨으로 體質的으로 疾病을 治療하는 全體性立場에서보면 至極히 危險한것이다. 허나 술의害毒은 단순히 酒客이 술의 害毒을 모르기때문에 服用하는것만은 아니다. 술의害毒을 아무리 强調하여도 結局 外的 或은 物質的(藥物等) 方法으로는 禁酒를 할수없으며 內面的 決心이없이는 生活改善은 不可能하다.

釋迦는 「性慾으로 因한 煩惱가 陰莖을 切斷한다고 決코 消滅하지않는다. 왜야하면 이것으로 마음의 煩惱까지 消滅할수는 없기때문이다」라고 하였다 한다. 이말은 人間生活의 眞理를 말한 教訓이다. 人間의 內面에 이러한 缺點이 그대로 殘存하는限 物的方法은 一時的 技巧에 끝인다. 治療의 立場에서도 醫術이 아무리 進步되어도 患者의 生活이 不健全하고 精神面에 缺陷이 있으면 結局 根本的인 治療目的은 達成되지 않는다. 이말은 아무리 强調하여도 지나친 主張이아니기 때문에 醫學의 最後는 宗教的인境地에 到達하여야한다. 이런 見地에서 여기 敍述하려는 自然治療法은 治療法 이기前에 健康法으로서 病든後가아니라 健康할때 施行함으로서 疾病을 未然에 防止하는데 보다른 意義가 있다.

또한 醫者는 醫術과 醫療器具와 藥物의 技術者로서가 아니라 治者로서 스스로의 人格과 思想과 生活을 그때 그때 提示함으로서 相對方(患者)으로하여금 精神的으로 感化케하지 않으면 않되리라 思料된다.

第1章　斷食療法

第一節　斷食의 意義와 目的

生命의 源泉은 食物과 空氣와水다. 이 三要素中 水와 空氣는 暫時도 없어서는 안되며, 特히 空氣는 一分間만 끊어져도 窒息하게되고, 水는 五日間만 攝取하지않으면 生命에 危險을 招來한다. 그러나 食物은 어느 一定期間 끊어도 곧 生命에 危害를 미치지는않는다. 自然界의 動物은 負傷을 當하거나 疾病에 罹患하면 飮食物을 禁食하는 習性이 있다. 그런데 唯獨 人間만은 榮養供給을 中止하면 生命에 危害를 招來한다고 그릇생각하여 疾病으로 食欲이 不振하게되면 患者用食餌라는것을 만들어 强制로라도 飮食을 먹게한다. 一般이 生각하는바와같이 榮養攝取를 一時 中斷하는것이 그렇게 危險한것은 아니다. 이 營養供給을 中止하는것이 곧 斷食이다.

人間은 意識的으로 或은 偶發的인 理由로 斷食을 施行한例가많다. 1967年 九峯鑛山의 慘事로 楊昌善氏가 갱內에 埋沒되어 15日間에걸쳐 不得히한 斷食을 하고도 生命을 救한것은 그좋은例이거니와 斷食은 人類有史以來로 從從 實行하여 왔음이 分明하다. 「Christ」는 40日間 曠野에서 斷食을 하였고 回敎는 그 戒律로서 斷食을 規定하고 있으며 民間療法으로도 斷食이 施行되어 왔음은 分明하다. 斷食의 歷史를 一一히 擧論하자면 無限하지만 世界의 都處에서 長期間에 걸쳐 驚異的인 斷食을 敢行한例는 많다. 1920年 「아일랜드」의 「코크」市長 「테렌스, 마그스이니」氏는 그의同僚 10餘名과 같이 英國의 「프린스톤」監獄에 政治的인 理由로 投獄되였을때, 長期斷食을 敢行하여

同年 8月 13日부터 10月 25日까지 74日間의 斷食을 하고 昏睡狀態에 빠졌다 醫師는 이에 惝怳하여 强心劑를 注射하였으며 이로 因하여 그는 死亡하였다 한다. 그런데 同僚 一名은 60日間 他 一名은 88日間의 斷食을 堪耐하였고 그外에도 90日乃至 94日間 式의 斷食을 斷行하였다한다. 이는 「핫사도」氏의 記述에 依하여 밝혀지고있거니와 「핫사도」氏는 다시 「나는 이事件에 興味를 갖고 12年後에 그殘存者들을 調査한結果 이들은 「마구스이니」市長보다도 長期間 斷食을 하였음에도 不拘하고 斷食前보다도 오히려 健康한 狀態가되여 있었다」고 記述하고 있다. 또한 「헨리·S·다나」博士는 1877年에 42日間의 一次斷食을 施行하였고 또 1880年에 二次로 40日間의 斷食을 施行함으로써 心身을 改造하고 90歲까지 長壽하였다.

斷食의 起原은 太古時代로 遡及되지만, 今世紀初 哲人「아스구레비아데스」가 疾病治療法으로서 水만을 供給하는斷食을 勸奬하였고, 「푸르다구」는 藥物代身 斷食法을 施行하였다는 文獻이있다.

古來의 斷食은 各種動機와 目的으로 實行되었으니, 그動機를 各種文獻이나 證據에 依하여 考察하여보면 ① 施與目的 ② 懺悔의目的 ③ 祈願의目的 ④ 神命의動機로 ⑤ 神人融合의目的으로 ⑥ 治療의目的 ⑦ 精神鍛鍊의目的으로 ⑧ 報恩의手段으로 ⑨ 紀念하기위하여 ⑩ 悲哀때문에 ⑪ 來世를爲하여 ⑫ 罷業鬪爭으로 ⑬ 政治運動等으로 斷食이 施行되어왔다.

斷食에 對한 充分한 豫備知識과 不退轉의 決意를 갖이고 科學的으로 斷食을 實行하면, 人體는 아무危險없이 體質을 改造하여 健康目的을 達成할수있으며 萬病을 根治할수 있는 秘法이된다.

疾病과 健康난에서도 叙述하였듯이 元來 疾病이란 自然이 人體를 淸潔케하여 健康을 恢復케하는過程 即 堆積된 老廢物이나 毒素를 汗吐下의 三法에 依하여 排除하여 人體의機能을 調和하려는 自然治療力의 發揮임으로 斷食은 疾病에 罹患하기前 即 健康時에 施行하여 이過程을 順調롭게 經過하는데 더 큰 意義가있다. 斷食은 主로 胃腸內에 長久하게 堆積되여있는 宿便을 排除함과 同時에, 全身組織內에 堆積된 各種毒素나 細菌을 排除하는 積極的 手段이다.

이들 宿便이나 毒素 細菌等의 堆積이 그限度를 넘으면, 生體는 自發的인 措置로 自然治癒力이 發揮되여 發汗·嘔吐·泄瀉의 方法으로 心身이 中和狀態를 維持케한다. 이것이 누누히 말한바와 같이 漢方 或은 全體性醫學의 治病原理가되며 自然治療의 方法論이다. 「症狀即療法」이란 이를 말하는 것이다.

第二節　治病法으로서의 斷食

古來로 施行된 斷食은 科學的으로 研究된것이 아님으로, 不備한 點이 많아서 醫療의 目的으로서는 不適當하다.

우리의 腸管은 恒常 消化過程에있는 飲食物로 充滿되여 그 內面이 密着閉鎖되는것을 防止하고있는데, 萬若 腸管이 急激하케 空虛하여지면 腸閉塞이 일어나며 그上部의 腸內面에서 自家融解物質을 吸收하여 腦血管을 膨脹케하기때문에 腦의 隣接神經을 壓迫하여 生命에 危險을 招來할수있다. 例하여 激甚한 下痢後에 昏睡狀態에 빠지는것은 이때문이며 또 重病患者가 死의 直前에 大下痢를하고 所謂死花가 發疹하는것은 下痢로 因하여 腸閉塞을 일으키기 때문이다. 이런때 米飮(30倍重湯)이나 溫水를 飮用시켜 腸閉塞을 防止하면 곧 好轉되거니와 治療手段으로서의 斷食은 이러한 危險을 豫防하는 措置가 講究되어야 할것은 再言의 餘地가 없다. 사람이 疾病에 罹患되면 食欲이 不振한것은 自然이 命令하는 斷食이다. 이때 無理하게 榮養을 攝取하는 것은 疾病의 回復을 妨害할 뿐이다. 그래서 어떠한 原因으로 心身에 違和가 생겼을때나 큰 負傷을 當했을때는 斷食을 行할必要가 있다. 그러면 自然治癒力의 作用이 旺盛하여저서 疾病이나 負傷은 回復된다. 食欲不振은 心身이 弱하여졌다는 證據이기는하나 이것을 榮養不足때문이라고 생각하여 먹기싫어도 억제로 飲食을 먹는行爲는 心身의 적은 故障을 점점 惡化시켜 결국 下痢나 嘔吐等 其他 雜多한 症狀을 惹起케하는 結果를 招來함으로 이런때는 곧 한끼 或은 두끼쯤 斷食을 行하거나 그렇지 안으면 淡白한 飲食을 小量攝取함으로서 自然의 要求에 順應하여 體內自然治癒力에 協力하여야 한다. 그래서 먹기싫을때는 먹지않는다는 攝食態度로 生活을 하면 大部分의 疾病은 未然에 豫防할수가 있다. 地球上에 있는 動物中에는 冬眠이나 夏眠을 하는 것이많다. 이러한 動物들은 冬眠으로 斷食이되여 心身이 改造되기 때문에

極히 健康하게 生育된다고 한다. 蛇(뱀)의 腸을 解剖하여보면 아무것도 들어 있는것이 없으며, 淸潔하다. 이것은 이들이 健康하다는 證據이며 病에 冒染되지 않는다는 表示이다. 人間은 幸인지 不幸인지 知慧가 있어서 이것도 榮養 저것도「카로리」라하여 必要以上의 榮養을 過多攝取함으로서 健康을 害치고있다. 現代 榮養學은 勞動者는 1日 最小 2千 4百「카로리」내지 3千 4百「카로리」를 攝取하여야 한다고한다. 每日 이렇게 많은 榮養을 계속하여 攝取한다면, 一個月내에 疾病에 冒患될 것이 分明하다. 大體로 榮養을 적게取하는 農村人들이 영양을 많이 吸收하는 都市人보다 値康하다는 것은 統計가 아니드라도 疑心의 餘地가 없는 事實이며, 小食과 粗食을 하는 사람들이 長壽한다는것은 알려진 事實이다. 比近한 例로 數年前 朝鮮日報의 「長壽家族을 찾아서」라는 特報欄에 紹介된 長壽者들의 食生活도 이러한 事實을 立證하였다.

이러한 理由때문에 近來 食生活에 對한 再檢討는 學界에서 論議의 對象이 되여있는 傾向이며 歐美人들은 朝食을 輕하게 取함은 다아는 事實이고 日本等地에서는 一日 二食主義者들이 많다. 國內에서도 一部知識層人士들 가운데는 數年來 朝食은 癈止하고 晝食과 夕食만을 輕하게 取하고도 그前보다 오히려 健康狀態가 좋은 養生家들이 늘어가고 있다.

第三節 斷食이 肉體에 미치는 影響

斷食이란 外部로부터 榮養供給을 中斷하는것이니 그結果 飢餓感에 侵襲됨과 同時에 體重이 減小된다. 飢餓感은 斷食初期에만 있고 其後는 이로因한 苦痛은 느끼지않는다. 體重의 減少는 10日間의 斷食에서 1日 1 乃至 1.5%에 不過하다.「신쿠레야」氏는 1日 1 pound(120匁) 乃至 2 pound(240匁)式 減少한다고 하였다. 體重의 減少는 第21表와 같이 人體 各 器官에 따라 顯著한 差異가 있다. 生命에 絶對的으로 必要한 部分 例하여 腦라든가 心臟이라든가 肺와같은 器官은 別로 減少되지않는다.

그리고 體內에 貯藏된 脂肪質이나 筋肉은 外部로부터 榮養分이 供給되지 않는 代身, 分解使用되기 때문에 多小 迅速하게 輕減되며 特히 脂肪은 24日間의 斷食으로 全量의 97%가 消失된다. 斷食中에 呼吸實驗이나 排泄物 例

第21表　　　　　　　斷食에　依한　組織器管의　減量百分率表

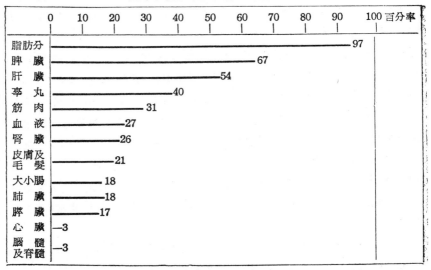

	0	10	20	30	40	50	60	70	80	90	100 百分率
脂肪分											97
脾　臟								67			
肝　臟						54					
睪　丸					40						
筋　肉				31							
血　液			27								
腎　臟			26								
皮膚及毛　髮			21								
大小腸		18									
肺　臟		18									
脾　臟		17									
心　臟	3										
腦　髓及脊髓	3										

하여　尿中의　窒素를　分析하여보면,　炭水化物　脂肪及蛋白質의　代謝를　正確하
게　調査할수있는데,　窒素의　排泄은　처음에는　迅速히　低下하나　어떤　一點에
達하면　其後의　斷食期間中에는　不變한다고한다.　이것은　人體蛋白이　規則的
으로　不可避하케　喪失됨을　立證하는것으로서,　이　喪失은　人體機構에　依하여
最低限度에서　中止되기　때문이다.　體重　1kgm當의　總新陳代謝는　最初二日間
을　除하면　死亡二,　三日前까지　別로　變化가　없다는것이다.　人體가　必要로
하는　最低「Energy」(基礎新陳代謝)는　人體表面의　局所에따라　相異한데　人間
과　같은　溫血動物은　體表面　1平方米當　1時間에　約　40「카로리」라　한다.　體重
의　12分의　1이　減少되도록　斷食을　하면,　이　正常値는　33「카로리」로　減退한
다고　한다.

　各種實驗에　依하면　斷食中　人體의　生命을　維持하는데　必要한　Energy는　大
部分　貯蓄된　脂肪에서　取하며　同時에　少量의　蛋白質이　消耗된다.　脂肪貯藏
量이　減少되면　蛋白質의　喪失도　顯著하여진다고한다.　그러나　飢餓死가　반듯
이　脂肪貯藏의　消盡을　意味하는　것은　아니며,　脂肪이　體內에　殘在하여도　精
神的으로　絶望하면　生命現象에　必須的　役割을하는　器管에　充分한　榮養調達

이 되지않게되여 死亡하게된다. 完全히 食物을 中斷하여도, 食物을 消化吸收하는 消化機能은 完全休息을 取하는 것이아니며, 胃腸의 週期性運動과 分泌機能은 繼續된다. 이에 對하여 「카루손」氏는 15日 斷食한사람의 空虛胃收縮을 證明하였고,「로쟈스」氏는 斷食家兎의 空虛胃收縮이 增大함을 實驗으로 證明하였다. 그래서 斷食中에 患者가 貯藏된 榮養이나 筋肉을 消耗하고 있는限 昏睡에 빠지거나 活力이 減退되는 일은없다. 따라서 斷食等에 依하여 飢餓에 侵襲된 者에게 飮食物을 줄때는 愼重한 注意를 하지않으면 안된다. 最初는 榮養이 稀薄한 米飮을 微温(25°C程度)로 하여 小量式 주어서 元氣가 回復한 다음 消化하기쉬운 飮食物로부터 徐徐히 바꾸어 增食하여야 한다 .이에 對하여는 後에 詳述한다.

第四節　斷食의 實行時期

人體의 基礎的 建設因子는 榮養過程이며, 破壞因子도 亦是 榮養過程이다 이에 對하여는 지금까지의 內容에서 여러가지形態로 說明되었거니와, 때문에 體內에 堆積된 一切의 破壞因子 (典型的인 代表者가 宿便과 瘀血이다)를 淸算하여, 모든 障碍를 除去하고, 그 基礎우에 健康을 再健하는것이 곧 斷食療法이다. 事實 病이危篤하여지면 自然은 人體로 하여금 斷食을 施行하도록 食欲不振을일으킨다. 故로 疾病이 發生하기前 身體의 障碍가 豫見될때 1—3日間의 短期斷食을 施行하면 모든 疾病을 未然에 豫防할수있다. 따라서 斷食에 對한 科學的인 知識이 있고 恒時 어느때고 斷食을 施行할수있는 마음의 準備가 되여있으면, 心身의 障害가 豫見될때 언제고 心的平靜을 維持할수 있으며 곧 生水以外의 一切의 榮養을 遮斷하고, 경우에 따라서는 十日 以上의 長期斷食을 實行함으로서 모든症狀을 解消할수있다. 疾病의 症狀이 나타나기 始作한 初期에는 不過 2—3日의 斷食으로 苦痛없이 回復할수있으나 疾病이 重篤하여 졌을때 斷食을 始作하면 現症이 더욱 增惡하여지고 새로운 症狀이 나타나기도 한다. 例하여 胃潰瘍의 頑固한 嘔吐, 膀胱疾患의 疝痛 其他 發熱 發疹 昏睡 腫物等이 外見上 一時增惡하여진다. 그러나 이러한 現象은 「症狀即療法」이라는 自然治療 原理에서볼때, 症狀이 强한것은 疾患에 對한 抵抗力이 增大하여 治癒作用이 强力하게 進行되는 結果다. 그래서 疼

痛때문에 鎭痛劑를 注射한다든지 發熱에 下熱劑를 服用하는 것은 疾病治癒를 妨害하는 行爲가된다. 이때의 疼痛은 患部의 神經이 再生하기 때문이며 高熱은 體內에 있는 病原菌을 殲滅하기 爲한것이며, 下血 吐血, 下痢, 嘔吐는 體內有害毒素의 積極的排除手段임으로 이 現症때문에 決코 死亡하지는 않는다는 事實을 理解하면, 如何한 苦痛도 平然히 忍耐할수 있다. 萬若 이때 對症療法을 施行하든가 周圍에서 憧憬하여 騷亂을 떨면, 그 精神的 暗示에 依하여 治病過程에 有害한 結果를 招來하게 된다. 故로 斷食은 健康時에 實行하여 出生以來 오랜기간을 通하여 堆積된 病原을 驅逐하고 平時 保健療養 六大療法을 實行하여 無病健康과 明朗한 生活을 하는데 第一의 意義가 있다 그러나 임이 疾病에 罹患되어 있으면, 遲滯없이 斷食을 實行함으로서 健康을 回復하여야하거니와 斷食을 疾病治療法으로 施行하는것은 醫療原理의 末尾에 屬한다 할것이다.

第五節　斷食의 治病機轉

斷食이 어째서 萬病根治의 秘法이라고하여 古來로 治病手段에 應用되였나?

斷食中에는 心身活動의「Energy」를 外部에서 攝取하지않기 때문에 體內에 貯藏된 榮養에서 取하지 않으면 안된다. 그래서 筋肉 內臟等에 貯藏된 榮養은 全身을 循環하는 血液에 依하여 運搬되여 活動의 原動力으로 使用되며 뿐만아니라 組織內에 滯溜되였든 各種毒素까지 引出되여 全身組織內가 淸潔하게 掃除된다

特히 胃腸은 食物이 들어가지 않음으로 收縮되여 胃擴張 胃下垂는 自然回復되고. 腸管 또한 空虛함으로 收縮하게되여 腸壁에 永年附着하였든 萬病의 原因인 宿便이 剝離된다. 特히 結腸은 糞便의 停滯로 因하여 腸麻痺가 되며 巨大結腸 (第25圖 參照) 或은 過長結腸을 일으키기 쉬우며 이로因하여 腸重疊 (第25, 26, 27圖 參照)을 惹起하는데 이들은 停滯된 宿便의 剝離除去로 正常으로 縮少하게 된다. 또한 宿便停滯때문에 생긴 新生腸間膜과 이로因한 腸의 狹搾 攣縮, 癒着等(第27, 28圖 參照)도 그 原因인 宿便이 排除됨으로서

그 必要性이 없게되여 自然消失된다. 特히 腸의 「메겔」氏 憩室(第27圖 參
照)은 斷食療法이나 生食療法이 아니면 이를 根本治癒할 方途가 없다. 「메
겔」氏 憩室의 內容은 第一篇에서도 叙述하였듯이 主로 黑便이라 稱하는 血
塊로 되여있는데, 漢醫學에서는 이를 癥瘕 或은 瘀血證에 包含시키고 있다.
그外 腸의 絞錯, 捻轉, 折疊, 瘀着(第28圖參照)等도 모두 正常으로 回復되

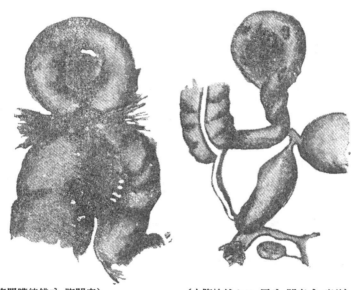

(腸間膜絞錯과 腸閉塞)　　　　　　(小腸捻轉으로 因한 閉塞과 瘀着)
第28圖　捻轉에 依한 腸閉塞

며, 潰瘍도 勿論治癒된다. 이와같이 千態萬別한 腸管의 異常이 正常化되면
그사이～에 停滯되였든 汚物은 모두 除去排出된다. 宿便의 形狀은 多樣하여
水樣性, 粘液性, 粘土性, 兎糞樣, 馬糞樣, 콜탈樣, 油狀, 固結한 血塊(主로
憩室內容物) 各種結石, 砂狀物質等等이며 이것들은 大槪 臭氣가 없는것이
特徵이다.

그러나 새로 生成된 宿便은 出血에 依하여 汚染되여 惡臭가난다. 斷食中
에 下血이되거나 膿及膿血等이 排出되는것은 이들 腸管의 故障이 治癒되는
過程에서 일어나는 現象이며, 婦人은 대개 斷食 一週日頃에 많은 下血을 하
게 된다. 이것亦是 子宮및 其他部分의 이상이 正常으로 回復되는 徵候이다

이로서 婦人에게는 瘀血의 素因이많음을 알수있다. 이와같은 反應은 모두 斷食으로 因한 瞑眩임으로 걱정할것은 아니지만, 이것이 心身의 大變化이기 때문에 多小 때로는 甚한 苦痛과 嘔吐等 不快感을 隨伴하는 수가 있다. 特히 嘔吐는 大量의 宿便이 剝離됨으로서 일어나는 一時的인 腸閉塞으로 오는 수가 많다. 이런 境遇에 金魚運動을 하거나 微溫湯으로 浣腸을 하든가 兩法을 倂行하면 便通이되며 嘔吐가 消失된다. 腹痛도 같은 方法으로 解消된다.

또한 斷食을 하면 過剩한榮養과 滯留된 毒素가 引出됨으로서 肥大 或은 硬化된 肝臟이 縮少 軟化되며 淋巴液은 食物과 같이 混入하는 毒物 或은 細菌의 消毒任務에서 解放되므로 그 負擔이 減少되여 體內에 殘留하고있는 毒物및 病菌의 消毒에 全力을 傾注할수 있게된다. 따라서 淋巴腺의 腫脹이나 炎症도 自然 消失된다. 血液은 榮養供給이 杜絶되어 清淨함으로 流動性이 增加하여 組織內를 속속들이 環流할수있고 血液量도 必要한 最少限度로 調節됨으로 高血壓이 下降하고 腦溢血의 危險에서 救濟할수 있다. 以上 科學的으로 觀察할수있는 限界에서 斷食으로 因한 治病機轉에 對하여 槪述하였으나, 이以外에도 究明되지않은 機轉은 많으리라 생각된다. 하여간 斷食은 가장 短時日內에 體質 改善을 可能케함을 臨床的으로 實證할수 있다.

第六節 斷食療法의 効能

斷食의 直接的인 目標는 宿便의 排除이며, 宿便은 萬病의 基礎的要因이기 때문에 이를 實行함으로서 宿便을 除去하면 모든 疾病이 治癒되며 同時에 體質을 改造할수있다. 그러나 斷食의 目的은 健康할때 適時實行함으로서 心身을 改造하여 疾病에 罹患치 않도록 하는데 第一次的意義가 있다. 그러나 이미 疾病에 罹患되였어도 곧 斷食을 決行하면 決코 惡化되는 일은 없으며 반듯이 回復된다. 故로 斷食療法의 適症應은 따로없으며 모든疾病 例하여 究明되지않은 어떠한 疾病의 治療도 可能하다 할수 있으되, 그中 잘治癒되는 主要한 疾病의 種類를 列記하여 參考에 供코저한다.

胃病, 直腸潰瘍, 消化不良, 便秘, 肝臟肥大, 虫垂炎, 虫垂炎으로 因한 化膿性腹膜炎, 肝臟硬變, 肥胖病, 關節炎, 糖尿病, 肋間神經痛, 喘息, 水腫症

神經衰弱, 偏頭痛, 全身麻痺, 癲癇, 各種結核諸證, 「카리에스」, 肋膜炎, 各種傳染病, 靜脈瘤, 中耳炎, 皮膚病, 高血壓症, 低血壓症, 腦溢血, 中風, 貧血, 濕疹, 瘰癧, 梅毒, 扁桃腺炎, 足部潰瘍, 感冒, 流行性感冒 .血液循環不全症, 脫疽, 一般身體虛弱症, 不眠症, 「히스테리」, 婦人病, 脊髓癆, 癌, 肉腫尿酸過多症, 外傷, 食中毒等等에 有效하나 이러한 疾病에 罹患되기 前健康時에 實行하는것이 더욱 重要하다.

第七節 斷食療法의 實際

斷食의 目的과 效能은 以上에서 叙述한바와같이 훌륭한것이라 하드라도 斷食은 마치 兩面刀와 같아서 施行方法에있어서 科學性이 缺如되면 所期의 目的을 達成할수 없음은 勿論, 生命에 危險을 招來할수도 있다. 故로 斷食을 施行하는데는 豊富한 經驗과 科學的인 知識을 가춘 醫者 或은 經驗者의 指導를 받아야한다. 이것이야말로 斷食이 一般에게 널리普及되지 않은 理由이고 臨床에 널리 應用되지 못한 要因이다. 그런故로 여기에서는 斷食을 臨床的으로 應用한 여러例를 參考로 가장 安全하고 簡便한 方法을 紹介코저한다 文獻에 依하면 斷食을 臨床에 應用한사람으로서 「부라우홀레」(獨逸人) 「신크래아」및 「핫사—도」氏等이 있으며, 가장 大衆的으로 普及된 方法은 亦是 日本의 西勝造氏의 「니시」식 斷食이라 하겠다. 이들以外에도 斷食은 韓國에서도 民間療法으로 或은 修道者들에 依하여 施行되어왔음을 各種古書나 傳說로서 알수 있다. 이들을 綜合하여보면 斷食期間을 다음의 三段階로 區分할수 있으니

即 ① 準備斷食(斷食前豫備期間) ② 本斷食(純粹한 斷食期間)및 ③ 恢復食(斷食後恢復期間)을 一斷食의 治療過程으로 한다.

그런데 普通 斷食期間은 本斷食期間을 말하며 이 本斷食의 期間에 依하여 準備斷食 및 恢復食의 期間도 決定된다. 日本의 西勝造는 健康時의 斷食을 다음과같이 定하고 있다. 即男子는 本斷食을 二日間으로 부터 始作하여 偶數로 4日間 6日間 8日間으로 增加하여가고, 女子는 3日間의 最初斷食으로부터 寄數로 5日 7日 7日로느려서 하는 方法이다. 이를 圖表로 보면 第

22表와 같다.

第22表 : 健康時의 斷食期間表

回數 性別	第一回	第二回	第三回	第四回	第五回
男　　子	2 日	4 日	6 日	8 日	8 日
女　　子	3 日	5 日	7 日	7 日	7 日

　第22表의 日數는 本斷食期間이며 이에따라 準備斷食과 恢復食期間이 決定된다.

　各回間에는 40日乃至 60日의 間隔을 두어야하며 다음 斷食을 해야할 期間이 되었어도 不得히 施行할수 없는 境遇에는 二日間의 臨時 斷食을 施行하고, 다음期間에 斷食을 繼續하면 된다. 二日間의 臨時斷食은 連二回까지는 有效하나 三回부터는 無效함으로 이런경우에는 第一回斷食부터 再施行하여야 한다. 또 男子는 四日間 女子는 五日間의 斷食만으로 所期의 目的을 達成하려면 2~3年間을 繼續 男子는 四日 女子는 五日間의 斷食을 40日~60日의 間隔으로 實行하여야 한다. 이와같이 一年間에 5回의 斷食을 施行하는 方法이 日本의 西式健康 斷食方法이다.

　第39圖와 第40圖는 西式 健康斷食方法을 圖表로 說明한 것이다.

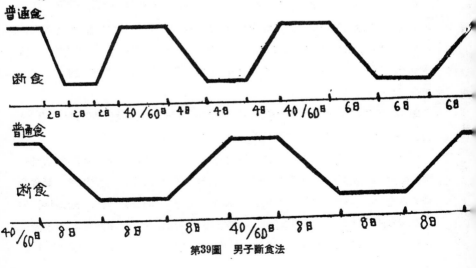

第39圖　男子斷食法

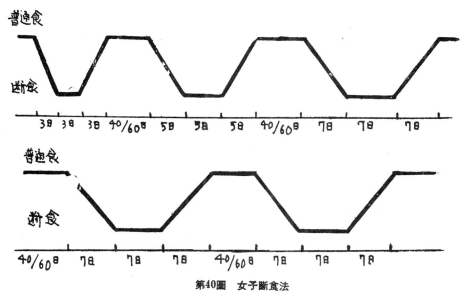

第40圖　女子斷食法

健康할때 斷食을 施行하여 宿便을 排除하면 胃腸을 爲始한 모든 內臟 器官이 正常으로 되고 血液及 血壓이 正常的濃度와 比率을 保持하며 淋巴液이 淸澄케되어 모든 疾病의 發生을 除去하여 心身이 爽快하고 睡眠時間이 斷縮되며 疲勞가없고 頭腦가 明晰하게되여 普通人의 三倍以上의 活動과 能力은 發揮할수잇다고 西氏는 主張하였다. 이렇한 所期의 目的을 達成하려면 全斷食期間을 通하여 嚴格한 注意를 하여야 함으로 이에 對하여 各期別로 詳論코저한다.

Ⅰ. 準備斷食

準備斷食은 本斷食을 爲한 準備期間이라고도 할수 있지만 임이 治療過程으로서 意義가 있다. 原則的으로 準備斷食은 本斷食期間과 같은 時日을 要하며(本斷食을 一週間 作定한사람이면 本斷食 一週前부터 準備斷食을 始作하여야 한다), 이 期間에는 漸減食을하여 體重의 急激한 減少와 이로因한 體內의 急激한 反應을 防止하고 腸內容物의 部分的인 停滯를 없애기 爲하여 그에 必要한 補助治療를 隨行하여야 한다. 이期間에 諸般守則을 履行하지 않고 서둘러 本斷食에 들어가면 本斷食을 豫定대로 履行하기힘든다. 故

로 準備斷食은 肉體的으로나 精神的으로 斷食에 견딜수있는 完全한 準備를 하는 期間이다. 다음에 準備斷食期間에 履行하여야 할 諸般 事項과 注意點에 對하여 槪述하겠다.

——準備斷食期間의 注意事項——

① 斷食에 對한 豫備知識을 完全히 習得함으로서 斷食은 危險한 것이아니라는 것과 斷食은 自然이 人間에게준 最良 最善의 治療手段이라는 信念을갖고 미리 作定한 計劃대로 決行하여야 한다. 「물에빠진 사람은 물에뜬 가랑잎이라도 붙들려고한다」는 俗談이 있듯이 斷食中에는 意志가 弱해짐으로 週圍의 言動에 心的動搖를 일으키기 쉬움으로 文獻이나 經驗談等을 通하여, 精神的으로 沈着하여야 한다. 물(生水)만 먹으면 普通人이라도 3週 或은 4週乃至 八週間은 生命에 危險이없다. 허나 療法으로서의 斷食은 그러한 長期間을 必要로 하지는 안는다.

② 斷食을 行함에 「쇼一사」의 法則이라는 것이 있는데 이것은 斷食으로 體重의 四割이 減少되면 死한다는 것이다.

이런 현상은 적어도 90日以上의 長期斷食에서나 나타날수있다. 그러나 氣弱한 瘦形人은 體重의 二割乃至 三割이 減少되여도 氣絶하는 境遇가 있는가하면 反面 五割乃至 六割이 減少되여도 살아난例가 있음으로 「쇼一사」의 法則이 絶對的인 것은 勿論아니다. 斷食專門家들의 統計에 依하면 12日乃至 26日間의 斷食에서 體重이 一割五分五厘乃至 一割六分八厘以上 減少된例는 없다고 하며 高比良博士및 「핫사드」氏의 報道에 依하면 (十二日乃至 三十日間의)斷食中에는 普通 一日平均 0.5kgm(0.4—0.6kgm)의 體重이 減少한다고 한다.

③ 斷食을 行하기 前에 ① 體重 ② 身長(軀高座高) ③ 胸圍 頭圍 腹圍의 測定과 ④ 裸體姿勢(起立像및 座像)을 投寫하여 두었다가 後에 參考하는 것이 좋다. 또한 特別한 病 例하여 高血壓, 糖尿病等이 있는 사람은 血壓 或은 血糖檢査等 必要한 理化學的 檢査와 測定을 하여 두는것도 緊要하다.

④ 體溫計, 灌腸器, 下劑藥(下劑는 腸內創傷을 治療할수있는 藥이여야하며 現在 斷食中의 下劑로 適當한것은 緩下, 制酸 및 體內의 一酸化炭素를

消滅하는 作用있다고 專門家의 實驗으로 證明된 「水酸化마그네시아」의 乳劑가 認定되고 있다) 驅虫劑를 미리 具備하여 두었어야한다.

⑤ 斷食前 二～三週間부터 過食, 偏食및 榮養劑 및 一切의 藥物을 禁하고 飮食을 골고루 攝取하여둘것.

⑥ 衣服(內衣)은 每日 갈아 입을수 있도록 準備할것. 이것은 斷食中 皮膚로 發散하는 毒素의 惡臭가 나기때문이며 이를 잘 吸收除去 하게 하기爲함이다.

⑦ 自身의 病歷을 잘생각하여둘 必要가있으니 斷食中에는 過去에 罹患한 바있는 病症이 反應으로 나타나기때문이다. 例하여 癲癎, 腎臟炎 泌尿器病 等이 斷食中에 發病되는수가 있다.

⑧ 口唇疾患 扁桃腺炎及肥大 耳鼻炎等은 朝夕으로 一分乃至 三分間式 後頭冷却法(後에 述함)을 施行하여 治癒하여둘것.

⑨ 斷食에 들어 가기前에 飮酒 喫煙者는 禁煙, 禁酒할것.

⑩ 準備斷食은 本斷食期間과 같은 期間동안 實行함을 原則으로하며, 이때의 漸減食量은 다음의 公式에依하여 算出한다.

即 本斷食豫定日數를「N」平常食量을 「V」라하고 第「n」日째의 食量을 Qn 라 한다면

$$Qn = V\left(1 - \frac{n}{N+1}\right)$$ 가 된다.

例하여 本斷食을 5日間하려는 경우 漸減食 第三日째의 食量을 알려면

$$Q_3 = V\left(1 - \frac{3}{5+1}\right) = V\left(\frac{6-3}{6}\right) = \frac{3}{6}V = \frac{1}{2}V$$ 로 되여 漸減食三日째의 食量은 普通食量 V의 切半이라는것이 算出된다. 이경우를 「그라프」로 表示하면 第41圖와 같이된다.

이러한 方法에 依하여 本斷食 二日부터 八日의 漸減食量을 算出하여보면 第23表와 같다.

⑪ 準備斷食부터 恢復食後 最少 3週間까지는 性行爲를 禁하여야 한다.

⑫ 温熱湯 沐浴은 禁하며, 冷湯(14,5°C程度) 或은 温冷浴을 하여야한다. 斷食中에는 每朝夕으로 「로부리」療法 (風療法)을 繼續할것 (準備斷食前부터

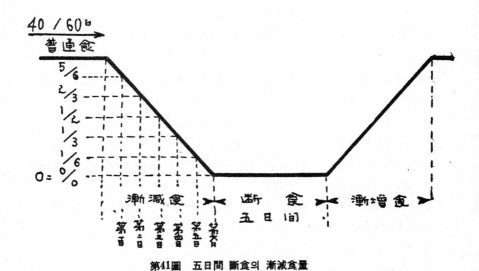

第41圖　五日間 斷食의 漸減食量

第23表　漸 減 食 表

（普通時의 食量을 1로算出）

漸減食日 斷食日數	1	2	3	4	5	6	7	8	9
2 日 間	2/3	1/3	0						
3 〃	3/4	1/2	1/4	0					
4 〃	4/5	3/5	2/5	1/5	0				
5 〃	5/6	2/3	1/2	1/3	1/6	0			
6 〃	6/7	5/7	4/7	3/7	2/7	1/7	0		
7 〃	7/8	3/4	5/8	1/2	3/8	1/4	1/8	0	
8 〃	8/9	7/9	2/3	5/9	4/9	1/3	2/9	1/9	0

施行하면 斷食中 추위를 이길수 있다）

⑬ 三, 四週前부터 保健療養六大法則을 施行하여 斷食으로 因한 組織代謝에 對하여 適應할 準備를 하면 좋으며 이것을 平時 生活化하면 더욱좋다.

⑭ 斷食中에 일어나는 苦痛은 모두 명현임으로 이苦痛을 除去하려고 藥物

或은 注射를 함은 絶對 禁하여야 한다.

⑮ 「라보아셀」(Lavoisier)이 「生命은 하나의 化學作用이다」(La vie est une tonction chimique)라고 하였듯이 斷食은 過去 自身의 生活 環境 不節制한 攝生 及食物과 藥物로 因한 毒素를 體組織으로부터 깨끗하게 淸掃하는 手段임으로 이過程에서 나타나는 過去의 持病(識, 不識間에)의 再發 或은 血痰, 發疹, 發熱等症에 놀라지말것.

⑯ 準備斷食最終前日에는 驅虫劑를 服用할것. 1, 2次의 檢便結果로는 寄生虫卵이 發見되지 안는 경우가 많으므로 누구나 一段 驅虫劑를 服用함이 좋다. 驅虫方法은 後述할것이로되, 寄生虫은 宿便이 있기때문에 寄生한다. 特히 蛔虫은 宿便이 眞正한 宿柱가 되므로 斷食을 하여 宿便이 剝離되면 蛔虫의 激動으로 腹痛이 甚함으로 반듯이 미리 驅除하여야한다. 蛔虫의 驅除에는 葉綠素의 併用이 有效하다. 即 三種以上의 綠菜를 充分히 擂潰하여 그絞汁을 1컵 或은 二컵 服用하고 金魚運動을 5分~10分間 한다음 驅虫劑를 服用하면 效果的이다. 驅虫劑는 될수록 副作用이 적은것을 擇할것. 또한 完全生野菜食을하면 宿便이 나오기 때문에 寄生虫은 寄生할수 없다. 驅虫劑를 服用한後 適當한 時間에 下劑를 服用하면 더욱 效果的이며 第一回의 斷食時는 水酸化「마그네시아」乳劑를 5—15 茶匙服用함이 좋으며 第二回부터는 少量으로 充分하다.

⑰ 暖衣, 飽食, 安佚는 靜脈管을 弛緩시켜 靜脈鬱血을 일으키며, 靜脈鬱血은 肝臟을 損傷하고 肝臟障害는 脾臟, 腎臟, 腸, 胃及肺를 連關的으로 損傷하여 四肢의 血行循環에 障害를갖어 온다. 末梢血液순환에 障害를 일으키면 그영향으로 血液循環의 原動力인 心臟까지도 機能的 或은 機質的으로 病變이 일어난다. 이에 關하여서는 疾病의 機轉(第六章)에서 詳述한바 있거니와 靜脈弛緩은 萬病의 誘因임으로 이를 治療하지않으면 안된다. 風療法, 溫冷浴, 六大法則(1부터 4까지)의 實行 觸手療法 斷食療法을 兼行하면 靜脈怒張症은 根治된다. 이것이 治癒되면 肝臟도 治癒되며 肝臟이 治癒되면 淋巴液의 滯溜가 조정되어 組織液이 신속히 交換되며 淋肥腺腫張이 消失되여 諸病이 治癒된다. 斷食의 元目的은 이러한 治療機轉에 있다.

⑱ 어떠한 宗敎를 莫論하고 그 儀式으로 或은 修道의 手段으로 斷食을 勸行하지 않은 宗敎는 없다. 이런事實은 斷食이 精神과 肉體가 合一하는 最良의 方法임을 立證한다. 故로 斷食中에는 暗示效果가 가장 잘 作用함으로 精神的으로 眞善美를 希求함으로서 精神的으로나 肉體的으로 完全한 意味의 健康을 構築할수 있다. 따라서 斷食中에는 信仰人은 그 宗敎의 聖典을 非敎人은 良書를 貪讀吟味함이 좋다.

⑲ 앞에서도 論及하였듯이 治療法이란 모두 非常手段임으로 斷食의 目的이 治病에 있다면 斷食도 엄밀한 의미에서는 對證療法의 限界를 벗어날수가 없다. 全體性醫學의 理想은 心身改造에 依하여 疾病을 未然에 防止하는데 있음으로 斷食은 健康時에 實行함으로서 그릇된 食養과 環境에서 構築된 旣往의 心身을 淸算하는 全體性 醫學原理의 段階的 手段으로 意義가 있는 것이다. 健康은 自然의 「Euergy」(力)인 日光, 空氣, 水의 補助를 亨受하는 同時에 이에 適應하는 生活속에서 獲得할수 있다. 第一編 「總論」은 그 適應手段으로서의 醫學的 理論을 叙述한 것이거니와 이들 醫療形式을 自然科學的 立場에서 分類하면 첫째 姿勢의 校整 둘째 血液循環의 完全化, 셋째 自然良能의 發揮, 넷째 神經機能의 生理的 調節에 不過하며, 이들을 物理學的, 生理學的으로 檢討하고 生化學的으로 實驗하여 精神科學的으로 實證함으로서 全體로 統一하는데 全體性醫學의 理想이 있다. 斷食은 그 段階的 手段으로서 心身을 改造함에 根本 目的이 있다.

II. 本斷食

本斷食이란 外部로부터 一切의 榮養供給을 斷切하는것임은 前述한바 있거니와 本斷食의 期日은 一般的으로 短期(4—6日) 中期(1週乃至 十日) 長期(2週~20日)의 세가지로 分類한다. 本斷食期間의 決定은 一般治療法과같이 病의 狀態를 基準으로 判斷하는 것이 아니고 全身의 健康狀態를 基準으로 決定하여야 한다. 一般療法으로 長期治療를 要하는 疾病이라고하여, 斷食도 長期間 施行할수는없다. 勿論 長期間의 斷食이 治療面에서 效果的이라는 原則에는 差異가 없으나 全身狀態가 이를 敢當할수있느냐에 力點있 있다. 따라서 長期斷食을 要하는 疾病일지라도 全身狀態가 許諾치않을 境遇에는 短期斷食을 施行하고 一定한 恢復期後 다시 返覆하는 形式을 取하지않으면 안된다.

本斷食期間에 履行하여야할 補助療法및 準守事項에 對하여 槪述하겠거니와
이러한 準則은 미리 日課表를 作成하여 忠實히 實行함으로서 所期의 效果를
얻을수 있다.

—本斷食期間의 注意事項—

① 斷食中에 特別히 安靜을 取하거나 平常時의 生活을 制限할 必要는 없다.
그러나 過激한 運動 例하여 重勞動, 拳鬪, 陸上, 蹴球等은 避하여야한다. 斷
食中에는 五管이 極히 銳敏하여짐으로 感情的인 것, 刺戟的인 것은 可能한
限 避하고 良, 能, 善의 精神姿勢를 取함으로서 精神과 肉體가 共히 完全한
健康一體가 되도록 努力하여야한다. 斷食은 精肉一如의 無我狀態에 到達하는
最良의 方法임으로 이때 暗示의 效果는 가장 잘作用함으로 治療에 큰 影響
이 있다.

② 裸療法, 微溫水(20—25°C) 含嗽, 常水浴(14.5°C) 或은 冷溫浴을 各各
每日 2回 或은 그 以上實行하여야한다.

③ 保健療養六法則中 1—4까지는 繼續實行하여야하며 이것은 「西式三號健
康器」와 같은 運動器에 依하여 操作되어도 無防하다.

④ 禁慾, 禁酒, 禁煙은 勿論이며 生水, 柿茶, 水酸化「Magnesia」 或은
決明茶, 玄之草湯等 以外는 一切의 飮食및 藥物을 服用하여서는 않된다. 齒
솔질 理髮, 面刀, 손, 발톱깎이等도 禁함이 原則이다.

⑤ 微溫水(22°C前後) 或은 適量의 水酸化「Mg」를 混合한 微溫水로 高位
灌腸을 每日 1回式 施行하되, 水量은 大人 500—1000gm 小人 30Cgm 程度
로하며, 始初에는 100gm에서부터 徐徐히 增量할것. 또한 便意의 有無에 拘
碍없이 每日 一定한 時間에 便所에 가도록 習慣하되 通便이 않된다고 無理
하게 힘을 주어 大便을 보려고 할 必要는 없다.

⑥ 水浴後나 추울때 煖爐, 溫房 或은 寢具로 몸을 溫熱케하는 것은 禁物
이다. 日光浴은 相關없으나, 直射는 避하여야한다. 그러나 寒冷하여 不眠할
시는 溫담푸로 발을 溫함은 無放하되 곧 담프를 除去할것.

⑦ 生水를 조금식 자주 飮用하되 너무 차거든 조금 溫케함이 좋다. 그러

220

나 嘔吐가 있고 生水를 飮用할수 없으며 食欲이 없을때는 無理하게 飮用할
必要는 없으며, 室溫을 電氣「스토부」로 溫케하여 自然히 口渴을 催促케함은
無妨하다.

⑧ 嘔吐, 惡心이 있으면 胸椎第五番, 腰椎 1.2.3番을 約 1,2分間(1分間에
200回程度의 速度로)문지르고, 腎臟病, 輸卵管腫瘍等으로 因한 下血에는 經
過를 보아 食鹽水로 止血하고, 肝臟機能不全에는 胸椎第四番, 八番에 副腎
의 故障에는 胸椎九番에 疼痛이 發하는데, 이와같은 反應點이나 疼痛部를 約
1,2分間 輕하게 指壓을 加하거나 針灸學의 該當 經穴에 指頭로 刺戟을 加함
이좋다. 其他 芋膏藥, 冷溫濕布等 適節한 物理療法으로 疼痛을 除去함도 無
妨하다. 그러나 反應은 治病의 證據임으로 多少의 苦痛은 좋은現象임을 알
아야한다.

⑨ 斷食의 目的은 宿便 혹은 黑便 혹은 燥糞의 排除에 있다. 斷食을하면
宿便이 排出되는데 排出時期는 一定치않아서 斷食初·中·末 或은 斷食後에
도 나오며 어떤경우에는 一, 二個月後에 나오는사람도 있음으로 黑便의 排
出에 神經을 쓸 必要는 없다.

⑩ 斷食中에 身長, 體重, 胸圍, 腹圍, 等이 變함으로 每日 測定함이 좋다.

⑪ 斷食中에 健康人도 혼히 重舌, 發疹 水疱등이 皮膚에 發生한다. 이것
은 毒素가 皮膚를 通하여 發散하는 證據임으로 生水를 飮用하고 風療法을
實行하면 消失한다. 口唇, 口腔의 反應은 後頭冷却法을 施行하면 自然 消失
된다.

⑫ 腹部가 膨脹하고 便通이 않되며 尿가 不出할때는 裸療法을 每 二時間마
다 實施하고 腹部된장濕布를 實行하고 臍의 下左方(太陽叢部位) 腰椎第1,2,
3 椎骨部, 胸椎11 第四腰椎의 左右兩側에 指壓을 一分半程度 加하거나 針灸
學의 適應點에 指壓을加함도 有效하다.

⑬ 斷食期間을 無理하게 延長하거나 短縮할必要는 없으나, 全身狀態가 良
好하고 食欲이 없으면 一, 二日延長할수 있다. 그러나 短縮 意思는 精神
力의 缺乏에서 招來함으로 精神姿勢는 治療效果에 큰 영향이있다. 不得히
斷食을 中斷할 境遇에 恢復을 서둘러서 固型食, 熱食을取하면 絶對로 안되
며 最初日에는 微溫重湯 차잔 1컵(1合의 三分之 一)을一回分 食量으로하고

翌日은 三杯, 三日은 半粥, 四日은 膨脹米粥으로, 徐徐히 增量攝取할것. 恢復食에 對하여는 다음에 詳述함.

⑭ 斷食中에 腹痛을 이르키는 境遇가 있는데 이것은 準備斷食時 漸減食이 不規則하였을때, 寄生虫이 殘留할때, 腸및 他內臟의 癒着이 遊離될때, 腸捻轉時, 收縮으로 因하여 臟器가 轉位할때, 춥다고 熱物을 服用하였을때, 宿便의 移動이 있을때 등의 경우임으로 準備斷食을 徹底히 履行하여야한다. 萬若 內臟의 癒着으로 因한 腹痛이면 仰臥하여 마음을 沈着하게하고 金魚運動을 施行하여야한다.

⑮ 氣分이 衰沈하는것은 迷走神經의 緊張으로 일어남으로 心的平和를 얻을것이며 信仰人은 自己의 宗敎의 聖典을 또 非敎人은 大英百科辭典等의 斷食門等을 吟讀하여 精神을 强化할것.

⑯ 準備斷食이 不充分하거나 極度의 不安이 있으면 倦怠, 腫氣, 虛脫, 頭痛, 眩暈, 腦貧血等症과 或은 苦痛, 恐怖, 憤怒 等症이 侵襲하게된다. 이럴때는 平床에 安臥하여 人生을 反省하는 기회를 갖을것. 人間이 自意로 斷食을 實行하여 30日以內에 斷食때문에 死亡한例는 없으며 萬若있다면 그릇된 方法때문이며 一週以內에 死亡하였다면 이경우는 어떠한 治療로서도 蘇生할 수 없는 경우이며, 그 外의 死亡 原因이 있다면 遇然 一致의 自然死 밖에 없다는 先覺者의말을 銘心 한 必要가있다.

⑰ 斷食中 果汁이나 牛乳같은 液性飮料를 勸獎하는 自然療法醫도 있으나 이것은 二週以上의 斷食을 行할경우라든가 中止의 境遇라면 少量式服用할수 있어도. 그 外의 경우는 淋巴液을 溷濁케하여 白血球의 治療效能이 最大로 作用할수 있는 機會를 減殺하는 結果를 招來하며 또한 食欲을 促進하여 飢餓感을 極甚케할 우려가 있음으로 不用함이좋다.

⑱ 經口的인 一切의 杜絶이 眞斷食이라 하여 斷食中 水를 攝取하면 絶對로 안된다는생각은 科學的 立場에서는 危險하기짝이없다. 古代信仰에서는 이러한 斷食이 있었다한다. 生水飮用의 必要性에 對하여는 後에 詳述하겠거니와 生水만은 반듯이 飮用하여야한다.

⑲ 斷食中에는

㉮ 食物等에 汚染되여 混入되는 毒素의 侵入이 없으며

㉯ 體外의 榮養補給이 없음으로 血液·體重이 조금식 減少된다.

㉰ 體重의 減少는 動, 靜脈을 收縮함으로 血管內의 血液細胞를 總動員하게 되여 動靜脈瘤가 治癒되며

㉱ 關節 및 其他組織內의 毒素가 引出됨으로 關節炎, 坐骨神經痛「류마치스」高血壓症 糖尿病, 痛風等이 治癒된다.

㉲ 평상시의 暖衣, 飽食, 安佚때문에 靜脈血의 新陳代謝가 不完全하여 생긴 肝臟 및 脾臟의 故障이 正常化됨으로 各種疾病의 素源이 一掃된다. 이에 對하여는 第一篇 第六章 疾病의 機轉中 肝臟門을 參照할것

㉳ 組織液의 新陳代謝가 이루어지며 淋巴液이 總動員되여 各種疾病이 治癒된다. 淋巴門을 參照할것.

㉴ 體重減少로 因한 多角的效果와 斷食에 併行하여 實施하는 保健療養 六大法의 效果는 體質, 體貌, 體勢의 變化를 招來한다. 그 結果로 腸捻轉 巨大 및 過長結腸은 正常化되는 同時 그 可能性도 除去한다.

㉵ 肉體의 全消化系統 및 同化系統이 休息함으로 體內의 全勢力을 他器官에 轉用할수있다.

㉶ 斷食은 自身의 肉血로서 生活한다는 意味에서 榮食主義者의 榮養不均衡이 校訂된다 할수있다.

⑳ 斷食은 곧 飢餓를 말한다. 歐美俗談에 다음과 같은 敎訓이있다.

「飢餓는 敎訓이다」―古諺―(Multa doct fames ―Hunger teaches us many things.)

「健康한 胃臟은 飢餓를 堪耐하기힘든다」―英諺―(Hunger is hard in a hale maw)

「飢餓는 最高의국 (소스)이다」―英諺―(Hunger is the best sauce)

「飢餓는 粗食을모른다」―英諺―(Hanger find no fault with the cookery)

「飢餓는 美食이다」―英諺―(Hunger is good kitchen meat)

「飢餓와 燥渴로는 死亡치 않으나, 飽食과 飽飮은 많은 사람을 죽인다」―

英諺―(Hurger and thirst scarcely kill any, but gluttony and drik.
kill a great many)

「飢餓에는 生豆도 맛이있다」―英諺―(Hurger makes raw beans relish.
well)

「스텐다드」英語辭典 斷食部門에

「斷食은 飮食을 全部 또는 部分的으로 끊거나 特定食物을 禁하는 것이며
이는 宗敎上의 義務나 其他 理由로 行하여진다」고 되어있다.

"부라우홀레"博士는 「斷食은 自然療法中 가장 卓越한 方法의 하나다」라고.
하였으며

「라루스」의 佛語辭典에

「斷食은 自發的 或은 强制的으로 飮食攝取의 一部 或은 全部를 끊는것 敬
神의 信念으로 食物을 끊는것 或은 어떤 食物만 끊는것」이라하였다. 以上과.
같은 敎訓을 念頭에 둠이좋다.

Ⅲ 恢復食

斷食後의 復食期間은 斷食으로 因한 治療效果를 成功과 失敗로 판가름하
는 結定的 時期다. 生理的으로 斷食中에는 體內熱源의 消耗에만 爲主하든
新進代謝의 機能이 恢復時에는 消化 吸收 同化 排泄을 치루어야하는 正常過
程으로 復歸함으로 熱量및 無機質의 供給에 無理가있으면 體液의 平衡이 破
壞되여 瞬息間에 血液및 體液의 變調를 이르켜 心臟, 腎臟등器管에 障碍가 생
기고 消化器系統에 過重한 負擔을주어 胃腸運動이 失調에빠지고 末梢循環障
碍가 일어나 手足및 全身의 浮腫과 其他 危險한 症狀이 일어난다. 特히 腦
血液循環不全으로 生命의 危篤을 招來하는 수도 없지 않음으로 細心한 注意
가 配慮되여야할 時期이다. 旺旺 準備斷食과 本斷食을 着實하게 經過하고도.
恢復食에들어가서는 病症의 輕快와 斷食이 끝났다는 安睹感으로 精神이 解
弛되여 失敗의 原因이 되는수가 많다. 斷食自體가 健康및 治病手段의 全部.
가 아니며 恢復食이야 말로 斷食治療의 成敗를 決定하는 重大要素임으로 다
음에 記述하는 諸般準則을 계속 嚴守하며 最少限 本斷食의 2倍以上 漸增食을.
遂行하고 本斷食의 六倍의 期間은 攝生과 節制에 留意하지 않으면 안된다.

恢復食은 飢餓에 對한 肉體的 滿足感을 充足시키는 手段이 아니며 將次 平常食(健康食)을 하기爲한 準備過程임을 銘心하고 多少의 苦痛은 참아야한다. 恢復食後 正常生活에 들어가서도, 健康과 疾病의 根源的인 要因이되는 衣食住와 一切의 精神生活에 合理化를 期해야 할 것이다.

一恢復食期間의 注意事項一

① 斷食後에 漸增食을 잘못하면 斷食의 效果가 無效乃至 逆效가 됨은 勿論 生命의 危險도 斷食中보다 이때가 더욱 危險하다.

② 斷食豫定期限이 되여도 食欲이 없으면 斷食을 一, 二日 延長함은 無妨하나 食欲이 旺盛하다고 攝食을 過하게함은 絕對禁忌事項이다. 飢餓感이 甚하게 襲來할때는 腰椎 1, 2, 3番을 1,2分間(1分間 200回程度의 速度로)문지르고 生水七割 熱湯 三割의 水를 混合하여 조금식 飮用할것.

③ 體力에 따라 다르지만 漸增食完了後에도 大槪 本斷食 6倍의 期間以內에는 性行爲를 嚴禁하여야 한다.

④ 斷食中 冷溫浴을 한사람은 이를 繼續함이좋으며 그렇치 않는 사람은 微溫湯浴을 짧게하여야한다.

⑤ 斷食終了後의 食餌는 重湯 1/3合(차잔의 七分)을 微溫(22°C—27°)하게 하여 食鹽少量(耳搔 二個程度)을 加하여 一回食事分量으로 한다.

따라서 一日三食者는 一日에 茶碗으로 三杯食, 二食者는 二杯食의 總量을 攝取하는것이다. 第24表는 斷食後의 漸增食量을 表示한 것이다.

第24表 : 斷食終了後의 漸增食表(量은「Gm」杯는 茶宛을 標準)

斷食日數 / 漸增食日數	二日間	三日間	四日間	五日間	六日間	七日間	八日間
第 一 日	精米湯 120gm	精米湯 120gm	精米湯 120gm	精米湯 120gm	精米湯 120gm	精米湯 120gm	精米湯 120gm
第 二 日	半粥 360gm (二杯)	麥重湯 250gm	麥重湯 250gm	玄米重湯 250gm	玄米重湯 250gm	玄米重湯 250gm	玄米重湯 200gm
第 三 日	粥2.5杯 野菜국(薄)	半粥2.5杯 450gm	半粥 2杯 360gm	麥重湯 360gm	麥重湯1杯 360gm	玄米重湯 300gm	玄米重湯 250gm
第 四 日	普通食量 의六割	粥1.5杯 野菜국(薄)	半粥2.5杯 450gm	半粥2杯 360gm	半粥1.5杯 270gm	麥重湯1杯 360gm	玄米重湯 300gm
第 五 日	普通食量 의七割	普通食量 의六割	粥2.5杯 野채국(薄)	半粥2.5杯 450gm	半粥2杯 360gm	半粥1.5杯 270gm	麥重湯1杯 360gm

第　六　日	普通食量의8割	普通食量의七割	普通食量의六割	粥2,5杯 野菜국(薄)	半粥2杯半	半粥2杯	半粥1.5杯
第　七　日	普通食量의九割	〃八割	〃七割	普通食量의六割	粥2杯半 野菜국(薄)	半粥2杯半	半粥二杯
第　八　日	以下從來食事量의九割을계속함	〃85%	〃80%	〃70%	普通食의60%	粥2杯半 野菜국(薄)	半粥2杯半
第　九　日	〃	從來食量의85%를계속함	以下從來食量의80%를계속함	以下從來食量의80%를계속함	普通食의70%	普通食의60%	粥2杯半 野菜국(薄)
第　十　日	〃	〃	〃	〃	以下從來食의80%계속	普通食의70%	普通食의60%
第　十一　日	〃	〃	〃	〃	〃	從來食의80%계속	普通食의70%
第　十二　日	〃	〃	〃	〃	〃	〃	從來食의80%계속

(第24表 備考) 1. 表의 食量은 大人一回 漸增食量임으로 晝夕 二食者의 1日量은 이量의 二倍, 三食者는 三倍이다. 斷食後는 可能한限 朝食을 廢止함이 좋다.

2. 生水의 飮用이 不足하면 便秘가 됨으로 生水를 充分히 飮用하고, 熱食은 口, 咽喉, 胃의 粘膜을 傷함으로 微溫食을할것.

3. 食鹽의 量이 過多하면 胃腸機能을 損傷함으로 適量을 嚴守할것.

第25表；斷食終了後의 生食漸增食表

斷食日數 / 恢復食數日	2 日間	3 日間	4 日間	5 日間	6 日間	7 日間	8 日間
第　一　日	絞汁120g	絞汁120g	絞汁120g	絞汁120g	絞汁120g	絞汁120g	絞汁120g
第　二　日	絞汁200g 搗餌100g 混合	〃180g	180g	180g	180g	180g	150g
第　三　日	搗餌350gm	絞汁200gm 搗餌100gm合	絞汁180gm 搗餌50gm合	絞汁120gm 搗餌40gm合	絞汁200gm 搗餌20gm合	絞汁200gm	180g
第　四　日	〃450gm	搗餌350gm	絞汁200gm 搗餌100gm	絞汁180gm 搗餌60gm合	絞汁180gm 搗餌40gm合	絞汁200gm 搗餌20gm合	〃200gm
第　五　日	〃500gm	〃450gm	搗餌350gm	絞汁200gm 搗餌100gm	絞汁180gm 搗餌60gm合	絞汁180gm 搗餌40gm合	絞汁200gm 搗餌30gm 混合
第　六　日	〃600gm	〃500gm	〃450gm	搗餌350gm	絞汁200gm 搗餌100gm 混合	絞汁180gm 搗餌60gm	絞汁180gm 搗餌50gm
第　七　日	〃650gm	〃550gm	〃500gm	〃450gm	搗餌350gm	絞汁200gm 搗餌100gm	絞汁180gm 搗餌80gm

第 八 日	上 同	″620gm	″550gm	″500gm	″450gm	捕餌350gm	絞汁200gm 捕餌100gm
第 九 日	″	上 同	″600gm	″550gm	″500gm	捕餌450gm	捕餌350gm
第 十 日	″	″	上 同	″600gm	″550gm	″500gm	″450gm
第 十一 日	″	″	″	上 同	″600gm	″550gm	″500gm
第 十二 日	″	″	″	″	上 同	″600gm	″550gm

(第25表 備考) 1. 表中의 量은 1回分으로 一日二回服用함.

2. 生野菜汁은 根菜와 葉菜를 同量으로 五種以上을 混合하여 만든다.

3. 野菜消毒을 爲하여 熱湯에 一, 二分間 담가두는것은 無妨함.

4. 果物은 調味料程度로 混合함은 無妨하나 多用함은 좋지않다.

5. 食鹽을 따로 加함 必要는 없으나 發汗後에는 小許(1回에 耳搔 2個) 함
　도 無妨함.

⑥ 重湯은 精米湯이 좋으며 有胚芽米 一合(約 200cm³)에 水六合을 入
하여 微火에 4,50分間 煮熱하여 三合程度되면 布巾에 濾過하고 여기에 食鹽
을 耳搔로 5.6個量 加한다.

玄米重湯은 玄米一合 水八合을 煮熱하여 2合(1/4)이되면 濃厚하지않게 布
巾에 濾過한다.

麥重湯은 壓搾麥 一合에 水八合을 加하여 2合五勺이되도록 約 4.50分間
煮熱하여 布巾에 濾過하며 여기에 食鹽을 耳搔로 5, 6個加하여야 한다. 粘
稠度가 濃厚하지 않은것이좋다.

半粥은 白米五勺에 水六合을 入하여 三合이되도록 煮沸하여 其半만 布巾
에 濾過하여 粥全量에 對하여 飯粒이 五分의 一程度 浮遊하게한 것이다.

粥은 끓는물에 白米(미리 씻어둔것)를 넣고 솥뚜껑을 半開하고 3.40分 煮
沸하다가 食鹽을 適宜 加하고 다시 十分程度 끓여 거품이넘을 程度되면 風
味가있다.

⑦ 野菜「스프」나 "국"은 普通대로 하되 어느程度 煮沸하다가 野菜를 꺼내
서 纖維素를 除去하여 다시混合하는 것이좋다.

⑧ 一日三食者의 朝食은 過熱하지않은 微溫의 粥을 攝取하든가, 普通食飯이면 오래 咀嚼(一匙을 30—50回程度) 할것이며, 可能하면 朝食을 廢止함이 좋다. 朝食은 英語로「breakfast」佛語로「dejeuner」인데 그뜻은 斷食(fast: jeuner)을 破打(break:de)한다는 語源을갖었다. 이와같이 朝飯은 最小單位의 斷食後에 먹는 첫번째食事임으로 熱物, 固物, 過食이 害로울것은 當然하다.

⑨ 斷食後에는 特히 白砂糖의 攝取를 絶對禁하여야하며 不得히할때는 黑砂糖을 用하되 이것도 多食하여서는 않된다.「부라우흘레」博士(Dr. Brauchle)가 말하였듯이 「白砂糖은 石灰의 掠奪者」이기때문이다. 生體內의 石灰分은 神經, 筋肉의 刺戟感應을 調整하는 同時에 骨組織을 튼튼하게하며 副甲狀腺과 胸腺「Holmon」의 機能에 極히 重要한 役割을 하는데 砂糖을 過用하면 石灰分이 消費된다.

⑩ 斷食은 身長, 胸圍 體重, 座高(偃高)를 變化시킴으로 이를 測定하여 標準値가 되도록 조정 努力할것. 다음에 이에關한 數式을 記하여 參考코저 한다.

標準은 身長(尺)×胸圍(尺)=體重(貫)이 理想的이라한다. 따라서 그 公式은 다음과 같다.

$$即\left[\frac{(身長(尺)×胸圍(尺))×100}{體重(貫)}=100\right](但 本式은 21歲以上에 適用)$$

以上은 21歲以上에 適用되며 身長과 胸圍의 比는 100對50—55以內가 理想的이라한다.

21歲以下는 年令에 따라 標準係數가 다른데 이係數를 다음公式과같이 乘(곱하기)하여야 한다. 따라서

$$21歲\ 以下에\ 適用되는\ 公式은\left[\frac{(身長(尺)×胸圍(尺))×係數}{體重(貫)}=100\right]과\ 같$$

다. 年令에 依한 身長, 胸圍, 體重의 標準係數는 다음과 같다.

年 令	21歲	20	19	18	17	16	15	14	13	12	11	10
係 數	100	100.2	100.5	101	103	108	111	114	116	118	120	123

以上公式外에 「볼은할트」氏式 (Bornhart's formula)이있는데 그 數値가

240以上은 榮養不良이고 以下는 榮養良好다.

21歲 以上에 適用하는 公式 $\left[\dfrac{身長cm \times 胸圍cm}{體重kg} = 240\right]$

21歲 以下에 適用되는 「볼은발트」式 標準係數는 다음과 같다.

年 令	20歲 —18歲	17	16	15	10
係 數	242	248	253	263	300

⑪ 斷食의 目的中 하나는 1) 身長(座高, 偒高及 脚長) 2) 胸圍 3) 體重 4) 體表面積 5) 腸內面積 ·6) 肺胞面積＝毛細管面積을 改善하여 이를 生理的으로 統制할수 있는 肉體를 所有케하는 點에서 찾을수 있다.

이들 六項目中 身長, 胸圍, 體重의 關係는 旣述하였으며, 다음은 體表面積에 對하여 살펴 보려한다.

食物의 所要量은 體表面積에 依하여 決定된다고하며, 體表面積은 身長과 體重에 依하여 算出한다. 「데유보아, 데유보아」氏가 1919年에 發表한 體表面積算出公式은 다음과 같다.

$$[A = W^{0.425} \times H^{0.725} \times 71.84]$$

上記 公式의 A는 體表面積(平方Cm). W는 體重(kg) H는 身長(Cm)을 表示한 것이며 71.84는 常數이다. 常數 71.84는 毆美人에게 適用되는 것이며 東洋人에게는 72.5—74.5사이라고 西勝造氏는 말하였다.

이 數式에 依하여 身長(H)160cm, 體重(W)55.69kgm인 사람의 體表面積 (A)를 例로 算出하여보면

即 $A = 55.69^{0.425} \times 160^{0.75} \times 71.84 = 15.715m^2 \fallingdotseq 1.57m^2$

$\log A = (\log 55.69 \times 0.425) + (\log 160 \times 0.725) \times \log 71.84$

$\log A = (1.7458 \times 0.425) + (2.20412 \times 0.725) + 185637 = 4.19631$

$\therefore A = 15.715 \fallingdotseq 1.57m^2$

로 算出되어 이사람의 體表面積은 1.57平方m가 된다. 이와같은 方式으로 算出한 體表面積 早見表가 第26表다.

第26表：體表面積早見表(m²)

身長(cm) ＼ 體重(kg)	25	30	35	40	45	50	55	60	65	70	75	80	85	90	95	100	105
120	0.91	0.98	1.04	1.10	1.16	1.22	1.27										
125	0.93	1.01	1.08	1.14	1.20	1.26	1.31	1.36									
130	0.95	1.04	1.11	1.17	1.23	1.29	1.35	1.40									
135	0.97	1.06	1.14	1.20	1.26	1.32	1.38	1.43	1.48								
140	1.00	1.09	1.17	1.24	1.30	1.36	1.42	1.47	1.52	1.57							
145	1.03	1.12	1.20	1.27	1.32	1.39	1.45	1.51	1.56	1.61	1.66	1.71					
150	1.06	1.15	1.23	1.30	1.36	1.42	1.48	1.54	1.60	1.65	1.70	1.75	1.80				
155	1.09	1.18	1.26	1.33	1.40	1.46	1.52	1.58	1.64	1.69	1.74	1.79	1.84	1.89			
160	1.12	1.21	1.29	1.37	1.44	1.50	1.56	1.62	1.65	1.73	1.78	1.83	1.88	1.92	1.98		
165	1.14	1.23	1.31	1.40	1.47	1.54	1.60	1.66	1.72	1.78	1.83	1.88	1.93	1.98	2.03	2.07	
170	1.17	1.26	1.34	1.43	1.50	1.57	1.63	1.69	1.75	1.81	1.86	1.91	1.96	2.01	2.06	2.11	
175	1.19	1.28	1.36	1.46	1.53	1.60	1.67	1.73	1.79	1.85	1.91	1.96	2.01	2.06	2.11	2.16	2.21
180				1.49	1.57	1.64	1.71	1.77	1.83	1.89	1.95	2.00	2.05	2.10	2.16	2.20	2.25
185				1.53	1.60	1.67	1.74	1.80	1.86	1.92	1.98	2.04	2.09	2.14	2.19	2.24	2.29
190				1.56	1.63	1.70	1.77	1.84	1.90	1.96	2.02	2.08	2.13	2.18	2.23	2.28	2.33
200						1.73	1.80	1.87	1.93	1.99	2.05	2.11	2.17	2.22	2.27	2.32	2.37
205							1.84	1.91	1.97	2.03	2.09	2.15	2.21	2.26	2.31	2.36	2.41

體表面積 1m²에 對한 1時間當 所要「카로리」는 年令, 性別에 따라 相異한데 學者들의 說에 依하면 第27表와 같다.

第27表：體表面積 1m²當, 每 1時間의 所要熱量表(Cal)

	性別 ＼ 年令	14—16	17—18	19—20	21—30	31—40	41—50	51—60	61—70	71—80
「데유포아 데유포아」氏 標準	男	46.0	43.0	41.0	39.5	39.5	38.5	37.5	36.5	35.5
	女	43.0	40.0	38.0	37.0	36.5	36.0	35.0	34.0	33.0
「산보—른」氏 標準	男	—	—	—	37.7	37.7	36.7	—	—	—
	女	—	—	—	35.2	34.7	34.2	—	—	—

以上과 같이 基礎代謝에 所要되는 「카로리」를 知得함으로서, 斷食 및 裸

療法에 依하여 皮膚面積을 標準으로 改善하면 體表에 淺在하는 靜脉管과 淋巴管은 生理的으로 統制되여 完全한 機能을 發揮하게 된다. 이에따라 肝臟 脾臟, 腎臟, 膀胱, 大小腸, 胃, 肺, 心臟 等이 連鎖的으로 改善되어 心身全體의 機能이 完全하게 復活된다.

⑫ 다음 體重과 座高의 關係에 對하여 「미루케」氏는 「座高의 기리(長)를 一邊으로 하는 立方體內의 水의 重量은 體重의 十倍」가 된다는 學說을 主張하여 다음과 같은 公式을 發表하였다.

即〔座高³＝10×體重 ∴ 座高＝$\sqrt[3]{10×體重}$〕

여기에서 다시 座高를 測定하여 다음과 같은 公式이 나온다.

即〔$\dfrac{(實測座高)×100}{計算座高}=\dfrac{(實測座高)×100}{\sqrt[3]{10×體重}}=100$〕

이에 依하여 算出된 數値가 100을 基準으로 많으면 榮養不良 적으면 榮養良好가 되며 身長, 座高, 胸圍의 어느部分을 얼마만큼 改善함으로서 標準化가되는지를 알수있게된다. 身長과 座高의 比는 身長 100에 對하여 成人은 54—56, 20歲—17歲는 56·5의 比이며 十二, 三歲 前後는 不同하다.

⑬ 腸內面積을 生理的으로 統制할수 있게 調整하는것도 斷食의 目的中 하나인데 「피루케」에 依하면 腸의 기리는 座高의 十倍에 그 平均周圍(平均幅)는 座高의 10分之 一이라 한다. 따라서 腸內面積은 다음과 같은 數式으로 算出된다.

即〔腸面積＝腸長×腸幅

∴ $(座高×10)×\left(座高×\dfrac{1}{10}\right)=腸面積$〕

腸內面積 1平方 센치메타(1cm²)當所要 榮養量(Nem)은 第28表와 같음으

第28表：各年齡에 對한 腸內面積 1cm²當 所要榮養量(넴)表

1年 未滿乳兒	——5/10Nem	即 0.5Nem
2年 兒	——6/10Nem	即 0.6Nem
11.12歲 前後	——7/10Nem	即 0.7Nem
成人 坐職者	——4/10Nem	即 0.4Nem
成人 勤勞者	——5/10Nem	即 0.5Nem
成人 重勞動者	——6/10—10/10Nem	即 0.6～1.0Nem

로 이 算法에 依하여 食餌量을 調整할수 있게된다.

그러나 實際 食餌攝取는 「Nem」價 自體보다 蛋白, 炭水化物, 脂肪의 三大榮養素와 「리포이드」·無機鹽類·「바이타민」水分等의 榮養素를 適切하게 配合攝取하지않으면 않된다.

(註) 「카로리」와 「넴」價의 關係

「카로리」란 純粹한水 1gr을 攝氏零度(0°C)에서 1°C로 하는데 所要되는 熱量으로서 이것을 「小카로리」라하며 水 1kg의 境遇를 「大카로리」라 하는데 榮養價의 單位로는 「大카로리」가 使用된다.

그리고 「Nem」은 「Nutrition-Eouivalent-Milk」의 頭文略字로서 牛乳 1gr의 生理的 榮養單位를 1Nem라 한다.

따라서 牛乳(人乳도 이에 標準함) 1gr은 667「小카로리」를 發生하고 牛乳 1gr가 發生하는 熱量은 1Nem 임으로 1「카로리」는 1.5「Nem」에 相當한다.

⑭ 健康狀態는 肺胞의 面積과 毛細血管의 面積이 同等할 때라하며 이均衡이 破壞되면 疾病에 罹患하게됨으로 良好한 姿勢와 心身改善은 全體性醫學의 目標가 된다. 學者들에 依하면 肺胞의 面積과 毛細管의 有用面積은 다같이 100平方미터("다다미"로 約 50枚)라 한다.

室內勤務者와 같이 身形을 前方으로 屈曲하면 肺胞面積이 壓迫 縮少됨으로 胸部淋巴腺이 腫帳되어 結局 肺及氣管支炎이 發生할 素地가 많아지고, 運動家와 같이 筋肉을 過勞하여 毛細管을 極度로 使用하면 左側心臟이 肥大하고 呼吸器疾患에 걸린다. 이렇한 關係를 漢方에서는 陰陽不調和로 觀察하는데 自然療法的立場에서는 斷食後에 平牀·硬枕·金魚運動·毛管運動을 繼續實行함에 依하여 姿勢를 校正하고 毛細血管의 機能을 强化함으로서 調整할수 있다.

⑮ 斷食終了後는 例하여 胸部의 乳房上·下·外側·肩臂·腋下, 腹部의 膀胱部·腎臟部·肝臟部·脾臟部·膵臟部, 脚部의 鼠徑部·踝·足關節·附骨·蹠等等 身體의 各處에 痛感이 온다. 그 理由는 組織의 收縮, 變位(正常)等에서 오는 不可避한 現象으로서 自然療法의 健康原理에 依한 生活을 實踐함으로서 消失된다.

⑯ 斷食後는 大槪 飢餓感과 不眠症이오는데 이것은 過去 그릇된 生活로 느끼든 滿足感에 對한 生體의 條件反射임으로 이때 過食을 하든가 催眠劑等으로 無理하지말고 이를 克服함으로서 强한 精神力을 培養하면 비로서 精神 肉體兩面에서 高次元의 愉悅感을 吟味할수 있게된다. 甚한 不眠에는 足部를 溫하게하면 곧 睡眠이온다.

⑰ 心身鍛鍊法으로 復式呼吸 深呼吸혹은 丹田呼吸이라하여 下腹部에 힘을 주며 空氣를 吸入하여 瞬息間 呼吸을 停止하였다가 徐徐히 呼出하는 呼吸法이 있는데 이에 對하여 「멘델」博士는 靜脈瘤를일으켜 淋巴腺炎에 冒染될 機會를 주게된다고 하였으며, 그外에도 必然的으로 內臟諸器管의 輕微한 癒着 變形·轉位를 招來할 것임으로 그 效能이 血液循環에 도움이 된다고 하여도 心身兩面의 調和(陰陽으로 思考된다)를 理想으로하는 全體性醫學의 立場에서는 이를 獎勵하기힘든다. 다만 神經系統의 根幹인 脊柱를 健全하게하고 腸管의 癒着·牽縮·重疊等 內臟의 異常을 防止하는데는 六大法則中의 背腹運動을 實踐함으로서 背柱의 左右搖振運動과 腹部의 運動을 同時에 行함으로 足하다.

⑱ 斷食後의 副食物에 各種調味料를 過하게 加하면 食欲을 促進함으로 過食의 習慣에 빠지기 쉽다. 斷食을 하면 粗食도 맛이 있다.

特히 肉類의 過食은 痛風·「류마치스」脂肪過多症·動脈硬化를 일으키며 過多한 蛋白質을 攝取하면 體內에 酸過剩이되여 疾病에 對한 抵抗力을 減殺한다. 또 肉類의 過食은 食鹽의 過用을 誘導하며 自然 白砂糖의 過用과 같은 結果를 招來한다. 理論的으로 食鹽의 一日適量은 2gr 이면 充分하다고하나 大槪 發汗時(患者및 筋肉勞動者의 경우)를 除外하곤 平常5—7gr 많아도 15gr을 超過하면 中砂糖이 體內에서 白砂糖으로 變化되여 神經作用에 없어서는 않되는 石灰分을 血液에서 奪取함으로 神經過敏 나아가서는 動脈硬化가 된다. (第19圖 參照)

⑲ 大食家나 小食家나 粗食家나 다같이 肥滿한者와 瘦瘠한 사람이 있는데 그것은 腸의 機能에 달렸다. 飮食이 모두 榮養이되고 殘滓物은 모두 排泄된다고 하는 一般的인 觀念은 事實과는 많은 差異가 있어서 恒時 殘滓物의 2

～3%는 腸管의 膨狀屈曲部「S」字 狀結腸部等에 停滯된다. 이것이 長久한期 日停滯하면 腸管이 擴大或은 伸長되여 過長 或은 巨大結腸・腸重疊이되여 各種疾病에 걸리게 된다. 이에 對하여는「X-Ray」의 發達이 事實을 證明해 주고있거니와 過長結腸은 切除하여도 또 伸長(「Chiray」氏 「Lomon」氏 「Wahl」氏의 過長結腸論(Le Dolichocolon 1931))된다. 結腸의 過長・巨大化 는 旣述하였듯이 肝臟・脾臟에 故障을 일으키고 肝脾의 故障은 皮膚에 淺在 한 靜脈과 淋巴管에 故障을 이르키게 (Prof. J. A. E. Eysten; The Clinical Aspects of Venous Pressure, 1929)된다. 萬病의 基礎인 過長및 巨大結腸 의 治療方法은 斷食療法과 裸療法・温冷療法・六大法則의 實行밖에 없다. 腸 管의 吸收・排泄作用이 完全하게 調整되면 적은「카로리」를 攝取하여도 充 分한 酵素「엔자임」을 併食함으로서 身體의 肥瘦를 適當하게 調節할수 있 다.

끝으로 歐美學者가 報告한 斷食의 效果를 參考로 記述하여 두고저 한다.

第29表 : 諸家의 斷食効果表

學者名 病의種類	핫사도氏	쉬넨버그	게루손	카린톤	신크레아	하스켈	마스고이
消化器系統	胃病 消化不良 便秘 肝硬化	胃病・直腸 潰瘍・消化 不良・便秘 肝肥大 虫垂炎	胃腸病 消化不良 便秘 肝臟病	胃病 消化不良 便秘 肝臟病	胃腸病 消化不良 便秘 肝臟充血 虫垂炎	胃腸病 消化不良 便秘 慢性下痢	直腸疾患 消化不良 便秘 脫腸 虫垂炎
循環器系統 및 代 謝 障 碍	肥滿症 류마치스 心臟病 痛風 喘息 高血壓	肥滿症 關節炎 糖尿病 肋間神經痛 喘息 부라이트씨 病・水腫症	肥胖症 류마치스 心臟內膜炎 坐骨神經痛 喘息	肥胖症 류마치스 糖尿病 神經痛 喘息	류마치스 心臟病 痛風 坐骨神經痛 喘息	肥胖症 류마치스 心臟病 神經痛 喘息 腎臟病 膀胱病 부라이트씨 病・水腫	脂肪過多症 류마치스 糖尿病 膽石症 喘息 腎臟病 膀胱病 부라이트씨 病 高血壓症 膽汁病
精神神經系統	神經衰弱 不眠症 癲癎	神經衰弱 偏豆痛 全身麻痺	神經衰弱 不眠症 癲癎	神經衰弱 不眠症 頭痛 全身麻痺	神經衰弱 不眠症 頭痛 癲癎 運動失調	神經衰弱 頭痛	不眠症 耳鹽 頭痛 癲癎
呼 吸 器 系 統	肋膜炎 氣管支炎 瘰癧	結核 肋膜炎	肺炎 氣管支炎 瘰癧	結核	結核 肋膜炎 氣管支炎 瘰癧 貧血	結核 氣管支炎 瘰癧	熱病 氣管支炎 貧血

其 他	마라리아 扁桃腺炎	타이포이드 靜脈瘤 耳病 癌	아베노이드 中耳炎 癌	마라리아	濕疹 足部潰瘍 깨스中毒 梅毒 癌	마라리아 梅毒 癌	濕疹 靜脈腫瘤 甲狀腺腫 性的精神症 扁桃腺炎

(註) ① 本表에 揭載된 疾病은 報道된 것만임으로 이것만이 斷食에 有效한 全範圍는 아니다. 感氣, 毒感, 血液순환不全 一般身體虛弱者·惡寒發熱 食中毒·脊髓癆·尿酸過多症等 諸疾患에도 有效하다.

② 病名은 主로 現代醫學의 診斷名에 準하였으나 그原因 症狀은 單純하지 않다.

끝으로 筆者가 直接 指導한바있는 斷食施行者들의 結果에 對하여 簡單히 報告한다.

第30表 : 一九六七年度 斷食施行者 統計表(筆者指導)

一連番號	性別	年齡	病 名	施行時期	斷食期間	入院期間	備 考
1	♂	29	肥滿症	月 1	日 8	日 20	飲食만먹으면 붓듯이 살이찌고 몸이 무겁다. 恢復食을 充實히 못하고 退院. 多少 好轉되었으나 이 患者는 攝生을 注意하지 않음.
2	♀	26	☰癎	1	10	30	斷食中에는 發作이 甚하였으나 現在는 發作無. 全身狀態 良好.
3	♂	39	糖尿病	1	8	28	入院當時 血糖 319.2mg, 糖尿및 一切 自覺症狀 全身狀態好轉. 人參服用後 症狀이 再發하며 熱多寒少湯 服用後 好轉.
4	♀	31	子宮癌	1	6	24	好轉.
5	♂	38	高血壓 中風	3	8	30	血壓 200—140 眼瞼下垂로 開眼不能이 었으나 血壓, 眼瞼機能, 正常으로 回復. 그後 六味湯 服用
6	♂	52	高血壓 心臟病	2	8	30	血壓, 心臟症狀 共히 好轉.
7	♀	45	腰痛	4	5	24	X-Ray上 腰椎 二, 三 間板脫出로 屈伸, 步行에 支障 手術을 권고받고 斷食後 完決 現在正常.
8	♂	34	四肢痲痺	5	8	30	一年前 腦炎으로 一週間昏睡, 後遺症으로 四肢痲痺 斷食後 正常에 가까운 程度로 好轉. 單獨步行可能함.
9	♀	69	慢性下痢	5	4	30	結腸의 巨大, 伸長(X Ray)으로 腸機能이 減退되어 4年間 每日 五, 六次 粘液便 現在 每日 一, 二次 便遍 粘液便無.
10	♀	27	子宮病	6	5	7	習慣性流産(2回) 子宮部刺痛으로 3日間 自家斷食 指導後 二次로 5日施行하다가 腹痛, 嘔吐가 甚하여 入院 現在 好轉.
11	♂	29	肥滿症	6	8	13	一連番號 1號患者임. 이번이 全三次斷食이나 每番 斷食中途에 私情上 中斷하여 實效를 不得, 斷食 12日豫定하였으나 8日째 退院.
12	♀	29	脂肪過多肥滿	6	8	30	大食家임 入院時 87kg 退院時 73kg 斷食으로 13kg 減少 退院後 攝生指導

13	♂	23	心臟瓣膜症	7	5	24	呼吸促迫, 怔忡, 動悸, 貧血現狀으로 步行에 支障이였으나 好轉.
14	♀	25	肥滿症	7	8	30	이患者는 皮膚炎도 있음. 入院時 75kg 退院時 63kg 全身狀態 好轉.
15	♂	46	瘦瘠症	7	5	20	消化不良과 瘦瘠으로 斷食 그 後 良好.
16	♂	45	心臟病 高血壓	7	8	28	入院時 血壓 180—110, 不整脈이 4年前부터 있었음. 退院時 好轉. 現在正常
17	♂	67	健康目的	7	14	30	昨年에 政治的 目的으로 3日間 斷食經驗이 있음. 단식 後 白髮이 검어짐 그後 膝關節炎이 好轉되어 "스테키"를 놓고 다시 斷食
18	♂	43	攝護腺炎	7	14	35	10餘年間 苦生. 無精虫症, 現在계속 食餌療法 施行
19	♂	33	胃潰瘍	8	8	30	右側腕을 切斷한 身體障碍者임. 甚한 胃痛, 消化不良으로 斷食施行後 現在正常.
20	♀	22	胃臟病	8	3	20	5日斷食豫定이였으나 全身虛弱으로 3日斷食. 斷食中 反應이 極甚하였으나 現在 好轉. 適當하게 肥滿
21	♀	22	消化不良	8	5	20	20番과 親友임. 같이 斷食, 現在正常
22	♂	45	歷節風	8	5	20	20年前부터 筋肉, 關節痛이 時로 發作하여 苦生하였음. 發作始初에 斷食을 하여 發作消滅하였음. 2次 斷食을 指示
23	♂	35	胃潰瘍	9	5	20	酸過多, 擴張, 下垂, 無力, 疲痛, 消化不良으로 數年間 苦生, 斷食後好轉.
24	♂	45	胃腸病	9	8	28	消化不良, 恒時熱感과 惡寒이 있음. 脈搏이 徐緩, 全身衰弱症 斷食後계속 健康療法 施行中
25	♀	39	神經症	9	8	28	노이로제 不眠, 頭痛等症으로 斷食後 六味 二劑服用 現在 好轉. 過去自家에서 斷食 1週日한일 있다.
26	♀	23	痔疾便秘	9	7	28	好轉.
27	♀	37	肥滿症	9	7	28	18番 患者의 妻, 男便의 권고로 斷食施行(孕胎目的)
28	♀	33	左半身痛	9	5	28	노이로제 子宮病을 兼하였음. 斷食後好轉.
29	♂	46	高血壓 神經痛	10	8	30	膝關節痛과 蓄膿症도 있음. 現在好轉.
30	♀	57	半身不遂	11	6	17	一年前 血栓症으로 右半身不遂 入院時 口喎斜가되여 斷食, 血壓 190—140 現在 好轉. 步行可能
31	♂	52	喉頭癌	11	7	12	氣道가 癌腫으로 閉鎖되여 喉頭部를 철刺하여 呼吸함. 7日斷食으로 癌腫과 周圍炎이 輕減되여 言語可能이었으나 液體張下作用이 안되여 原因把握코저 綜合病院에 入院
32	♂	48	糖尿病	11	6		斷食6日째 腸閉鎖로 死亡

(註) ① 上表에서 姓名을 밝히지않은것은 患者의 要求때문이며 其他 모든

內容은 事實에 根據를 두었음.

② 施行時期는 斷食을 施行한 1967年의 月別을 表示하였고 斷食期間은 本斷食期間이며 入院期間은 準備斷食・本斷食・恢復食의 總合期日이다.

③ 病名은 筆者의 所見中 가장 뚜렷한것 或은 理化學的檢査結果에 依하여 判斷된 것을 表示하였으나 實際 이 表中에 例擧한 患者는 모두 長期日에 걸쳐 單一病症으로서가아니라 여러가지障碍로 可能한 모든 治療를 받아온 사람들이다. 때문에 그들은 最終的인 手段으로 斷食을 決行하겠다고 意思를 表明한 사람이 大部分이다.

④ 表의 備考欄에 略述한바와 같이 充分한 期間 徹底하게 指導를 받은 患者는 그 結果가 모두 良好하였으나 一連番號 1番患者와 같이 어떠한 理由로 中途에서 治療를 中斷하거나 施療者의 指示를 準守하지 않은 患者는 비록 斷食을 여러번하여도 그結果가 不良하였음을 分明하게 밝혀둔다.

또 "好轉"이라든가 "正常"이란 單語로 表示된 效果는 모두 書信 或은 電話等으로 直接 確認된것이다.

⑤ 斷食中 한사람의 患者(32番)가 死亡한것은 그 理由와 原因의 如何를 不拘하고 筆者가 가장 哀惜하고 遺憾되게 생각하며 그 家族에게 깊은 謝意를 드리는 바이지만 이에 對한 몇 가지 問題點을 밝혀두려한다. 이患者는 斷食療法으로 持病이 完快된 患者(表中 患者아님)의 勸告를 받고 來院하였는데 入院當時의 全身狀態는 極히 不良하였다. 原來(約 1年前)의 體重은 68kg였다하나 當時 53kg였다. 또한 (筆者의 所見으로) 肝臟・腎臟機能도 좋지 않았다. 그래서 斷食四日을 豫定하고 準備斷食 5日을 지나 斷食을 實行하는 동안에 糖尿病에 흔히있는 現症 即 口渴引水・小便(尿糖檢査와 自覺症共히) 顔色(黑色이 있으나 正常色으로) 精神 狀態(身重・精神咽濁・眼睛疲勞・勞倦)症 等이 모두 好轉되어 斷食을 하게된 것을 感謝(患者는 基督敎 信者이며 이러한 表現을 했었다)하며 斷食을 8日로 延長할것을 要求하였다. 斷食은 患者自身의 精神力과 깊은 關係가 있으므로 筆者도 快히 應諾하고 希望을 갖고 斷食을 繼續하던中 六日째 患者의 婦人이 問病을와서 患者와 같은 房에서 同寢하였다. (患者는 自身의 經過가 良好함으로 婦人에게도 斷食을

시키려고 上京(患者家는 시골임)할것을 指示하였다함) 仔詳하고 多感한 患者는 婦人을 맞아 甚히 明朗하였는데 그날밤 子正부터 急作한 腹痛이 일어나며 宿便을 많이 排出하였다. 宿便이 排出하는것은 斷食에서 至極히 좋은 現象이므로 腹痛은 反應일것이라는 判斷아래 腹部에 된장濕布를 施行하였다. 그러나 腹痛은 間얼的으로 發作을 持續하였다. 그러던中 다음날부터 上腹部가 膨滿하며 腹痛이 下腹部에서 上腹部로 轉位하였다. 그때에 筆者等(當時 筆者外 2,3名의 醫師와 患者를 診察하였음)은 腸閉塞으로 腸이 麻痺되여 腸運動이 作用치 않음으로 胃囊에는 腸內容物腐敗"까스"가 滯留됨을 알았다. 腹痛이 發作한後 24時間만에 患者는 呼吸이 促急하여지며 死亡하였다. 이와 같이 悲慘한 結果를 招來하게된 原因을 正確하게 判斷할길은 없다. 그러나 여기에서 한가지 分明하게 밝혀두고 싶은것은 斷食中에 飮食을 먹거나 房事를 함은 生命에 危險을 招來하는 가장 重要한 原因이된다고한 專門家들의 主張이다. 이러한 敎訓이 亡者의 孤魂에게 辱이 안되기를 祝願하는 同時에 많은 斷食施行者들에게 敎訓이 되기를 바라는 마음 간절하다.

第二章　運動療法

第一節　保健療養 六大法則

人間은 元來 四足動物이므로 人間의 骨格·筋肉·神經·血管·內臟等의 構造는 다른 四足動物과 같이 四足을 使用하는데 便利하도록 設計되어있으나 그 進化過程에서 人間은 直立二足生活을 함으로써 力學的인 面에서 自然히 各種 障碍를 일으키어 많은 疾病을 일으키게된다. 그중에서 우선 重要한것이 脊柱다. 脊柱의 構造는 四足動物과같이 橫梁으로 適合하게 設計된것을 全身의 縱柱로 使用함으로 많은 無理가있을 것은 當然하다. 厚生日報(1967, 10, 16日刊 10面)에는 다음과 같은 記事가 소개된 일이있다. 即 人類(호모·사피엔스)의 直立은 가장 通常的이고도 苦痛스러운 疾病하나를 얻게되었으니 그것은 다름아닌 上半身의 重量이 下部에 몰려 主로 脊柱骨과 附近筋肉

에 痛症이오는 下背部疼痛에 對하여 論及하였다. 同記事에 美國人들은 이 病으로 每日 約6百 50萬名이 臥病한다고 하였으며 그 救濟策은 遼遠하다고 하였다. 이러한 脊柱의 故障이 連繫的으로 各種疾病을 惹起함은 勿論이다. 또한 直立으로 因하여 腦髓에는 鬱血이되는 일없이 血液循環이 恒常 正常的으로 運行되므로 腦만 異常的으로 發達하여 오늘의 科學文明이 發達하게 되었으며 兩手의 開放은 高度의 作業을 可能케하였다. 그러나 醫學的立場에서보면 人類의 文化生活은 各種不自然한 制約을 招來하여 健康을 威脅하고있다. 이런 不自然한 生活로 惹起되는 必然的인 心身上의 違和를 矯正하여 健康目的을 達成하려는것이 保健療養六大法則이다. 即 ① 平牀寢台 ②硬枕利用 ③ 金魚運動 ④ 毛管運動 ⑤ 合掌合蹠 ⑥ 背腹運動의 六種運動法이다. 本法의 創案者인 西勝造氏는 六大法則은 保健療養의 基本이며 人間의 文化生活에 依한 不自然을 矯正하는 妙法이므로 日常 實行하여야함을 强調하였다.

I 平牀寢台法

平牀寢台法이란 仰臥時에 恒常 平偏하고 硬固한 寢台를 使用하고 寢具는 可能한 限 가볍고 얇은것을 使用하여 發汗되지 않도록 하는것이다.

〔原理〕平牀은 重力에 對한 가장 安定된 平面이므로 睡眠時 全身이 安靜과 休養이되는 同時 直立으로 因하여 脊柱에생긴 前後左右의 不整歪曲을 矯正하여 正姿勢를 確保할수 있기때문이다.

또 平牀의 硬度는 皮膚와 肝臟의 機能이 鈍化됨을 防止하며 皮膚에 淺在

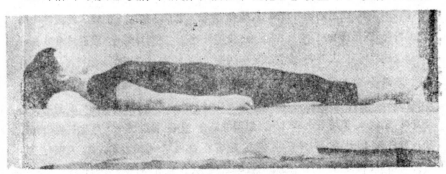

第42圖：平床寢台上의 仰臥姿勢

하는 靜脉을 鼓舞하여 血液의 歸路循環을 溫全케한다. 따라서 腎臟機能도 活潑하게되어 晝間의 活動으로 因하여 생긴 老廢物을 容易하게 排泄한다.

또한 知覺神經을 調整하고 腸管의 麻痹를 防止하여 便秘를 豫防하며 腸과 密接한 關係가있는 腦도 明快하게된다. 第42圖는 平床에 仰臥한 寫眞임.

〔方法〕金魚運動을 하여 仰臥의 習慣을 기르고 寢具를 漸次的으로 얇게하여 硬度의 寢床에 익숙케 하여야한다. 但 韓國式温突은 바닥이 温熱하므로 就寢時 皮膚의 靜脉이 擴張되어 靜脉鬱血을 助長하며 發汗으로 水分과 「Vitamin C」等 體液의 消耗가 極甚하게 進行되므로 요를깔우에 다시 平牀 (베니다같은것)을 놓고 담요같은것을 깔고 使用함이 適合하다.

Ⅱ. 硬枕利用法(第43圖參照)

硬枕法은 自身의 藥指를 半徑으로한 半圓桐枕을 頸椎四番에 베고 就寢하는것이다.

〔原理〕人類는 直立生活로 因한 上體의 重力에 依하여 頸椎骨의 第一番과 第四番에 副脫臼를 일 으키기쉽다. 이로 因하여 耳 鼻 咽喉 腦의 疾病과 氣管支에 炎症等을 誘發하게되므로 硬枕은 이들

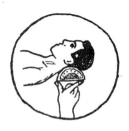

第43圖 硬枕圖

疾病을 豫防및 治療하는 同時 頸椎全體의 副脫臼및 肩臂痛을 治癒및 豫防한 다. 또한 硬枕은 小腦와 延髓의 機能을 完全하게하므로 身體各部 特히 手足 의 神經麻痺를 豫防한다.

〔方法〕最初로 硬枕을 使用하면 就寢後 頸頂部 肩臂部等에 痛症 或은 痺症이 오는 境遇가 있으므로 「타올」을 덮어 使用하든가 短時間式使用하여 漸次的으로 益熱케할것.

Ⅲ. 金魚運動(第44圖參照)

〔方法〕身體를 一直線으로 되게 仰臥하여 足端을 上方(身體와 直角)으로 세우고 兩蹠面을 一平面上에 놓이게하고 兩手를 깍지껴서 頸椎四番五番處에 대고 兩肩臂를 활작펴고 물고기(魚類)가 헤엄(泳)치듯 몸을 左右로 움직인 다. 金魚運動은 朝夕으로 一, 二分間式行한다.

〔效能〕平牀으로 脊椎의 前後副脫臼를 矯正하고 硬枕으로 頸椎의 彎曲을

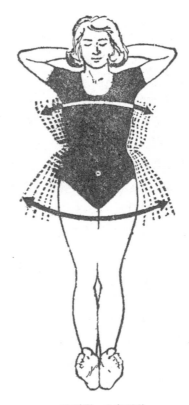

第44圖　金魚運動

生理的으로 確保하고 金魚運動으로 다시 脊椎의 左右副脫臼를 矯正한다. 이
렇게 하여 脊椎神經의 派出孔인 椎間孔의 歪變을 矯正하면 脊椎神經에 對한
壓迫과 末稍神經의 痲痺가 除去되며 따라서 全身의 神經機能이 調節되고 血
液循環이 順調롭게 된다.

　金魚運動은 또한 腸管의 內容을 均等하게하여 腸捻轉및 閉塞을 豫防하며
腸本來의 機能을 生理的으로 促進하는外에 職業 或은 生活上 不可避하게 惹
起된 左右神經의 違和를 平等케하여 生理的으로 左右의 平衡을 招來하게되
이 結局은 心身의 平衡을 具現할수 있게된다.

　金魚運動을 할때는 全身의 기운을 확풀고 完全弛緩狀態가 되어야하며 小

兒나 重患者와같이 自身이 스스로 行할수 없는 境遇는 第45圖와같이 他人이
足首를 左右로 振動시켜주는데 이때는 硬枕을 使用치 않는다.

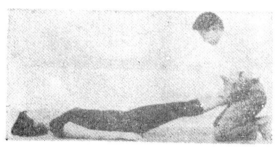

右側 그림과 같이 발목만잡고 施術하면
中心이 잡히지 않아 脊椎捻轉이되기 쉽다

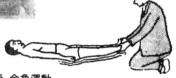

第45圖：他人에 依한 金魚運動
(이때 硬枕은 使用치않음)

이때 施術者는 被術者의 足蹠를 몸에대고 自身의 몸과 함께 움직이듯이하
며 特히 腸及骨盤矯整에는 무릎(膝)을 세우고 本人 或은 術者가 무릎을 左
右로 움직인다. 이것을 膝立金魚라하며 幼兒의 境遇에 腰兩側을 붙들고 左
右로 運動하는것을 腰金魚라한다.

Ⅳ. 毛管運動(第46圖參照)

〔方法〕 仰臥姿勢에서 硬枕을 頸部에베고 手足을 可能한限 垂直으로 올리
고 蹠를 水平으로한 狀態에서 手足을 微動(바이브레이숀)한다. 이것을 朝夕
으로 一回에 一, 二分間式 行한다.

〔效能〕 血液循環의 原動力은 心臟이라 하지만 近來의 學說은 動脉과 靜脉
이 結合하는 毛細血管의 毛細管現象에 依하여 末稍의 血液循環이 이루어진
다고 한다. 따라서 總 51億本의 人體毛細管中 38億本이 分布되어있다고 推
算하고 있는 四肢를 擧上하여 微振動하는 것은 即 毛細管現象의 促進運動으
로서 于先 四肢의 靜脉瓣이 整正되어 靜脉血의 還流를 促進하고 淋巴液의
移動과 그 新舊交替가 活潑케되며 또 「그로뮤」의 活動과 再生이 促進되어

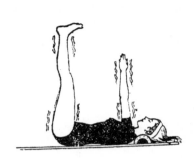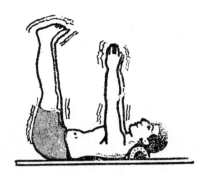

第46圖　毛管運動圖

老衰를 防止한다. 또한 毛管運動에 依하여 動脉血이 全身各器管에 吸引되므로 全身의 血液循環이 生理的으로 營爲되며 鬱血이 除去되고 循環系統의 諸疾患이 治癒되고 또 豫防된다. 毛管運動은 寄生虫 細菌等이 侵入하기 쉬운 手足의 皮膚機能을 完全하게하여 그 侵入을 防止한다. 足은 人體의 力學的 基礎로서 萬病의 根本이되므로 足을 生理的으로 健全化함은 重要하다.

　故로 毛管運動前에 足先을 扇形으로 或은 上下로 움직이는 足運動을 하면 더욱좋다. 이때 兩手, 兩足의 間隔은 大體로 肩幅程度면된다.

Ⅴ. 合掌合蹠法 (第47圖參照)

　本方法에는 合掌四十分行法과 合掌合蹠를 同時에 行하는 二種이 있다. 合掌四十分行은 모든 宗敎에서 精神을 統一하는 方法으로 或은 所謂 靈驗을 祈求하는 方法으로 많이施行하는 合掌과 비슷하다. 佛敎文獻에 「地藏法師가 合掌을 함으로써 隣近女人에게 그의 佛心이 乘移되어 女人의 手掌이 實際로 激動하였다」는 말이 있듯이 合掌은 精神的 領域에 屬한다 할수있으므로 合掌四十分行法은 精神療法에서 詳述하고 여기에서는 合掌合蹠法에 對하여서만 記述한다.

　〔方法〕合掌合蹠法은 坐位에서도 實行할수 있으나 姙婦의 境遇는 仰臥한姿勢로 施行한다.

　合掌은 兩手掌을 合하여 左右 各五指를 中指는 적어도 第二節까지 他指는 第一節까지 떨어지지않게 密着하고 될수록 顔面의높이에 合掌하며 同時에 足蹠를 接合하고 大槪 足長徑의 1倍半距離를 前後로 7, 8回 運動한다음 그대로 5分乃至 10分間 靜肅하게 休息한다. 合掌合蹠에 對하여는 婦人及姙婦의 運動法에서 다시 詳述한다.

〔効能〕 合掌合蹠는 筋肉과 神經을 平等케하여 全身的인 調和를 保持케한다. 이를 朝夕으로 實行하면 男女共히 强精法으로도 有效하며 性病의 豫防이 된다. 特히 諸般 婦人病의 豫防및 治療가되며 姙婦가 仰臥하여 이를 實行하면 安産의 秘法이된다.

이태리의「가루바—니」에 依하면 生體에서는 生物電氣가 放電되는데 特히 合掌은 이 生物電氣의 回路가 된다고 한다. 이런 關係는 漢方經絡學說의

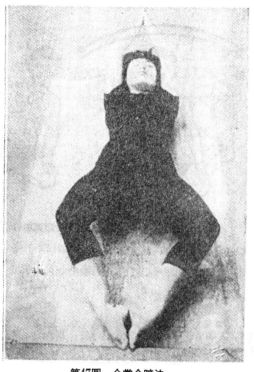

第47圖 合掌合蹠法

立場에서도 首肯이 된다 하겠다. 合掌의 位置를 顏面의 높이로 擧上하는 理由는 血液調節器管인 心臟보다 높은位置에 合掌함으로써 生體力學的으로 人體가 左右對蹠的으로 均衡狀態를 保持하게되며 따라서 交感神經과 副交感神經의 拮抗狀態가 쉽게 이루어지며 體液도 生理的인 酸鹽基의 平衡을 保持하게 되기때문이다. 完全한 生理的인 中庸은 곧 心身一如 無我의 狀態이므로 여기에서 精神作用의 活動分野가 新展開된다는 것이다.

(本章 第8節 및 第七章의 合掌 四十分行 參照)

Ⅵ. 背腹運動(第48圖參照)

背腹運動은 準備運動과 本運動이 있다.

1) 準備運動 十一種(約一分)(第49圖)

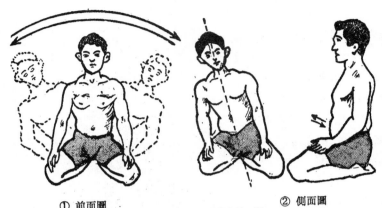

① 前面圖   ② 側面圖

第48圖　背腹運動(1，2)

準備運動은 頭의 直立을 基準으로하고 다음과 같은 순서로 施行한다.

① 兩肩을 同時에 上下로 運動하는것 10回

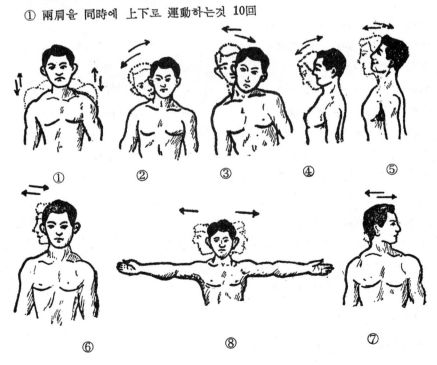

①　　②　　③　　④　　⑤

⑥　　⑧　　⑦

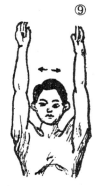
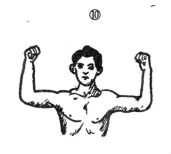
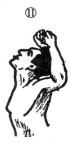

第49圖　準備動作11種圖 (1—11)

② 頭의　右傾運動 10回

③ 頭의　左傾運動 10回

④ 頭의　前屈運動 10回

⑤ 頭의　後屈運動 10回(이때 下顎을 緊引함)

⑥ 頭의　右後方廻轉運動 10回

⑦ 頭의　左後方廻轉運動 10回

⑧ 兩腕을 水平으로 伸開하고 頭를 左右로 廻轉하기 1回

⑨ 兩腕을 垂直으로 擧上하고 頭를 左右로 廻轉하기 1回

⑩ 兩腕을 擧上한대로 拇指를 掌中에　屈入하고 四指로　拇指를　押擧한後
腕을 直角으로하되 肘를 水平으로한다.

⑪ ⑩의 狀態에서 上膊을 後引하는 同時에 頭를 後로 反張하고 顎을 上擧
한다.

以上 11種의 準備運動이 끝나면 힘을 빼고 손을펴서 兩手를 膝上에 놓고
다음의 背腹運動을 施行한다.

2) 背腹運動 本運動(十分間) (第48圖参照)

〔方法〕 尾骨을 中心으로 頭의 頂點까지를 될수록 一直線으로하여 怡似一
本의 棒과같이 左右로 搖動함과 同時에 腹部運動을 併行한다. 朝夕十分間行
함.

腹部運動은 脊椎를 左右로 傾斜할때마다 下腹의 中心部에　氣押(힘을주는
것)을 넣는 것으로서 脊椎一往復에 左右 二回가 되며 呼吸과는 關係가 없다.

運動의 速度는 往復을 一動作으로하여 1分間에 50回乃至 55回式한다. 따라서 10分間에 總合 五百回가 標準動作이다. 但 標準速度에 到達하려면 約三個月間의 練習이 必要하며 急히 서두르면 途中에 各種障碍가 惹起된다. 이렇게 하면 寒中에서도 裸體로 實行할수 있을程度로 皮膚가 鍛鍊되어 全身의 健康을 確保할수있게된다.

〔効能〕

① 腹部運動의 效能

腹部에는 大部分 大小腸이들어 있으므로 腹部運動이란 腸의 運動을 意味한다. 腹部運動으로서는 靜坐法이라든가 腹式呼吸 丹田呼吸 深呼吸等이 있으나 이들 方法에는 前述한바와같이 各種不合理한 點이 內包되고 있으나 呼吸과 無關한 背腹運動의 腹部運動은 腸運動이되는 同時에 臍 左斜上 一寸部位에 있는 迷走神經의 中心인 太陽叢을 刺戟하여 迷走神經이 興奮되므로 腹部의 血液循環이 適切히 調整되며 便秘를 防止하고 腸內에 停滯되어있는 宿便이 排除된다. 便秘나 宿便의 停滯는 疾病의 機轉頂에서 叙述하였듯이 胃癌等 萬病의 原因이 될수있으며 또한 腦溢血等과 緊密한 關聯이 있다.

이運動으로 腸機能이 完全하게되면 榮養吸收가 完全하게되어 一日 二食으로 健康에 必要한 榮養을 充足할수 있다. 特히 우리國民은 多食 或은 過食으로 疾病을 誘發하는 傾向이 많으므로 心身의 障碍가 있을때는 于先 斷食을 行하여 腸을 淸淨케하고 生理的으로 眞空狀態가되어 治病및 健康을 獲得하여야 한다.

脊柱運動을 倂行하지않는 腹部運動은 內臟下垂症 下腹部脂肪症等 各種障害를 일으키므로 從來의 腹式呼吸 및 丹田呼吸에는 많은 不合理點이 있다. 또한 脊椎運動을 隨伴하지않는 腹部運動은 生化學的으로 體液이 「Alkaly」化되어 幽門狹窄, 胃癌, 「테타니」等 「Alkalosis」의 疾病을 誘發하게된다.

生理學的으로 神經은 動物性神經과 植物性神經이있으며 前者는 意識的으로 自由롭게 活動이되지만 後者는 意識的으로 活動되지않으며 다만 感情에 依하여서 多少 變化가 될뿐이다. 이植物性 神經系統은 다시 交感神經과 副交感神經(迷走神經)으로 分流되는데 腹部運動은 이 迷走神經을 緊張시키므로

萬若 脊椎運動의 左右搖動을 無視하면 神經的으로 迷走神經緊張症 即 「Vagotonie」의 障害를 일으킨다.

體液의 酸鹽基平衡과 交感·迷走神經의 拮抗은 漢方의 陰陽和平이라는 健康의 條件이므로 腹部運動과 함께 脊椎의 左右搖動을 同時에 實行하여야 한다.

② 脊椎左右搖動의 效能

身體에 일어나는 各種故障은 自然的인 生活에 疎遠하고 不自然한生活 即 便宜爲主의 文化生活을 함으로써 脊椎에 故障을 惹起하여 內外分泌機能이 妨害를 받기때문이다. 脊椎의 故障을 整正함으로써 病을 治療하는 方法에는 指壓療法 「카이로프래틱」等 療法이 있고 現代醫學에서도 物理治療(器)法이 利用되고 있으나 漢方의 針灸學은 脊椎의故障을 調節함으로써 治病하는 方法을 가장 體系的으로 研究하여 놓았다할 것이다.

脊椎의 左右搖動은 脊椎의 故障을 全體的으로 整正하여 生理的脊椎를 確保하게되며 또한 體液을 酸性化함으로 이를 腹部運動과함께 實行함으로써 體液의 中和를 調節하여 健康을 建設하게 된다.

萬若 腹部運動을 無視한 左右搖振은 「Asitosis」性疾病을 誘發할수 있게 되니 腦溢血·糖尿病·風邪體質이 그것이다. 또한 神經的으로는 交感神經緊張症이라 하는 「Sympathectony」의 狀態가 된다.

故로 脊椎의 左右搖振과 腹部運動을 同時에 實行하면 神經및 體液의 中庸이 實現되며 따라서 心身의 平衡을 具現할수있게 된다.

이야말로 陰陽和平의 科學的 根據가된다. 禪家의 「左右搖振·兀兀坐定」이란 말은 背腹運動을 意味한것이다.

第二節 健健 診斷 六方法(第50圖 1—5 參照)

保健療養六大法則에 依하여 段階的으로 健康이 이루어지나 實際 어느 程度 健康하여졌는가를 自己스스로 아는 方法이 健康診斷 六方法이다.

① 第50圖의 그림 ①과 같이 兩脚을 直立하고 膝을 屈曲치않고 주먹을쥔채 地面에 닿는가?

② 그림 ②와 같이 壁에 손을대고 全身을 一直線으로하여 地面과 30度의 角度로 기밀때 발뒤꿈치(足踵)가 땅에서 떨어지지 않게되는가?

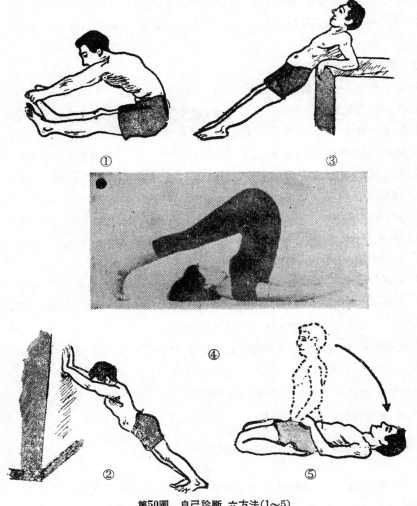

①   ③

④

②   ⑤

第50圖 自己診斷 六方法(1~5)

③ 그림 ③과 같이 테불等에 ②와 反對로 팔꿈치를대고 기밀때 爪先을 때지않고 할수있는가?

④ 그림 ④와 같이 仰臥하고 兩手로 地面을 버틴채 몸을 꾸부려 足爪端이

地面에 닿는가?

⑤ 그림 ⑤와 같이 靜座의 位置에서 膝을 地面에 댄채 몸만을 뒤로 仰臥할수 있는가?

以上 五個動作이 안될때는 無理하게 强行할 必要없으며 施行前後에 毛管運動을 하면 쉽게된다.

⑥ 片足起立法은 312本의 筋肉에 各各 活力을 주며 男子는 40分間 女子 25分間을 片足으로 起立할수 있음은 身體에 故障이 없음을 表示한다. 운동 前後에 毛管運動을 行하며 左右를 交代로 練習한다. 이때 片足의 大腿를 水平으로 擧上할것.

第三節　背部伸展法(第51圖 參照)

〔効能〕 背部筋肉을 伸展하여 起棘筋이 運動되고 脚의 腓腹筋이 伸展되며 知覺神經을 刺戟하여 甲狀腺의 機能亢進을 矯正한다.

〔方法〕 仰臥의 位置에서 徐徐히 上半身을 일으켜 手指를 足腫에 닿도록 하는 動作이다.

〔注意〕 起床時 或은 就寢時에 2, 3番 連續施行함이 좋다.

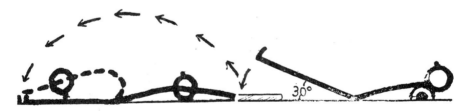

第51圖　背部伸展法　　　　　第52圖　腹筋强化法

第四節　腹筋强化法(第52圖參照)

Ⅰ. 弛緩法

〔方法〕 仰臥하여 兩脚을 約 30度의 角度로 올리고 約十秒間있다가 全身의 힘을 뺌과 同時에 발을 내려뜨린채 約十秒間있는 動作을 二, 三番施行한다. 이 運動은 起床時와 就寢時에 各 一回式施行함이 좋다.

〔效能〕 이運動은 全身弛緩 및 腹筋强化法이며 內臟下垂·胃下垂等이 治癒된다.

Ⅱ. 砂地步行法

〔方法〕 跣足(맨발)로 砂場을 걸으면 足蹠部의 反射作用에 依하여 間接的으로 腹筋이 强化된다. 特히 小兒에 應用함이좋다.

〔效能〕 蹠를 刺戟하여 腎臟機能을 鼓舞하며 心臟이 强化되어 脚氣 水腫 等에 效果的이다.

〔注意〕 ① 最初에는 五分程度施行하다가 漸次的으로 30分까지 延長施行토록 할것.

② 砂場에서 背部伸展法을 施行하면 效果的이다.

第五節 足의 運動法

〔效能〕 足의 故障은 第11圖와 같이 下에서 上으로 全身에 그 影響이 미치므로 軀幹, 頭部의 故障에도 于先 足의故障을 治療할 必要가있다. 足은 萬病의 基礎다. 例하여 右足蹠의 故障은 右膝·右肺·右咽喉·右鼻의 疾病을 惹起한다. 그래서 이때는 右足의 扇形運動·左足의 上下運動·右膝의 芋藥法(後述)等을 行하지않으면 안된다.

〔方法〕 足運動은 다음 5種方法이 있다.

Ⅰ. 扇形運動(第53圖參照)

발끝및 足趾部分의 炎症(모루톤氏病)을 治療하는 方法인데 仰臥하여 兩手로 各各 발목과 足踵을 쥐고 옆으로 부채꼴 形으로 振動을 주어 兩足의 機能을 平等케한다.

Ⅱ. 上下運動(第54圖 1, 2)

足踝部位의 炎症(소레루씨病)을 治療하는 方法인데 兩手로 발목을 잡고 발을 上下로 振動하는 運動이다.

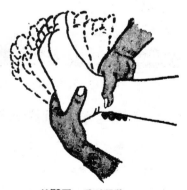

第53圖 扇形運動

〔注意〕 以上 二種運動을 必要로하는 사람은 扇形運動이 左면 上下運動은

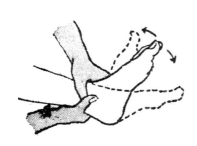 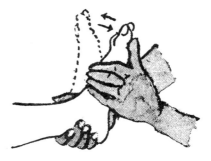

① 自己가 하는 上下運動　　② 他人에 依한 上下運動
第54圖　足의 上下運動

右·前者가 右면 後者는 左에 相反的으로 必要하게 되어있다. 이와같이 兩
足사이에는 반드시 差異가 있으므로 三日間繼續한後 一日은 左右를 바꿔 運
動하고 다시 3日繼續하는 方法을 取하여 兩足의 機能을 同一하게 調節하여
야 한다. 扇形 上下運動은 朝夕으로 各 一分間式 施行하되 運動後에는 반드
시 一分程度 毛管運動을 할것.

Ⅲ. 血管運轉法

下肢를 30度程度올리고 다시 30度程度外側으로 벌리고 足全體를 屈伸하는
運動을 左右로 交代한다. 이때 左足은
動脉系를 右足은 靜脉系를 調整한다.

Ⅳ. 心臟運轉法(第55圖參照)

前項 ③의 體位에서 足을 斜外上部
를 斜內 前方으로 屈曲하는 運動이다.
이때 左足은 左心臟(特히 左心室)을
右足은 右心臟(特히 右心室)을 調整한

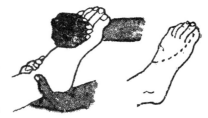

第55圖　心臟運轉圖

다. 心臟衰弱症에는 左足의 心臟運轉이 效果的이다.

Ⅴ. 腎臟運轉法(第56圖參照)

前項 ③의 位置에서 足의 左右兩側으로 交代로 運轉한다. 左足은 左腎臟
右足은 右腎臟을 調整한다.

〔注意〕 이를 運動前後에는 반드시 毛管運動을 一, 二分間式 行한다.

第六節　下肢柔軟法・痔의 運動法

〔效能〕　下肢의 硬化는 各種疾病의 原因이
되거니와 特히 靜脉怒脹은 모든 疾病에 나쁜
영향을 주므로 이를 柔軟케할 必要가있다.

〔方法〕

I. 後面伸展運動(第57圖 1, 2参照)

仰臥하여 一方의 脚은 平床上에 곧게펴고
다른 다리는 곧게 편대로 垂直으로 擧上한뒤 다

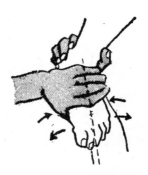

第56圖　腎臟運轉圖

시 가슴쪽으로 끌어 당기는 運動이다. 이것은 腓腹筋・大腿二頭筋・直股筋

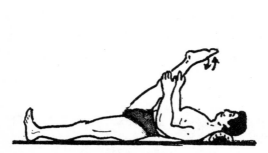

第57圖　下肢柔軟仰臥圖

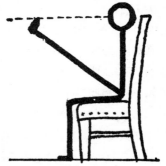

第57圖 下肢柔軟坐位圖

臀筋・腹筋等을 柔軟케하여 各種故障의 原因을 防止한다
이때 膝을 曲屈치않도록 注意할것이며 때로 瓜先을 反張
하고 毛管運動도한다. 이 運動은 椅子에 正座하여 한쪽
발을 곧게 눈의높 이까지 올리는 方法으로도 可하다.

II. 外側面 伸展運動(第58圖)

①의 仰臥位에서 한쪽발을 꾸부려 反對側肩上에 附着
시키는 運動이다. 이것은 外股筋・臀筋等을 柔軟하는 效
果가 있으며 特히 視力을 回復한다.

III. 痔의 運動法

下肢의 靜脉管에 「Pump」作用을 일으켜 痔靜脉의 鬱

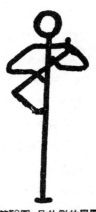

第58圖 足外側伸展圖

血을 治療하며 環少法도된다.

〔**方法**〕 이方法에는 丁字形運動과 脚扭法이있는데 ①丁字形運動은 下肢를 身體와 120度되게 벌리고 仙骨을 堅固한 平面上에 附着하고 손을바쳐 身體를 30度 程度일으키고 足先을 反張하여 丁字形으로하는 運動 左右交代 로 40,50回行한다.

② 脚扭法은 兩足을 30度程度 벌리고 一尺程度의 台上에 놓고 兩足先을 反張하고 脚外側으로 힘(力)을 넣어 제쳤다가 힘을빼고 다시 內側으로 힘을 넣어 제친다. 이것을 五回反復한다음 兩足先을 펴고 힘을넣어 內側으로 제 쳤다가 힘을빼고 다시 힘을 넣어 外側으로 체친다. 이動作을 五回反復한다. 이렇게하기를 4次反復(合計 40回)하는 同時에 手도힘을주어 주먹을쥐고 內 外로 체치면좋다.

第七節   特殊毛管法

〔**效能**〕 膝關節에 痛症이 있을때 施行하는 毛管運動으로서 普通 잘 治癒되지않을 境遇에 應用한다.

〔**方法**〕

I. 懸吊毛管

膝部分에 故障이있는 境遇에 足을 上方에 매달고 膝部에 힘을주어 毛管運動을 한다. (第60圖參照)

II. 足桙毛管

足關節·或은 舟狀骨關節에 故障이있을 때는 第61圖와 같이 足桙를 만들어 발을매고 毛管運動을 한다.

III. 手指의 毛管

療疽等이 있을때 指間에 木綿이나 適當한 壓抵物을 揷入하여 指와 指가 接觸치않는 狀態에서 毛管을 施行한다.

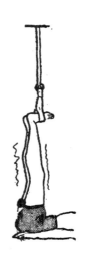

第60圖 懸吊毛管法

IV. 霧吹毛管

咽喉炎症에 이部分의 血液循環을 促進시키는 毛管運動으로 霧吹療法이 있다.

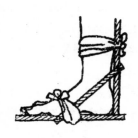

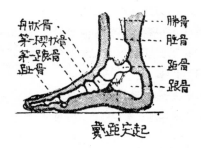

第61圖　足棒法　　　　　　　　　　　第62圖　足의格骨

椅子에 허리를기대고 手를 擧上하고 一分 15秒 毛管運動을하고 팔을 내리고 一分間 休息한다음 다시 擧上振動하기를 11回反復한다. 이때 咽喉部에 冷濕布를한다. 扁桃腺炎・喉頭結核・목이 쉰데 應用한다.

Ⅴ. 半毛管(第63圖)

側臥하여 上方 手足을 30度쯤 올리고 毛管을 한다. 이 方法은 偏側半身의 筋肉・神經의 機能이 不良할때 行하여 左右의 不同을 平衡케 調整한다. 이때 2, 3分間을 一回로 適當하게 反復한다

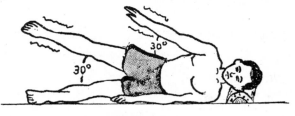

圖63第圖　半毛管法

Ⅵ. 四十五度毛管

普通毛管의 位置로 仰臥하여 兩脚을 各各 45度쯤 左右로 벌리고 毛管을 行하는 方法이다.

이方法은 月經不順・白帶下 및 男女 共히 生殖器의 機能補强에 應用한다.

第八節　婦人及 姙產婦의 運動法

〔效能〕 安產의 效能이 있으므로 過去의 難產者도 本方法을 實行하면 安產하게된다. 또 一般婦人病 例하여 子宮發育不全・子宮後屈・月經異常・無月經・不姙症・卵巢囊腫・子宮癌・胎兒位置異常・子宮內膜炎・膣炎等은 이

方法에 依하여 回復된다. 이 方法을 朝夕으로 恒常 施行하면 婦人病及 男子 生殖器諸病을 豫防및 治療한다.

(方法) 다음의 運動法은 産前은 分娩直前까지 産後는 三週乃至 五週以後 에 行한다.

Ⅰ. 合掌合蹠法(第64圖參照)

左右 四肢의 筋肉 神經을 平等케하여 全身的으로 調和를 이루게하는 方法 인데 特히 合蹠法은 骨盤底·腹部·上腿·下腿·足等의 筋肉과 神經의 機能 血液循環等을 順調롭게하여 胎兒의 發育과 分娩을 容易 하게 한다. 故로 婦人은 月 經開始부터 每日 朝夕으로 實行하면 婦人病에 罹患되 지 않는다.

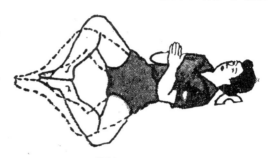

特히 運動選手인 女學生 및 立業에 從事하는 女人에 게는 必須의 方法이다.

第64圖 姙婦의 合掌合蹠

〔實行法〕

1. 合掌合蹠는 坐位로 行할수있으나 姙婦의 境遇는 普通 仰臥位置에서 施 行한다.

2. 合掌은 于先 兩手를벌려 指頭를 合하고 兩側에 서 押搾하는 運動을 數回한 다음 그 位置에서 前膊 의 長軸을 中心으로 充分히 힘을 주고 前後로 數回 廻轉한다. 다음 手를 垂直으로올리고 合掌한다. (第 65圖參照)

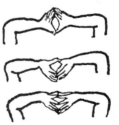

第65圖 合掌時 手의 操作

3. 合蹠는 무릎을 구부리고 발을벌려 蹠를 合한 位置에서 足을 前後로 十數回 往復運動한다. 往復運動의 間隔은 足長의 一 倍半程度면 充分하다. 다음 5分—10分間 合掌合蹠하고 있다. 이때 膝은 될 수록벌리고 兩蹠가벌어지지 않도록 注意하여야 한다. 運動前後에는 毛管·金

魚運動을 함이 좋다.

Ⅱ. 「리벤슈타인」 運動法

獨逸 「리벤슈타인」博士의 産前後體操法에는 腹部運動三種, 骨盤底運動法二種 大腿及下腿運動法一種 計六種이있다. 그러나 金魚, 毛管, 足首運動과 腹筋强化法及合蹠法을 實行하면 「리벤슈타인」運動은 全部包含된다. 但 腹筋强化法은 姙婦의 體力에 따라 過激하지 않게 施行하여야 한다. 그중 三種의 補助的 應用法에 對하여 說明하여 두고저 한다.

㉮ 足의 屈伸動運(第59圖參照)

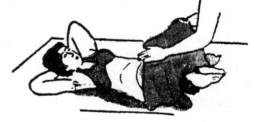

59第圖　足의屈伸運動法

全身血管에 對하여 運動이되며 特히 下肢의 血液循環을 旺盛케한다. 第59圖와 같이 발을 適當한 높이에 올려놓고 上下로 屈伸한다.

㉯ 膝의 開閉運動

(第66圖 參照)

骨盤을 擴張하고 臀筋及股筋을 强化하여 安産을 한다. 仰臥하여 膝을 세우고 手를 後頭部에 베든가 硬枕

第66圖　膝의 開閉運動

을 베고 上半身을 弛緩한 狀態에서 他人이 兩膝의 外側에서 內側으로 加하는 押引力에 抵抗하면서 膝을 開한다.

㉰ 骨盤底運動法

膣의 括約筋을 强化하고 性的活動을 補強하여 分娩을 容易케한다. 이運動은 前項㉯의 位置보다 膝을 조금 벌린 狀態에서 肛門을 꼭 閉하듯 힘을 주어 臀筋組織을 强烈하게 收縮시킨다. 이런 緊張狀態를 適宜時間 持續한 後 筋肉을 完全히 弛緩하여 休息을 取한다. 이를 三〜五回 施行한다.

第九節　脚力法 (第67圖)

〔効能〕 이運動은 大腿筋膜脹筋, 縫工筋, 大腿四頭筋, 膝關節筋이 適當하게

運動되어 大腿筋肉의 削瘦를 防止하고 精力을 增進하며 姙娠率을 높이고 脚力을 強化한다. 또 疲勞回復, 便通, 步行力이 增進된다.

〔方法〕 天井에 適當한 錘를 매달고 仰臥하여 兩蹠上에 이錘를 올려놓고 膝을 屈伸하여 一分間六十回의 速度로 上下運動한다. 이때錘의 重量은 體力에 따라 다르나 大槪 五兩부터 始作하여 漸次的으로 十兩으로 增量하고 六貫까지 增加시킨다.

體重의 3/4되는 重量이 理想的이다. 이方法을 實行할 때는 生野菜汁을 一日 約 120g程度 攝取하여 야한다.

〔注意〕 重症患者가 回復期에 脚力을 強化하려면 無熱時에 徐徐히 實行하여 야한다.

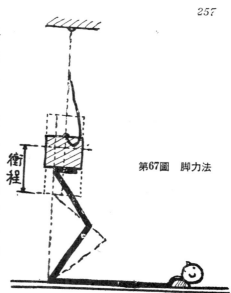

第67圖 脚力法

第十節 腕力法(第 68 圖)

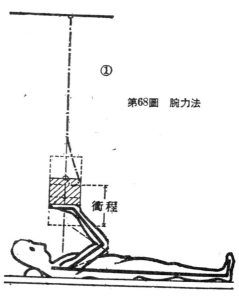

第68圖 腕力法

〔効能〕 이運動은 肩의 三角筋을 強化하는 方法인데 呼吸器를 健康하게 한다. 六大法則 生食, 裸療法, 腕力法을 併行하면 結核으로 因한 空洞도 治療된다.

〔方法〕 運動의 方法 運動速度 回數等은 모두 脚力法과 같으나 다만 兩手로 施行하는 것이 다르다. 腕力法에서는 錘의 重量을 體重의 1/2이되도록 增加 하는 것이 理想的이다.

〔注意〕 結核患者라도 熱이없을 때 徐徐히 實行하면 空洞도 治癒되며 氣 管支喘息에서는 一時 咳嗽發作이 極甚하여 지는 수가 있으나 이를 克服하면 完治된다. 脚力法과 腕力法을 倂行하면 더욱 效果的 이거니와 이때는 生野 菜를 一日 60匁 (240gr)以上攝取하여야 한다.

이 運動時에 肘或은 膝關節을 充分히 屈伸하여야 한다.

第十一節 懸垂法

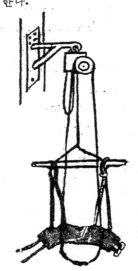

〔效能〕 脊椎를 伸引하여 物理的으로 整正하며 特히 腰椎의 固着을 防止하고 脚을 健康케 한다.

步行不仁, 坐骨神經痛, 腰椎捻挫, 脊椎카리에 스, 脊椎打撲等은 勿論 頭部淋巴腺腫脹, 扁桃腺腫 脹 및 肥大, 咳嗽, 胃痙攣等等거의 모든 疾病을 根治하는 偉效가 있다.

〔方法〕 特殊한 吊皮具 (第69圖參照)로 頭部를 堅持하고 여기에 全身을 懸垂하는 것인데 懸垂中 에 足先의 屈伸運動 腰의 左右捻轉運動을 徐徐히 施行하면 좋다. 手足麻痺 및 病者는 最初 30度程 度의 傾斜裝置上에서 依支하여 施行하다가 漸次的으

第69圖 顎下懸垂器

로 45度, 60度, 80度로내려 垂直으로 懸垂하도록 練習하여야 無理가 없다.

(第70圖 參照)이때 金魚, 毛管運動을 行함이 좋다

〔注意〕 本法은 最初 30秒程度에서 3分까지 施行할 수 있도록 練習되면 每 回繼續3分間 施行 한다. 이때 椎骨에서 "툭"하는 소리가 나는 수가 있는데 이것은 椎骨의 副脫臼가 矯整되는소리다. 脊椎骨은 繼續된 使用으로 한쪽이 磨滅되므로 骨粉(鯉魚骨이 最良)과 生野菜를 攝取하여 骨成分을 補充하여야 한다. 懸垂時 齒痛이 있는者는 「가제」같은것을 물고 懸垂함이 좋다. 普通朝

夕으로 二回 行한다.

第十二節　股展法 (第71圖)

〔効能〕　內股筋을 伸展하여 脚을 健康케하
며 精力을 增進시킨다.

〔方法〕　膝을 屈曲하지않고 股를 直線的으
로 벌리고 腰에힘을주어 兩脚上에 體重을 保
支한다. 第71圖와 같은 裝置를 使用하여 漸
次的으로 股를 많이 벌이도록 練習하여 最後
에는 股를 水平으로 벌릴수 있게한다. 練習
을 할때는 每日 生食을 120gr(30匁)以上 攝
取하고 實施前後에는 毛管運動을 行함이 좋
다.

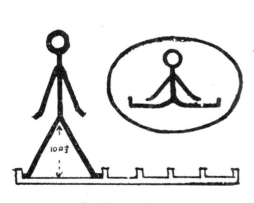

第71圖　腹展法

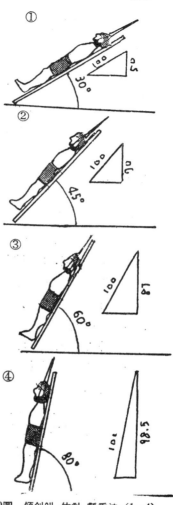

第70圖　傾斜에 依한 懸垂法 (1—4)

第十三節　伏臥五分法 (第72圖參照)

〔効能〕　腎臟機能을 正常化하며
그 作用을 旺盛케한다.

〔方法〕　伏臥하는 小兒·伏臥를

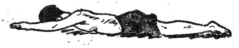

第72圖　伏臥法

좋아하는 사람은 大槪 腎臟系統의 機能이 充分치 못한 경우가 많다. 이러한 사람은 一週一回式 伏臥位置에서 金魚運動을 實行한後 五分間 平床上에 伏臥할것. 每日 저녁 이를 實行하면 腎臟系統의 機能이 漸次 良好하여진다. 腎臟病患者는 每日 4,5回 伏臥五分法을 施行하고 繼續 弓弦法을 施行하여 腹筋을 健康케하면 더욱 效果的이다.

　　但 六大法則을 充分히 實行하지않은 사람이 이伏臥五分法만을 行하면 胃及十二指腸을 壓迫하므로, 萬若 이들 器管에 故障이 있으면 이部分에 痛疼이 發生하므로 六大法則을 充分히 實行하여야 한다.

第十四節　倒立法(第73圖 1—10)

〔効能〕　內臟下垂를 防止하며 便秘를 治癒한다. 또 腕力을 强化하며 胸部臟器를 强健케한다.

〔方法〕　兩手에 體重을 依支하고 身體를 逆立하는 運動으로서 第73圖와 같은 十段階가 있다.

① 體重을 全身에 擴散하여 休息한다.

② 體重을 肘에 依支한다.

③ 兩腕을 펴고 足을세워 全身의 體重을 兩腕과 足에 依支한다.

④ ③과 같은 位置에서 上體만을 처든다.

⑤ 높이 一尺程度의 臺上에 足을 세워 體重을 兩手·兩足에 依支하고 軀幹을 直線으로 한다. 이를 三分間行함.

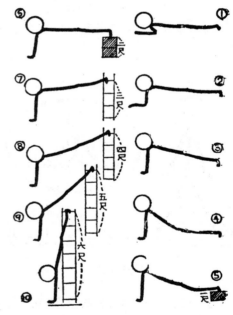

第73圖　倒立法(1~10)

⑥ 臺高를 二尺으로 한다.

⑦ 臺高를 三尺으로 한다.

⑧ 臺高四尺 ⑨ 臺高五尺 ⑩ 六尺의 높이까지 足을 擧上하여 逆立姿勢를 取한다.

이와같은 順序로 練習하여 容易하게 逆立姿勢를 取할수있도록 할것. 이 順序를 無視하고 無理하면 肋膜炎等故障을 일으킬수 있다.

〔注意〕

1. 이때 반드시 腰에 힘을 줄것.

2. 每回 三分間式 練習한다. 한 쪽팔로 全身을 保持할수 있도록 함이 理想的이다.

3. 全身을 兩手로 支持하고 逆立하는 姿勢를 朝夕으로 三分間式 實行하면 固疾을 治癒할수있게 體質이 改善된다. 이의 實行으로 腦貧血, 腦溢血 肺炎·肺壞疽等이 豫防되며 禿頭도 治癒된다.

第十五節 拱法·弓弦法·「로링」法

〔效能〕 腹筋과 背筋을 强化한다.

〔方法〕 拱法(一名 아치法)(第74圖參照)은 于先 仰臥하여 後頭部와 足踵에 힘을주어 全身을 弧狀으로 攀曲한다. 이姿勢는 大體로 三秒乃

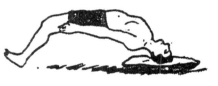

第47圖 拱法

至 一分으로 充分하다. 過食을 하거나 便秘가 있으면 이 姿勢를 取할수 없다.

다음 弓弦法(第75法 參照)은 拱法과 反對로 腹部만을 地面에 支持하고 兩手를 頭上으로 펴고 兩手·頭·胸·腹·腰·股及脚이 弓弦狀으로 되도록

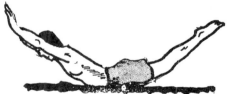

第75圖 弓弦法

하는 姿勢다. 이 姿勢를 二分間 持續한다. 이 二種運動은 力學的으로 身體 各方面에 影影을 주므로 반드시 平牀上에서 實行한다.

脊椎「카리에스」患者는 完全生野菜食(적어도 生野菜를 食餌의 折半以上으

로 함)을 하며 이 運動을 練習하면 治癒된다. 弓弦法을 實行하여 腹部에 痛症이 惹起되면 그곳에 故障이있는 證據이므로 芋藥·七掛温冷濕布·金魚運動等으로 故障을 治癒하고 實行한다. 「로링」法은 身體에 담요같은 것을 두르고 옆으로 몸을 굴르는 運動인데 이것은 股關節의 故障및 半身不隨로 起立이 不可能한者에 應用하면 早速히 治癒된다.

第十六節 駈足療法

〔効能〕 細胞를 一新케하는 全身健康法의 一種이다. 特히 本法은 體內의 過剩糖分 및 「알콜」燃燒法으로 施行되고 夜尿症治療에도 應用한다.

〔方注〕

I. 過剩 糖分 및 「알콜」燃燒法(第31表参照)

兩手의 拇指를 內로 握卷하고 前膊이 水平이되게 屈하고 右足을 내디디는 同時 右手를 水平으로되게 앞으로 힘껏내 뻗고, 左足을 前進行步할때는 左 手를 내뻗으며 踏步前進한다.

마치 唐手의 基本動作의 一種과 비슷한 이運動을 最初에는 二分半동안부터 始作하여 運動後 呼吸이 促迫하지 않을程度로 施行時間을 徐徐히 延長한다. 萬若 呼吸이 促迫하면 促迫하지 않을때까지 同一時間을 每日 練習하여 25分間 繼續할수 있도록 함이 理想的이다. 但 運運時間을 延長할때는 2分半式 增加하여야 한다.

第31表 : 駈足에 依한 過剩糖分및 「알콜」燃燒法

駈 足 時 間	生 水 飲 用 量	食 鹽 攝 取 量	柿葉煮汁補給量
2分 30秒			
5分	100gr	0.5gr	30gr
7分 30秒	200gr	1.0gr	40gr
10分	300gr	1.5gr	50gr
12分 30秒	400gr	2.0gr	60gr
15分	500gr	2.5gr	70gr
17分 30秒	600gr	3.0gr	80gr
20分	700gr	3.5gr	90gr
22分 30秒	800gr	4.0gr	100gr
25分	900gr	4.5gr	110gr

Ⅱ、 夜尿症의 駈足療法(第32表參照)

夜尿症은 于先 驅虫을 한다음 奏效가없을때는 이方法을 實行할 必要가 있다.

于先 第一日은 午前 9時에 20分駈足하고 1컵의 生水를 飮用하고 第二日은 午前 10時에 20分駈足하고 1컵의 生水를 飮用한다. 이와같이 每日 1時間式 遲延하여 施行하고 生水를 飮用하되 午後 1時에 駈足할때부터는 生水를 1杯 半으로 增量飮用한다.

이것이 午後 9時에 達할때까지는 大槪의 夜尿症이 治癒된다. 午後9時부터 는 夜尿症이 完治될때까지 同時間에 每日 施行한다.

第32表 : 夜尿症에 對한 駈足療法

日數	1	2	3	4	5	6	7	8	9	10	11	12	13	14	15	16	17	18
時刻	9時	10	11	12	13	14	15	16	17	18	19	20	21	以後계속 午後 9時				
駈足	20分	20	20	20	20	20	20	계속 20分間 施行										
生水	1컵	1	1	1	1.5 컵	〃	〃	〃	계속 1.5컵									

〔注意〕

1) 足踵을 充分히 地面에 附着 前進할것.

2) 엷은 옷을 입고 施行할것. 厚着은 體溫을 上下不同케하며 脚이 疲勞하기 쉽다.

3) 呼吸促迫에도 無理하면 「류마치스」를 惹起하는수가 있다.

4) 肩甲關節痛 足關節의 故障이 있으면 毛管 七掛溫冷濕布 芋藥等으로 完治한後 駈足을 始作할것.

5) 姙娠目的으로 施行할경우는 小指에 充分히 힘(力)을 주어 握卷하되 食鹽補給과 「V-E」가 많은 食物을 攝取할것.

6) 發汗時는 곧 沐浴을하고 生水・食鹽 「V-C」를 攝取할것.

第十七節　李退溪의 室內體操法

〔効能〕 이室內體操法은 退溪・李滉(1501—1570)의 「活人心方」에 記錄되어 있는것인데 初稿는 第15次 世界敎職者大會(1966年 韓國에서 開催된)에

先行하여 開催된 體育娛樂協議會(ICHPER)(1966.7.28—8.2)에서 서울大學校 師範大學의 羅絢成教授가 發表한 論文에서 拔萃한것이다. 同論文에서 羅教授는 李退溪의 座勢室內體操法은 現在 國際的으로 評價가 認定된 獨逸의 「슈레베르」(1808—1861)의 醫療室內體操法보다 約 400年을 앞섰으며 精神的 心理的 生理的效果도 優秀하다고 하였다. 羅教授는 또한 現國民保健體操보다도 合理的인 體操法임을 力說하였다.

그런데 李退溪는 漢方藥物療法을 兼行하면 健康上 매우좋다고 하였다.

〔方法〕 本體操法은 다음과같은 10餘段階의 過程으로 行하게 되어있다.

① 佛座해서 눈을감고 精神을 가다듬는다.

② 上下齒牙를 36番마주쳐 精神을 集中하고 兩手로 頭를 싸쥔채 後頭를 中指로 24番振打한다.

③ 兩手를 組握하고 視線을 兩肩에두고 머리를 左右로 24番 돌린다.

④ 舌로 上齒槽를 35番 磨擦하고 36番양치질해 分泌된 唾液을 3回에 나누어 굳은 飮食을 삼키듯이 삼킨다. 그러면 口腔內가 확근달아 온다.

⑤ 兩手로 腰를 36番 磨擦한다. 愈多愈好

⑥ 左右로 體胴을 回轉한다.

⑦ 左右脇下를 上下로 63번 磨擦한다.

⑧ 다시 兩側脇背를 36番 문지른다.

⑨ 兩脚을 풀어 徐徐히 伸張한다.

⑩ 손을 맞잡고 위를向해 올렸다가 하늘을 밀어내리듯 399번 한다.

⑪ 머리를 숙이며 손으로 발끝을 자주 끌어당긴다.

⑫ ④를 反復한다.

⑬ 침을 삼킨것이 體內에 흘러내려가 百腺을 스스로 고르게한다. 다시 어깨펴기 運動 24番 등결문지르기 24番을 한다.

〔注意〕 以上運動法은 單純한 筋肉運動의 限界에서 그치지않고 漢醫學的 立場에서 보면 重要한 經絡과 經穴이있는 部位에 刺戟을 주어 生理的인 均衡을 調和시켰다는 點에서 全體性 立場의 保健養生法이라 하겠다.

第三章　水　治　療　法

第一節　冷温浴法

冷温浴은 冷湯과溫湯에 交代로 들어가는 一種의 水治療法이다. 普通施行하는 一般沐浴湯은 水溫이 높아서 發汗이되어 水分·鹽分及「VitaminC」等을 喪失케하여 體液의 酸鹽基平衡을 破壞하기 쉽다. 冷温浴은 이러한 缺點이 없으며 오히려 酸鹽基度를 調和시켜주고 血液循環을 旺盛케한다. 冷温浴法은 現代醫學에서도 臨床에 더러 應用되고 있으나 그 歷史의 起源은 釋尊의 誕生記인 過去現在因果經에 記錄된것이 嚆始다. 「難陀龍王 優波難陀龍王 於虛空中 吐清淨水一温一凉 漢太子身 身黃金色 有三十二相 於大光明 普照三千大千世界」라는 記錄으로보아 釋迦는 誕生即時 冷温浴을 施行하였음이 分明하다.

冷温浴의 方法은 健康狀態에 따라 差異가 있으며 黴毒性患者나 肝硬變같은 경우는 風療法을 二·三個月 施行한 然後에 實行하여야 한다.

〔效能〕

神經痛·「류마치스」·頭痛·糖尿病·血壓病·肝臟病·心臟病·風邪·아치손氏病·「마라리아」·貧血症·一般循環器疾患及疲勞回復에 有效하다.

〔方法〕

Ⅰ. 病弱者의 冷温浴

病弱者는 처음 手足部만을 施行하다가 膝下部 大腿部로 冷温浴을 段階的으로 各各 約一週間式練習하여 益熱하여지면 頸部下全身冷温浴을 實行한다.

理想的인 温度는 冷湯이 14—15°C 温湯이 41—43°C이다. 大腿下까지의 冷温浴을 할때는 于先 普通温湯浴에서 나와 上半身의 水分을 沸拭하고 施行하여야 한다.

Ⅱ. 動脉硬化症의 全身冷温浴

動脉硬化의 憂慮가 있는 者는 温冷의 温度差異가 적은 물에서부터 始作하여 漸次 正常的인 冷温湯에서 施行한다.

第33表　動脉硬化症의　全身冷温浴表

温湯温度	冷湯温度	實　　行　　期　　間
40°C	30°C	三日—5日間
41°C	25°C	二日—3日間
42°C	20°C	二日—3日間
43°C	14°C	(但, 益熱된 後에는 湯의 温度가 41~42°C가 理想的이다)

Ⅲ. 正規全身冷温浴

一般的으로 保健療養을 目的으로 施行하는 冷温浴은 41—43°C의 温湯과 14—15°C의 冷湯을 理想으로 한다. 方法은 冷湯入浴부터 始作하여야 하며 冷湯入浴 1分間, 温湯 1分間式 交代로 全身入浴하는데 끝날때는 반듯이 冷湯入浴後에 冷温浴을 終了하여야 한다. 冷温浴回數는 合算하여 11回가 基準이나 體質과 狀態에 따라 61回까지 行할수도 있으며 5回로 끝일수도 있다. 但 5回 以下는 效果가 稀薄하다.

Ⅳ. 美肌法

温湯에 「오토밀」 30gr, 乳酸 5gr, 硼砂 2gr을 微温湯에 溶解하여 混入하고, 冷湯에는 三種以上의 生野荣를 磨潰하여 150gr 程度混入한다음 冷温浴을 履行하면 皮膚美容에 有效하다.

Ⅴ. 二十五分水浴法

身體를 大清掃하는 意味로 一個月에 一回式 14—15°C 乃至 18°C의 水에 25分間 入浴한後 正規冷温浴을 8—10回 施行한다. 이때 처음 20分間은 靜肅한 姿勢를 取하다가 最後五分間은 水中에서 手足運動을 한다. 特히 冬季에 效果的이며, 入浴後의 冷温浴은 몸의 寒氣(추위)가 가시도록 行하여도 無妨하다.

〔注意〕

① 冷温浴施行時에 温湯內에서는 가슴을 펴 肺胞의 面積을 擴張케하고 몸을 動作치 말것이며, 冷湯內에서는 水中에서 毛管運動 合掌合蹠및 觸手療法을 行할것.

② 梅毒性疾患·萎縮性肝硬變症에는 적어도 3個月間 裸療法을 履行한後에

實施할것.

③ 一般沐浴時와 같이 全身을 洗滌할必要는 漸次 없게되며 더욱히 비누(石鹼)使用은 腎臟에 有害함으로 禁함이 좋다.

④ 微熱患者도 冷溫浴으로 治癒된다.

第二節　足首冷溫浴法

〔効能〕

尿毒症·腸膜炎·膀胱炎·子宮內膜炎·腸炎을 防止및 治癒한다. 水虫·凍傷에도 有效함.

〔方法〕

발목밑부분만 行하는 溫冷浴法인데 이때 冷湯·溫湯의 溫度는 正規溫冷浴때와 같으나 다만 本法은 처음 溫湯에서 始作하여 冷湯에서 끝

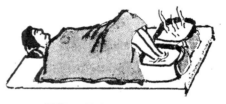

第76圖　足首의 冷溫浴法

이는것이 全身冷溫浴과 다르다. 普通은 冷溫各三回(合六回)면 充分하나 水虫·凍傷의 경우에는 30分—1時間半 施行한다. 本法에서도 冷溫各一分間이며 다만 交代時 발의 水分을 가볍게 닦아야 한다.(第76圖 參照)

第三節　脚　湯　法

〔効能〕

高熱·微熱을 勿論하고 發熱患者에게 應用하며 午後 3時以後에 行함이 좋다. 實行後 一旦下熱되었다가 다시 上昇하여도 念慮할 必要없으며 發汗이되면 生水·食鹽·「Vitamin C」를 補給하여야 한다.

腎臟炎·水腫 糖尿病等에도 有效하며 咳嗽發作도 끝인다.(第77圖 參照)

〔方法〕

仰臥하여 脚腓(종아리)까지 溫湯에 담

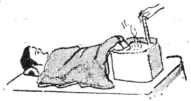

第77圖　脚湯法

그고 膝部부터 全身은 毛布或은 이불을 덥고 다음과 같이 水溫을 段階的으로 높인다.

Ⅰ. 二十分脚湯法의 溫度 및 時間

40°C에서부터 五分間마다 1°C式 水溫을 높이는데 43°C度가되면 끝인다.
即, 40°C에서 5分間

41°C에서 5分間

42°C에서 5分間

43°C에서 5分間式 連續 20分間 浸水한 後 脚의 水分을 拂拭하고 冷湯에 1回 浸足하였다가 水分을 拂拭하고 仰臥安靜한다.

이매 冷湯의 溫度가 14°C면 二分間, 16°C면 2分半, 18°C면 3分半동안 一回담근다.

Ⅱ. 「四十分脚湯法과 發汗」

㉮ 脚湯은 下肢血液의 「Alkalie」度를 높이는 同時 發汗시키는 方法이다. 發汗이 되지 않으면 15分程度부터 溫水를 조금씩 飲用한다. 그래도 發汗이 안되면 43°C의 水溫에서 時間을 五分式 延長하여 25分間, 때로는 45分間까지도 延長할 수 있다. 그러면 어떠한 境遇에도 發汗은 되나· 大部分 重症患者에게 應用됨으로 愼重을 期하여야한다.

이를 "四十分脚湯法"이라하는데 四十分脚湯後는 반듯이 副木毛管法을 施行하고 또 四十分脚湯後에는 20分脚湯後에 行하는 冷水浸代身 足首關節部에 崩帶를 감고 鹽水에 浸漬하여야 한다.(第78圖 參照) 鹽水의 濃度는 海水(洗面器 1의 水에 茶匙의 鹽比率) 程度면 되며 崩帶에 밴 鹽水가 自

第78圖 踝의
崩帶法

然乾燥될때 까지는 步行하면 않됨으로 安臥함이 좋다. 이러한 條件을 履行치 않으면 足關節에 炎症을 이르켜 腎臟炎이나 心臟炎을 誘發할 危險이 있다. 故로 3日程度는 步行치 말고 安靜함이 좋다. 또한 脚湯後는 몸을 露出하여 寒氣에 接觸하지 않도록 注意하여야한다. 毛孔의 擴大로 風邪에 犯觸되기 쉽고 脚湯 二時間後에 비로서 發汗이 되는 경우도 있기 때문이다.

〔注意〕

㉖ 發汗後 二時間半以內에 生水・食鹽「Vitamin C」(柿茶)를 補給할것, 食鹽은 脚湯前 2gr 終了後 2gr을 攝取하며 發汗이 甚할때는 一時間後 다시 2gr을 攝取할것 但 風邪・結核等으로 食鹽過剩할때는 二・三回까지 食鹽을 補給치않아도 無妨하다.

㉗ 20分脚湯後에 毛管運動을 行하면 더욱 좋다.

㉘ 脚湯은 原則的으로 午後三時以後에 行하되 高熱에는 15時, 18時, 21時에 連續施行할것.

㉙ 皮膚가 거친者가 一日二回以上 行할때는 終了後 脚足部에 「오리브」油나 「수이마구」(水酸化마그네시움)을 엷게 塗布할것이며 皮膚에 潰瘍이 있는者는 湯水의 1/400의 明礬을 混入할것.

㉚ 될수록 空腹時가좋으며 적어되 食後三十分은 經過하여야 施行할 수 있다.

㉛ 脚湯中 煩燥하면 冷水「레몬」絞汁等을 조금식 飲用하여도 無妨하다.

㉜ 脚湯後 足冷한者는 冷水에 足浸하는 時間을 40秒나 一分으로 줄여도 無妨하며 臥病者는 冷水浸을 省略하여도 無妨하다.

㉝ 脚湯時 呼吸困難이發하면 一時中斷하고 足首温冷浴을 1, 2回行한後 다시 繼續할것.

㉞ 微熱患者는 粥食日에 脚湯을 1—3回行하고 食鹽은 翌日부터 補給할것·

㉟ 脚湯과同時에 胸部芥子泥濕布를 行할 必要가 있을 境遇, 夏季에는 先脚湯 後芥子布 冬季는 先芥子布 後脚湯의 順序로行할 것.

第四節　後頭冷却法

〔効能〕

頸部以上의 諸疾患에 效果가있다. 特히 頭痛・鼻塞・鼻臍에 最良하며 各種口腔疾患에도 有效하다.

(第79圖 參照)

〔方法〕

後頭部가 들어갈수 있는

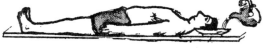

第79圖　後頭冷却法

그릇 例하여 깊이 2·3寸程度의 皿에 後頭部를 들어 가게 베고 仰臥하여 冷水를 1寸 乃至 1寸五分程度의 깊이가 되도록 徐徐히 注入한다.

이때 水溫이 10°C면 1分間(一回) 15°C면 2分間(一回). 20°C면 3分間(1回)施行하고 乾布로 拂拭한다. 以上 方法을 朝夕二回行하되 就寢直前에 行함이 좋다. 本法은 咽喉·鼻腔·其他 顏面(口腔·唇·舌)內의 炎症治療와 腦壓 神經性心臟活動의 鎭靜을 目的으로 施行한다.

第五節　水　射　法

〔効能〕

水射法은 水射를 받는 直接關連 神經및 臟器를 健全케 한다.

〔方法〕

① 胃疾患에는 心窩部(上腹部)와 胸椎 5·6·7番에 각각 一分間씩 水射한다. 可能하면 腹部와 背部를 同時에 施行하면 좋다.

② 足蹠·提睾筋及上中下腹部의 水射法(第80圖參照)

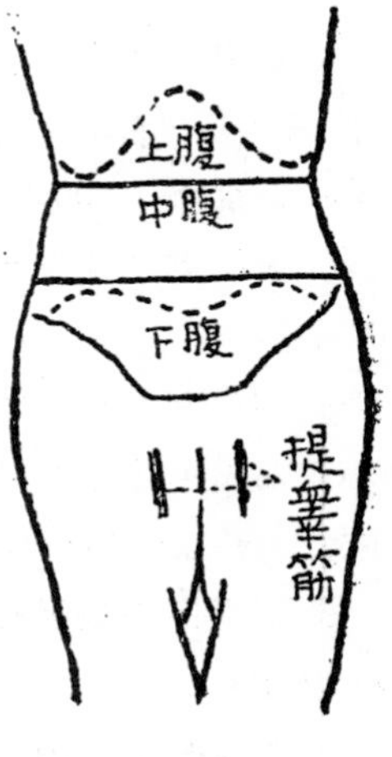

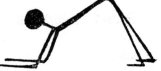

第80圖　水射의　位置

上腹部는 心窩部以下에서 兩側季肋骨을 連結한 水平線까지의 部分이고, 中腹은 腸骨前上棘를 連結한 水平線까지의 部分이다. 그 以下의 腹部가 下腹인데 時間은 各 一分間式 水射함. 各部同時水射가 理想的이다.

② 會陰部水射法(攝護腺障害에 對한)

兩팔굽을 구부리고 兩脚은 直線으로퍼서 업드린 姿勢에서 足踵을 地面에 付着시키고 頭는 될수록 擧上시키고 會陰部(肛門과 陰部의 中間)에 다음 方法과 같이 水射를 行한다.(第81圖 參照)

第81圖　會陰部水射姿勢

會陰部水射法

第一次　1回 20秒間水射를 每二週마다, 1回式 行하되 모두 七回施行한다
　　　　(即三個月半의 期間을 要함)

第二次　一回　30秒間水射를　每二週마다　1回式　七次施行한다.

第三次　一回一分間水射를　每二週마다, 1回式　繼續施行한다.

〔注意〕

尾骶骨・仙骨部等　背側에　水射를하면　性的萎縮이되며　前方即陰部의　水射
는　反對로　性機能이　旺盛하여진다.

第六節　二十分入浴法

〔効能〕

全身健廉法의　一種으로　特히　糖尿病・白內障・綠內障・高血壓에　有效하
다. 四肢寒冷症은　體內에　過剩糖分　或은「Alchol」分이　停滯되어　있기　때문
이다. 二十分入浴法은　이를　燃燒시켜서　體液의　食鹽濃度를　生理的으로　維持
케하기　爲하여　應用한다.

〔方法〕

最初부터　二十分間入浴은　困難함으로　다음과같이　順序에　依해서　益熱시킨
다. 規定時間의　溫浴後　一分間冷浴을　하고　約50分間　着衣하고　있다가　發汗
이　停止되면　裸體가　된다. 이것은　60°F의　室溫을　標準한것이나　二十分　溫浴
으로도　25分以上　裸體는　不可하다.

第34表　二十分入浴法

温　浴 (41— 42°C)	冷　浴 (14— 18°C)	生清水 飲用量	食鹽補給量 (浴後 二時間 半 以內)	(vitamin C) 柿茶補給量	裸體時間 (浴後50分)	脉搏 增加標準
2分 30秒	1分	100gr	0.5gr	30gr	4分	5%
5分	〃	200gr	1　gr	40gr	6 〃	10 〃
7分 30秒	〃	300gr	1.5gr	50gr	8 〃	15 〃
10分	〃	400gr	2gr	60gr	10 〃	20 〃
12分 30秒	〃	500gr	2.5gr	70gr	13 〃	25 〃
15分	〃	600gr	3gr	80gr	17 〃	30 〃
17分 30秒	〃	700gr	3.5gr	90gr	21 〃	35 〃
20分	〃	800gr	4gr	100gr	25 〃	40 〃

〔註〕

① 食鹽과 二十分浴

가) 食鹽補給은 반듯이 果物 또는 野菜類와 같이 服用토록할것. 食鹽水의 飲用은 絶對不可하며 또 煮物類는 便秘의 傾向이 있고 分量을 測定하기 困難하다.

나) 食鹽補給의 過不足을 調節하는 意味에서 二‧三週에 1回式 無鹽粥食日을 定하면 合理的이다.

② 「Vitamin C」의 補給은 化學合成劑가 아닌 柿葉煮汁에서 攝取할것.

③ 生淸水의 補給은 食鹽補給時間後 3.40分 사이에 取할것.

④ 二十分浴과 脉搏

가) 脉搏增加率은 大體的인 標準임으로 全身狀態를 勘案하여 苦痛없이 標準置에 達하도록 漸進的으로 溫浴時間을 延長할것.

나) 二十分浴後 脉搏增加가 四割까지는 相關없으나 二割程度에 끝이는 것이 安全하다.

다) 二十分까지의 段階는 安全을 爲한 練習이며 目的은 二十分浴을 相當期間續行하는데 있다. 그렇다고 처음부터 長時間行하는 것은 絶對禁할것.

⑤ 實行時間과 時期

가) 最初施行時는 반듯이 第34表의 時間을 嚴守할것.

나) 二十分浴을 相當期間 繼續하여 過剩糖分 및 「Alchol」이 燃燒되면 全身 特히 下肢가 非常히 輕快하고 氣分도 爽快하여진다.

다) 高層建物의 階段을 一層부터 四層까지 各層四十秒程度의 速度로 올라가도 下肢에 何等의 重量感을 느끼지 않으면 二十分浴의 目的은 到達된것임으로 그後는 冷溫浴으로 現狀을 維持할것. 但 現在 一層부터 四層까지의 行步에 負擔이 없는 사람은 一層부터 八層까지를 目標로 하여 二十分浴을 實行할것.

⑥ 體內過剩糖分 및 「Alchol」分 燃燒法은 本法外에 數種方法이 있으나 本法이 가장 簡便하다.

第四章 大氣療法와 日光療法

第一節 裸療法(風療法)

〔効能〕

裸療法은 皮膚呼吸을 促進시켜 體表面을 通하여 尿素를 爲始한 老廢物을 發散하고 新鮮한 酸素를 供給한다. 따라서 體內에 發生한 一酸化炭素가 酸素와 結合하여 炭酸「깨스」가 됨으로 健康體가 됨은 勿論이며 風邪에도 罹患치 않게 된다. 臨床報道에 依하면 癌患者도 每日 7回 乃至 12回의 風療法을 行함으로서 治療된 例가 있다. 一部學說에 依하면 一酸化炭素가 癌의 原因이 된다는 說이 있다.

〔方法〕

第35表와 같이 全身을 裸體로 新鮮한 空氣中에 露出하였다가 着衣하였다가하는 行動을 交代로 反復하는것인데, 臥病者는 누은대로 健康人은 椅子에 앉은 姿勢로 行하면되며, 夏節에는 毛布類를 冬季에는 綿入寢具를 利用하면 便利하다. (p.172에 있는 사진과 같은 風療時計를 利用하면 便利함)

第35表 裸 療 法 時 間 表

回 數	1	2	3	4	5	6	7	8	9	10	11
着衣 室閉하여 몸을 溫케하는 時間	1分	1分	1分	1分	1分30秒	1分30秒	1分30秒	2分	2分	2分	着衣, 平床에 安臥함
窓을 開放하고 裸體가되는 時間	20秒	30秒	40秒	50秒	60秒	70秒	80秒	90秒	100秒	110秒	120秒

처음으로 風療法을 施行할때는 다음과 같이 順次的으로 行한다.

第一日은 20秒에서 70秒까지 行하고

第二日은 20秒에서 80秒 〃

第三日은 20秒에서 90秒 〃

第四日은 20秒에서 100秒 〃

第五日은 20秒에서 110秒까지 行하고

第六日以後는 20秒에서 120秒까지 全過程을 繼續한다.

〔註〕

① 着衣는 温暖物을 利用하되 發汗되지 않게하여야하며 또 着衣時間은 適
當히 延長하여도 無妨하나, 裸體時間은 嚴守할것. 裸體時間에는 身體의
硬結部를 摩擦하든가 金魚・毛管・背腹運動等을 行함이 좋으며 着衣中
에는 安靜을 取하여야 한다.

② 時間과의 關係: 日出前과 日沒後에 施行함이 原則이나 病弱者는 正午
따뜻할때 施行하다가 漸次 30分式 앞당겨서 午前五・六時頃에 施行할것.

③ 食事와의 關係: 食事前後 30—40分사이에는 行하지 말것.

④ 入浴과의 關係: 入浴前은 相關없으나 沐浴後 一時間 以內에서는 禁할것

⑤ 回數: 一日 三回가 原則이나 1日 1回, 1日朝夕 二回도 無妨함.

⑥ 期間: 最初 始作하여서부터 30日間은 絶對休息치 말고 繼續한다음 2
日 休息하고 다시 3個月 繼續한다. 但 癌疾患者는 3個月 繼續施行을 四
回反復할것.

⑦ 季節과의 關係: 裸療法의 效果는 冬季나夏季나 같으나 保健의 目的으
로 行할境遇는 朝夕이 좋으며 疾病關係로 施行할때는 時間에 相關없이
境遇에 따라서는 每二時間마다 施行할수도 있다. 癌治療에는 1日 6—11
回를 行한다.

第二節 色彩療法

〔效能〕色彩療法은 日光을 應用하는 療法이다.

生命의 「Energy」는 大部分 太陽光線에 依하여 供與된다. 生物은 太陽光
線을 直接或은 間接으로 吸收蓄積한 食物을 攝取함으로서 活動「Energy」를
獲得한다. 따라서 日光은 人間의 健康에 重大한 關係가 있음으로 光線을 適
節히 利用할 必要가 있다.

太陽光線은 主로 化學作用을 일으키는 紫外線과 熱學的作用을하는 赤外線
그리고 그 中間에서 普通 「스펙톨」에 依하여 捕促되는 可視部의 三部로 構
成되어 있다. 이것을 應用하는것이 色彩療法이다.

〔方法〕

太陽「스펙톨」의 中心帶는 季節과 時間에 따라 다음의 第82圖와 같이 移動

'한다.

〔註〕紫(purple)

　　茜(Violet)

　　藍(Indigo)

　　青(Blue)

　　空(Azure)

　　碧(Turquoise)

　　綠(green)

　　黃(Yellow)

　　橙(Orange)　赤(Red)　　緋(Scarlet)　　茜(Madder)

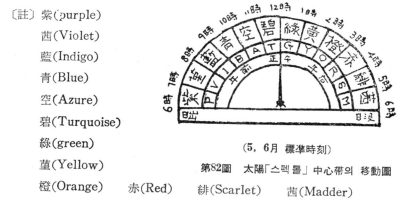

(5, 6月 標準時刻)

第82圖　太陽「스펙톨」中心帶의 移動圖

第36表　溫帶에서의 日光配布表

分光\계절	紫外線 紫	董	藍	青	空	碧	綠	黃	橙	赤外線 赤緋茜
12.1.2月	午前 7—8시	8—9	9—10	午後 10—11	11—12	12—1	1—2	2—3	3—4	4
3. 4月	午前 6—7	7—8	8—9	9—11	11—12	午後 12—1	1—2	2—3	3—4	4
7. 8月	午前 4—5	5—6	6—8	8—9	9—10	10—11	11—12	午後 12—2	2—4	4
9.10.11月	午前 5—6	6—7	7—8	8—9	9—10	10—11	11—12	午後 12—1	1—2	2

또한 人體는 太陽「스펙톨」과 天文學的으로 相應한다고하는데 이를 그림
으로 表示하면 第83圖와 같다. 小圓內는 胎兒의 天文學的 位置를 表示한
것이다. 人體는 出生月의 反對側扇形에 最大弱點이 있으며, 이 放線과 直
角을 이루는 放線에 第二次的인 弱點이 생긴다고 한다. 例하여 四月 15日
出生者는 AB線上에 最大의 弱點이 있으며 이와 直角을 이루는 CD線上에
弱點이 생긴다.

〔應用〕

1) 以上 內容에 依하여 各時刻에 該當되는 分光色을 生活環境 例하여 「카
텐」이나 衣服 食物等에 應用하면 이에 適應하여 太陽「스펙톨」이 가장 旺
盛하게 作用함으로 人體는 太陽「Energy」를 많이 吸收할 수 있다.

2) 生月에 依하여 先天的으
로 弱한 身體部位에 各各
適應되는 色彩 或은 該當
光線을 應用함으로서 弱點
을 補强한다.

3) 自己의 皮膚色은 生理的
으로 要求되는 色素임으로
環境의 色調와 食物을 이
에 適應할것.

4) 白色과黑色은 全反射와
全吸收「스펙톨」임으로 如
何한 時刻 如何한 者에도
適用된다.

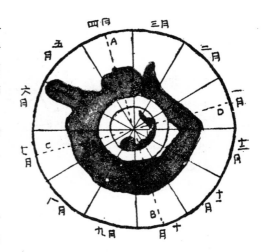

第83圖 太陽「스펙톨」에 依한 人體의
天文學的 位置圖

5) 紫는 鎭靜 赤은 興奮性作用을 한다.

6) 紫外線은 殺菌性效果가 있으며 紫外線은 아침에 강하게 照射됨으로 아
침에 일찍 起床토록 할것.

7) 人體의 相應에 따라 紺色帽子라든가 양말·赤色下內衣等 各部位에 適
應되는 色으로 衣服을 着用할것.

第五章 食 餌 療 法

第一節 生食療法

I. 純生食療法

〔效能〕

生食은 宿便排除·體質改造·「그로뮤」의 再生 및 補强과 活動增强, 血液,
淋巴液의 淨化, 組織細胞에 活力附與, 細胞新生等의 作用을 함으로 胃腸疾
患, 循環機能不全症, 腎臟疾患, 高血壓症, 低血壓症, 糖尿病 脂肪過多症,
肥滿症, 腦溢血·中風, 神經痛·「류마치스」結核, 喘息·腹膜炎, 腹水停溜

皮膚病等과 其他疾患에 應用하면 奏效하다. 本療法은 斷食療法과 함께 萬病 根治및 豫防의 双壁이 된다.

〔方法〕

生食療法에 使用하는 食品은 新鮮한 野菜를 主로 使用하고 生鮮·鷄卵. 生牛乳·果實等은 使用치 않는다. 調味料는 配合치 않음이 原則이나 다만 發汗에 依하여 喪失된 鹽分을 補充하여야 한다. 生野菜가 不足할때는 玄米 粉으로 補充할 수 있으나 一日玄米一合(가루로 約 1合 5勺)以上을 超過하여 서는 안된다. 이때는 特히 生水를 充分히 飮用하여 便秘를 防止하도록 細心 한 注意를 하여야 한다. 果物은 小量은 相關없으나, 生食에 益熟하지 않은 사람은 過食할 憂慮가 있음으로 처음부터 使用치 않음이 좋다.

「도마도」·수박·오이·참외 其他 等의 여름 靑果類도 果實과 같이 그 量 을 嚴格히 統制하여야 하며 감자·고구마 같은것은 使用치 않음이 原則이며 취나물·우방等과 같이 질긴野菜類도 多量은 禁하여야한다.

生食에 適當한 野菜는 以上에서 指摘한것들 밖의 野菜는 모두 使用할 수 있으며 들나무(野生菜)도 질긴것이 아니면 使用할수 있다. 토란도 小量 使 用함은 無妨하다.

生食에 使用할수 있는 野菜類로 가장 一般的인것들은 무·홍당무·열무· 배추·캬베쓰·상치·시금치·미나리·근대·땅두릅·부추·파·둥근파·마 늘잎·샐러드菜(Salad用 野菜) 양미나리·아욱·쑥갓·갓·고치잎·애고추 고구마잎·케일葉·콩나물·숙주나물·활콩(깍지포합)연근·오이·가지·수 박·참외等이 있으며 野生菜로서는 냉이·비듬·질경이·돌나물·달래·메· 두릅, 참나물·삽초싹等 질기지 않고 毒性이 없는 것은 무엇이나 使用할 수 있다. 食用이아니라도 「크로바잎·靑松葉等도 益熟하면 使用할 수 있다.

그外 차조가(紫蘇葉)·山楸·薄荷葉等도 小量式 混入使用하면 調味가 된 다. 葉은 太陽光線이고 根은 無機物임으로 葉菜와 根菜를 同量으로 混合使 用함이 理想的이다. 다만 購入하기 힘들때는 適當히 取捨하여도 無妨하다.

生食에 使用할 野菜는 枯葉과 不潔한 部分을 除去하고 잘씻어서 細切·攪 潰하여 바로 服用하여야한다

擂潰된 生野菜를 30分以上放置하면 안되며 **携帶時**는 魔호병에 保管持參할 것.

擂潰菜의 服用은 健康者는 二, 三週間, 病者는 45日간 程度繼續하다가 그後는 漸次 썰어서 直接服用하도록 練習하여야 한다. 왜냐하면 腸이 生食에 益熟될때 까지는 吸收率이 不良함으로 下痢를 惹起하거나 或은 瘦瘠하여지기 때문이다. 特히 指爪에 「三日月」이 없는 者는 充分히 擂潰하여 使用할것. 菜蔬類는 消毒하기 爲하여 一, 二分間 熱湯에 浸하는 경우도 있으나 新鮮淸潔하면 그대로 使用함이 理想的이다.

生食療法은 純生食만 連續 45日間 施行함이 理想的이나 경우에 따라서 一週間 以下 或은 1, 2日도 有效하다. 또 每週一日式 生食을 履行할 境遇는 擂潰치 않아도 된다.

〔注意〕

① 長期間純生食을 施行할때는 火食을 漸次로 減少하여 約一週 後에는 完全純生食에 들어가야 하며, 生食을 끝일때도 約一週동안 漸次로 生食을 줄이고 火食을 增量하여야 한다. 純生食後도 斷食後와 같이 食慾이 增進함으로 過食치 않도록 注意하여야 한다.

② 純生食最初에는 體重이 減少되나 어느 限界부터는 減少되지 않는다. 그러나 精神的影響이 큼으로 本人은 勿論 周圍의 充分한 理解와 信念이 絕對 必要하다.

③ 純生食을 하면 寄生虫은 寄生을 못하고 모두 死滅함으로 野菜가 新鮮하면 寄生虫感染에 對한 憂慮를할 必要는 없다.

④ 生食의 量은 消化吸收機能에 따라 差異가 있음으로 一率的으로 定할수는 없으나 一日 300匁—350匁(1,100gr—1,300gr)이 普通 純生食量이며, 어떻한 境遇에도 1日 400—500匁면 充分하다. 量의 過不足은 體重의 增減에 依하여 알 수 있는데 最初 2·3週間은 火食에 依한 食毒이 排泄됨으로 어느程度 수척하다가 漸次이것이 回復되어야 한다. 萬若 繼續 體重이 減少되면 이것은 生野菜의 攝取量이 不足하기 때문이다.

⑤ 野菜가 不足하여 玄米를 代用할때는 1日 玄米粉 1合五勺(玄米 1合分) 生野菜 80匁—120匁로 한다. 허나 이것은 代用品임으로 正規生食은 아니다.

⑥ 純生食을 始作한 後 約一週程度의 時期에는 體溫이 35°C 程度로 下降하여 大端히 추위를 느끼게되나 이것을 念慮할 必要는 없다. 이때 火爐나 溫突等에서 몸을 뜨뜻하게하지 않도록 注意하여야 한다.

⑦ 純生食時에는 居室에 空氣의 流通이 좋게하고 裸療法・冷溫浴을 行하여 生食의 消化吸收效率을 增進시키지 않으면 榮養不足이 될 수 있다.

⑧ 純生食때는 柿葉茶를 飮用할必要도 없으며 飮用하여서는 안된다. 경우에 따라 修酸化「마그네시움」을 服用함은 相關없으나 生野菜服用과 40分以上의 間隔을 두어야 한다.

⑨ 純生食始初에 一時的으로 便秘가되는 경우가 있으나 이것은 生水不足임으로 生水를 充分히 飮用하면 解消된다. 또한 泄瀉는 宿便排出때문임으로 念慮할 必要없다.

Ⅱ. 部分生食療法

〔效能〕 前項은 純生食方法이고 本法은 部分生食이다. 火食常用者는 二, 三週마다 一回式 生食을함이 좋으며 純生食에 益熟치 못한 者는 部分生食을 應用하면 좋다. 그 效能은 純生食과 같다.

〔註〕

① 生食品의 種類

　가) 果物―「빠나나」・「오렌지」・「메론」・密柑類・梨・사과・葡萄・瓜類

　나) 野菜―「토마도」・「사라다」菜・배추・「캬베쓰」胡瓜・왜무・홍당무, 숙주나물・상치・청무・시금치・미나리・쑥갓・근대등등

　다) 球根―고구마・百合根

　라) 木實―胡桃・잣

　마) 補助食―生牛乳・半熟鷄卵・無鹽「빠다」・燒빵二片程度

　바) 調味料―果實酢・鰹節・海苔・葱・마늘・胡麻・罌粟

② 生食攝取法

于先 新鮮한 것을 골라 水洗하여 野菜는 熱湯에 約1分間 熱氣消毒하면 寄生虫이 死滅한다. 普通 三週間에 一日生食으로 充分하나 循環機能不全症・腎臟疾患・高血壓症・糖尿病・脂肪過多症・「류마치스」等에는 數日間 連續應

用한다. 萬若 이때 長期完全生食에 들어갈려면 다음과 같이 미리 食鹽量을 漸減하여야한다.

第一日 5—10gr

第二日 3—5gr

第三日 1.5—2gr으로 漸次 減少攝取하여야 한다. 이때 最初 1, 2日은 果實을 配合하여 調味하여도 無妨하나 그後는 一般生食을 하여야 한다.

但, 體重 尿量及 그 比重의 上昇을 注意하며 實行하여야 한다.

③ 調理와 生食

生食에 益熟치 않은 사람은 生野菜에 對한 嫌惡를 防止하기 爲해 補助食 및 調味料를 配合할 수 있으나 可能하면 調味料및 補助食을 안하는것이 좋다. 또한 生食은 比較的 消化吸收率이 不良함으로 充分히 섞어먹든가 擂潰하여 攝取하여야 한다.

④ 「캬베스」療法

캬베스를 橫切하여 上半分만 물에헤워서 종이에 꺼구로 엎어쌓놓고 攝取하기 直前 外部부터 베계서 擂潰하여 午前 9時半頃, 午後 三時頃, 午後 9時頃의 空腹時에 每日 三回式 服用한다. 이것을 繼續하여 30日間施行하면 胃腸의 潰瘍이 治癒된다. 途中에 一回라도 걸르면 一日斷食을 하고 繼續하든가 다시 처음부터 始作하여야 한다.

量은 1回에 體重 15貫 以上者는 40gr, 그 以下者는 30gr을 攝取한다.

「캬베쓰」에는 「Vitamin」A, B₁, B₂, C, K, U 및 「칼시움」燐·鐵·葉綠素等이 含有되어 있다.

第二節　食鹽補給法(發汗에 對한 措置)

〔效能〕

肺結核·肋膜炎等으로 因한 盜汗을 治療하려면 于先 足의 故障을 治療하여야하며 한편 生水와 食鹽 「Vitamin·C」(柿茶로부터)를 補給하지 않으면 完全한 治療效果를 거둘수 없다.

〔方法〕

食鹽成分은 體液의 酸鹽基平衡을 調節하는 無機成分中에서도 가장 主要한 役割을 한다. 生理的으로 尿에 依해 排出되는것은 相關없지만 發汗에 依하여 體表面으로 喪失되는 鹽分은 그量에 따라 食鹽을 補充하여야 한다. 汗中에는 大概 0.3—0.7%(平均 0.5%)의 鹽分을 含有하고 있다. 發汗에 依하여 喪失되는 鹽分과 「Vitamin·C」의 量은 다음 第37表와 같다.

第37表　發汗時의　鹽分 및 「V-c」 喪失表

發汗程度	鹽分 喪失量	Vitamin C 喪失量
普通程度의　發汗(一次)	2gr	40mgr
甚한 程度의　發汗(每時)	5gr	100mgr
激甚한 勞動時의　發汗(每時)	7gr	140mgr

茶匙로 平편하게 담기는 食鹽量은 普通 4gr 程度임으로 이를 標準으로 하면 便利하다.

〔注意〕

1. 食鹽補給은 반드시 果物類·野菜類·甘藷等에 뿌려서 服用할것.

2. 食鹽補給의 前後 三·四十分은 飮水치 말것.

3. 食鹽水는 止血·瀉下의 目的으로 使用할수 있으나 食鹽補給法으로서는 下痢等만 일으키고 不適當함으로, 食鹽水만의 單服은 禁한다.

4. 煮熟物의 鹽分은 便秘가되기 쉬움으로 發汗後의　補給法으로서는 不適當하다.

5. 食鹽補給이 多少 過하거나 不足한것은 相關없으며, 이를 調整하려면 2—3週間마다 1回式 無鹽粥食日을 施行하면 좋다(理想的食餌攝取法參照)

6. 「Vitamin C」는 柿茶에 依한 自然生을 攝取할것(Vitamin C 攝取法參照)

第三節　生水飮用法

〔効能〕

水는 血液循環·淋巴液의　活動·體溫調節　生理的葡萄糖生成·細胞新陳代

謝·毛細管作用促進·內臟洗淨·中毒解消·便秘豫防 「구아니징」發生防止·下痢治療·嘔吐治療·「칼시움」供給·體臭消散·皮膚光澤·酒毒豫防·潰瘍防止·癲癎治療·發汗處置等等 無限한 效能이 있다. 水는 太陽「Energy」및 空氣와 함께 生命의 三要素라할수 있다.

〔方法〕

① 成人이 1日平均 排泄하는 水分의 量은 大略 다음과 같다.

肺의 呼氣에 依하여　　　600gr

皮膚의 汗腺에 依하여　　500gr

尿에 依하여　　　　　　1,300gr

糞便에 依하여　　　　　　100gr

合計 2,500gr의 水分이 每日 所要됨으로 普通 一日 2,500gr 約 2되半의 生水供給이 必要하다. 그러나 喪失된 水의 一部는 飲食物에 依하여 攝取됨으로 實際 生水의 必要量은 1日 1,500gr—2,000gr 程度가 된다.

② 生水란 純粹한 自然水를 意味함으로 鹽水나 湯冷水·茶로서 代身할수는 없다. 왜냐하면 生水는 化學式으로 「H₂O」뿐만이 아니고 그 中에는 많은 無機物이 含有되어 있음으로 一旦 沸湯하면 그 成分이 變한다. 但 冷水가 싫으면 太陽熱이나 室溫에 放置하여 冷氣가 除去된後 使用하면 된다.

③ 每日 午前 8時까지의 飲水量은 飲水를 하지않은 翌朝에 最初排出된 尿量의 二倍半이 理想的이라 하며 그後 正午까지에 二倍半, 午後 7時까지 二倍半飲用하면 된다.

④ 生水를 飲用치 않든者 虛弱者 또는 各種疾患者가 처음으로 生水를 飲用하려면 30分마다 30gr式 계속飲用하여야 한다. 그러면 胃潰瘍·腸潰瘍·十二指腸潰瘍等이 防止 또는 治療되며, 神經痛·「류마치스」·癲癎도 治癒된다. 老人의 夜間頻尿에도 이를 一個月半 繼續하면 有效하다. 但 途中에 一時 頻尿가 甚하여지는것은 瞑眩임으로 이를 突破하여야 한다.

⑤ 平常時 生水飲用은 아침 洗面時 1, 2杯(約 1合 乃至 2合) 그後 午前中에 一分一瓦主義로하여 30分마다 30gr式 飲用하고, 晝食時 1, 2컵 午後에는 또 30分마다 30gr式, 夕食時 1, 2컵, 夕食後就寢時까지 30分마다 30gr式 飲

用하면 午前六時 起床時부터 저녁 10時就寢時까지 約 1,200gr의 生水를 飲用하게된다.

⑥ 發汗을 하였을 경우에는 發汗量을 補充하여야한다. 普通 大人의 發汗量은 普通發汗(1次)에 400gr, 甚한 發汗(每時間)에 1000gr, 激甚한 勞動時(每時間)에 1,400gr이다.

普通 就寢二時間頃에 手指로 끈적끈적할 정도로 股間에 發汗이 되는 程度면 一夜 300gr 程度의 發汗이며, 15.6歲까지라도 200gr程度는 發汗한다. 夏季酷暑時는 1日 2000gr—4000gr 程度 汗出함이 普通이다. 이와같이 發汗에 依하여 喪失된 水分不足은 生水로 補給하여야 한다.

⑦ 下痢나 嘔吐는 많은 水分을 喪失하게 됨으로 生水를 補給하여야하는데 이때는 飲用하고 싶은대로 飲用하는것이 自然이 要求하는 適正量이다. 普通 甚한 下痢時는 1日 6合 以上의 水分을 喪失한다.

⑧ 飲酒한 後에 飲酒量의 3倍를 飲水하면 酒毒이 豫防되며, 飲酒前에 飲水를 하면 惡醉가 없다. 이는 正宗酒를 標準한것임으로 「Alchol」含量이 높은 것은 그에 따라 飲水量도 增加하면 된다. 普通 燒酒 「위스키」等은 正宗의 3倍量의 Alchol이 含有되어 있다.

〔注意〕

1) 嘔吐・下痢時에는 生水만 補給하면 되나 發汗時는 生水와 鹽分과 「Vitamin C」를 補給하여야 한다.

2) 盜汗時에도 發汗에 對한 措置를 充分히 取하면 衰弱이 防止된다.

3) 疫痢・腦炎・日射病等은 生水를 飲用치 않기 때문에 易患한다. 이때 生水의 飲用과 微溫湯浣腸을 施行하면 回復이 빠르다. 浣腸用 微溫湯은 生水에 少量의 熱湯을 混合하여 使用하며, 浣腸은 糞便排出의 目的外에 大腸으로부터 生水를 補給하는 二重目的이 있다.

第四節 柿茶에 依한 「Vitamin C」 補給法

〔効能〕 「Vitamin C」는 壞血病・齒槽膿漏・齒痛・齒齦炎・微熱・發熱諸症・出血・皮下出血・潰瘍・喀血・吐血・下血・傳染病・皮膚病・특히 땀띠

濕疹等의 豫防및 治療에 不可缺의 效能이 있다. 健康體는 平素 1日 25—30 mgr의 「Vitamin C」가 必要하나, 微熱・發熱・發汗等이 있으면 모두 消費됨으로 이를 補充하지 않으면 病이 惡化한다. 極端的으로 風邪・毒感・肺結核等에 罹患하는 것은 모두 「Vitamin C」의 缺乏에 原因이 있으며 其他 傳染病은 皮膚粘膜의 皮下出血에 原因이 있는데 皮下出血은 「Vitamin C」의 缺乏으로 惹起된다.

〔方法〕 1) 「Vitamin C」는 柿葉煮汁 或은 柿茶로 供給하여야하며 合成藥品에 依한 供給은 非能率的이다. 尿試驗에 依하면 50mgr의 「V—C」 注射로 不過十分之一인 5mg이 吸收된다하며 그나마 2,3時間밖에 持續하지 않는다 한다. 生野菜汁(5種以上 根葉同量)에 依한 供給도 좋은 方法이다. 爪 特히 拇指에 三日月이 分明하면 番茶(熱湯에 浸出한 番茶 100gr에는 222mgr의 「Vitamin C」가 含有되어 있다)에 依한 補充으로도 可能하다. 三日月이 없는 者는 番茶가 胃酸을 中和함으로 胃에 害롭다.

2) 柿葉煮汁을 脫脂綿에 浸漬하여 汗疣・水虫 齒齦炎等에 直接 塗布하면 有效하다.

食品中의 「Vitamin C」 含有量을 보면 第38表와 같다.

第38表　食品中의 「V-C」 含有量表

野장미實	—1250 mg %	柿葉煮汁	—600—800 mg %
고추(靑)	—186—360 mg %	김	—243 mg %
열무	—60—240 mg %	日本茶	—222 mg %
시금치	—50—100 mg %	夏大根	—96 mg %
靑배추	—62 mg %	柿(감)	—49.9—72 mg
레몬	—32—56 mg %	캬베츠	—34—50 mg %
蓮根	—49.9 mg %	오렌지	—36 mg %
마늘一	—30 mg %	귤	—23—76 mg %
靑포도	—26 mg %	미나리	—24 mg %
고구마	—5—22 mg %	파	—20 mg %
락기요	—20 mr %	메론	—18 mg %
무(全)	—15.7—20 mg %	토마도	—15.1—20 mg %
감저	—12.6 mg %	복숭아	—10 mg %
빠나나	—8 mg %	홍당무	—16—66 mg %
동근파	—2 mg %	가지	—2200 mg %

3) 皮下出血은 萬病의 原因이됨으로 이의 防止를 爲하여 「Vitamin C」를 補給하여야 한다. 「Vitamin C」가 缺乏하면 齒槽膿漏·壞血病도 發生한다. 「Vitamin C」가 充分하면 「Vitamin A, B」는 自然吸收된다.

〔附記〕 1) 柿葉煮汁 製造法

가) 柿葉(澁柿 甘柿不問)은 六月부터 十月 사이에 가장 많은 「Vitamin C」를 含有한다. 이 時期에 青葉을 採取(時刻은 午前 11時부터 午後 1時사이)하여 2·3日 蔭乾한 다음 主脈을 切除하고 銳利한 칼로 으스러지지 않도록 1分幅으로 橫切한다. 橫切한後 40分頃에 約 100枚分量을 沸騰하는水 1升 1合5勺中에 재빨리 投入하고 솥뚜껑을 닫은 다음 正確히 3分間 煮沸한다. 이때 바로 「솥」을 불에서 들어내고 冷水로 솥을 冷却시킨다.

이것을 三重「가제」에 數回 濾過하면 約 1升의 煎汁이 된다. 다된 柿葉煮汁을 口小한 遮光瓶에 넣어 冷暗所에 貯藏한다. 正確하게 製造된 柿葉煮汁은 100gr當 600—800mg의 「Vitamin C」를 含有함으로 普通 1日 30gr(1/6合)式 攝取하면 된다. 汗 100gr 中에 10mg의 「Vitamin C」를 含有함으로 500gr의 發汗으로 50mg의 「Vitamin C」를 喪失하게 되는 것이니 柿葉煮汁 10gr을 飲用하면 充分하다는 計算이 나온다. 人工榮養을 하는 嬰兒는 1日 20gr(20立方糎)을 分與하면 發育이 良好하다. 熱病患者도 1日 40gr(40立方糎)程度 飲用하면 下熱한다. 柿葉煮汁은 弱酸임으로 飲用後 4.50分以內에 番茶와 같은 强「Alkaly」性飲料를 服用하면 「Vitamin C」가 無效化한다. 水酸化mg도 이 時間에는 禁함이 좋다. 盛夏에는 柿葉煮汁이 腐敗하기 쉬움으로 煮汁 1升에 藥用硼酸 4gr을 少量의 熱湯에 잘 溶解하여 冷却시켜서 煮汁에 混入하면 腐敗가 防止된다. 一旦 完成된 煮汁은 다시 加熱하면 「Vitamin C」가 모두 消失됨으로 注意하여야 한다. 煮汁에 萬若 白苔가 浮遊하면 이것은 濾過가 깨끗하게 되지 않은 때문이다.

2) 柿葉茶製造法

日氣가 清明할때는 2日間 曇雨日에는 3日間 蔭乾하여 全葉을 一分幅으로 橫切한다. 한편 물이 沸騰하는 釜(솥)에 蒸籠을 얹어 充分히 温熱되면 一旦 들어내고 그위에 準備된 柿葉을 一寸(三糎)두께로 골고루 넣고 釜上에 얹고

釜蓋를 閉한다음 正確히 一分半 蒸熱한다음 뚜껑을 열고 30秒間 부채(扇)질을하여 柿葉에 맺힌 물방울을 蒸發시킨다음 다시 솥뚜껑을 덮고 1分半 蒸熱한다. 即 蒸籠을 얹고 通算 3分半經過하면 蒸籠을 내려서 재빨리 깨끗한 종이에 쏟아서 펼쳐 太陽이 直射하지 않는 通風이 좋은 곳에서 될수록 빨리 乾燥시킨다. 操作中 30秒間 부채질을 안하면 물방울에 「Vitamin C」가 씻겨 내려간다. 이렇게하여 잘 製造된 柿葉茶 100gr을 물에 浸出하면 600—800 mgr의 「Vitamin C」가 울어나지만 一般家庭에서는 燥作이 不充分함으로 約 400mg 程度밖에 含有치 않는다.

3) 柿葉造作時의 注意事項

가) 柿葉을 晴天에 2日間, 曇天及 雨天에 3日間以上 乾燥하거나 横切時 柿葉이 으서지거나 其他操作時間 및 方法을 正確히 履行치 않으면 「Vitamin C」가 破壞或은 消失된다.

나) 柿葉茶 服用時는 普通番茶와 같이 非金屬製 그릇에 柿茶를 一滴注入하고 熱湯을 流入한後 10—15分經過한다음 飲用한다. 그러나 두번 세번째 浸出時에 가장많은 「Vitamin C」가 浸出함으로 1次浸出飲用한 柿葉에 熱湯을 再注入하여 翌朝까지 두면 濃厚하게 浸出된다.

다) 柿茶를 水에서 꺼낼경우는 적어도 1時間半 經過後가 좋다.

라) 柿茶水와 生水를 混飲하는것은 無妨하다. 柿茶를 長時間 放置하면 水中의 酸素에 依해 「Vitamin C」가 酸化한다.

마) 夏季에 煮汁에서 惡臭가 나면 飲用치 말것.

第39表　發熱과 Vitamin C의 關係表

體　　溫	Vitamin C의 1日破壞量 (mg)	柿葉煮汁 1日所要量
36.5°C	40—60mg	30gr
37.5°C	70—90mg	40gr
38.5°C	130—150mg	50gr
39.5°C	310—330mg	60gr
40.5°C	810—870mg	150gr
41.5°C	2,470—2.490mg	450gr

바) 柿茶攝取用量은 顯著한 發汗이 없는 一般健康人에게는 1日 30gr 卽 1
合程度면 充分하나 其他境遇는 第39 및 40表에 依據한다. 表의 量은 柿葉煮
汁을 基準으로 한것임.

第40表 發汗과 Vitamin C 補給量表

發 汗 의 程 度	柿葉煮汁에 依한 Vitamin C의 補給量
輕微한 發汗 程度	25gr
甚한 發汗 程度	30gr
激甚한 勞動時의 發汗	40gr
盛夏酷暑時의 發汗	60—120gr

사) 普通 1日 25—30gr는 發汗이 없어도 必要함으로 發汗및 發熱時는 基本
量 30gr에 第40表의 量을 加用하면 된다.

아) 柿茶및 生食에 修酸化「마그네시움」의 混用은 避하는것이 좋다.

자) 乳兒는 1日 20gr의 「V—C」를 生水와 混用하며 少量의 砂糖 蜂蜜等을
調味하여도 支障없다. 但 人乳보다 甘味가 過하지않도록 注意하여야 한다.

차) 野장미 實의 種子는 峻下劑임으로 種子를 摘出하고 蒸籠에 一分半蒸
熱하여 蔭乾貯藏하여 놓고 一日 一粒式 攝取한다. 攝取에 益熱하여지면 少
量式 段階的으로 增量하여야 한다.

〔註〕

1) 「Vitamin C」의 效果

　가) 齒牙의 正常發育에

　나) 內皮細胞組織의 健全과 保護에

　다) 毛細血管 및 「Glomeus」의 生理的作用에

　라) 細菌에 對한 抵抗力을 增加하는데

　마) 酸素代謝에

　바) 血球再生에

　사) 正常血液凝固時間의 保持에

　아) 正常血壓保持機能等等에 絶對必要하다.

2) 「Vitamin C」 不足으로 因한 諸症狀

① 血管及毛細血管의 病變(脆弱性·出血性·皮下出血·黑斑及靑斑·出血性紫斑病·靜脈瘤

② 齒牙變性(壞死, 齲齒)

③ 齒齦의 疾病(出血·弛緩·疼痛·膿漏)

④ 關節及骨骼의 變化(脫臼·及脆弱)

⑤ 粘膜出血

⑥ 上皮組織에 病變이 發生하기 쉽다(口腔, 腸潰瘍等)

⑦ 感染에 對한 抵抗力減退

⑧ 成長障碍 及 體重減少

⑨ 「그로뮤」의 硬化·變質·開放과 消失·軟化·萎縮

⑩ 腺의 萎縮및擴大·副腎의 分泌減少

⑪ 甲狀腺의 異常分泌(甲狀腺腫)

⑫ 血液變性(貧血·血色素減少·骨髓破壞)

⑬ 羸弱·沈鬱 及 易激性·血沈增多

⑭ 脾·肝·腎·胃·腸等의 自己重量增多 或은 擴大

⑮ 呼吸促迫·心悸亢進

⑯ 血壓亢進 或은 低血壓症

⑰ 關節炎·神經痛·痛風·「류마치스」

⑱ 姙娠時는 胎兒에 惡影響이 미친다(流産等)

⑲ 體溫上昇傾向

⑳ 四肢厥冷症

㉑ 浮腫增惡

㉒ 生殖力減退

㉓ 白內障·綠內障發生

㉔ 「아레루기」性素因

㉕ 眞性壞血病

㉖ 早老等等 萬病의 原因이 된다.

第五節　朝食廢止法(一日二食主義)

〔効能〕　大部分의 慢性疾患에 有效하나 胃弱・胃酸過多・胃潰瘍・一般胃腸病・神經痛・「류마치스」・頭痛・肩臂痛・便秘・慢性下痢・全身倦怠 및 其他 뚜렷한 異常도 없이 元氣가 없다든가 疲勞하기 쉬운 사람은 朝食을 廢止하고 晝夕 2食만 取하는 것이 좋다.

〔方法〕　朝食廢止 1日 2食主義란 글字그대로 朝食을 完全廢止하고 午前은 生水만을 飮用하며, 太陽이 完全 中天에 達하였을때 비로서 처음으로 晝食을 取하는 것이다.

처음 1日 2食을 斷行할때는 朝食에 對한 未練메문에 朝食廢止가 習慣이될 때까지 牛乳・빵・粥等 略食으로 朝食을 하다가 漸次廢止하는 便法을 應用할수도 있지만 正午까지는 生菜나 果物類나 紅茶 커피等等을 攝取하지 않고 生水만을 飮用함이 原則이다. 尿中의 尿酸排出檢査에 依하면 1日 2食者는 尿酸이 100% 排泄되지만 1日 3食者는 80% 밖에 排出되지 않으며 나머지 20%는 體內에 停溜하여 毒作用을 함으로 健康에 有害하다는 것이다. 또한 晝食을 廢止하고 朝食과 夕食을 取하면 尿酸排出은 60%로서 1日 3食보다 有害하다. 藥業新聞(1968. 2. 8日字 發行)의 紙上에 다음과 같은 內容의 記事가 記載된 일이 있다.

即「腎臟을 通하여 生理的으로 排泄되어야할 尿酸이나 尿鹽酸이 異常 物質代謝의 結果로 充分히 排泄되지 못하고 體內에 多量 滯溜하면 이것이 過飽和狀態로 蓄積되어 귀를(耳廓)이나 關節軟骨주위에 針狀의 結晶을 形成하게된다. 이것이 痛風의 原因임은 다알려진 事實이거니와 血液內에 存在하는 過量의 尿酸이 어떠한 新陳代謝過程을 겪는지는 아직도 生化學的으로 究明이 되지 않았으며 다만 遺傳性과 밀접한 關係에 있다고 美國「류마치스」學會에서 發表하였다. 또한 「발티모어」의 「니한」과 「레지」氏는 血液中에 PRT라는 酵素가 消失된다고 報道하였다.」

同記事는 이러한데 飮食療法으로 滿足한 治療를 期待한다고 하였다. 이와 같이 毒素가 體內에 蓄積하는것은 結局 朝食으로 因하여 그 排泄이 不完全하기 때문임으로 午前에는 一切의 榮養을 攝取하지 않음이 좋다. 혹시 榮養

不足이 招來되지 않을가하는 기우때문에 朝食을 廢止하는 代身 그 分量을 晝食과 夕食에 가서 增量服用함도 有害하다. 例하여 1日 3食時 30이란量을 攝取하였다면 朝食을 廢止할때는 朝 0 · 晝 10 · 夕 10 計 20의 量만을 攝取하면 된다. 食物의 總服用量이 곧 有效榮養值일수는 없음으로 食物의 量은 人體의 消化 및 吸收機能에 依하여 달라진다. 假令 一食에 一碗씩 1日 3碗의 食事를 하여도 生體가 1碗밖에 消化吸收시킬 수 없다면 實際有效榮養值는 1日 2碗의 食事를 取하는것만도 못하며 오히려 胃腸에만 過重한 負擔을 주어 有害한 結果가 된다.

때문에 1日 2食을 하면 胃腸에 過重한 負擔이 없어 消化吸收率이 良好하여 榮養이 充分하며 同時에 胃腸의 疲勞가 없어서 其他 腎臟機能等도 正常化되어 健康이 增進된다. 朝食廢止初期에는 午前10時頃이되면 多少 飢餓感과 虛脫感이들며 體重도 減少되며 其他各種症狀이 現出되는 境遇가 있으나 이는 長久한 歲月에 걸친 惡習慣(朝食)으로 因한 反應임으로 이때 生水를 飮用하면 모든 反應은 漸次로 없어진다. 朝食廢止의 效果는 1個月程度의 施行時부터 나타나기도 하나 大部分은 3個月 乃至 6個月 以上 經過하면 朝食의 有害를 스스로 認識하게 된다. 特히 胃腸이 弱한 사람일수록 朝食廢止는 施行하기 쉬우나 胃腸이 弱할수록 反應 瞑眩도 强하다. 그렇다고 2食으로 生命의 危險은 없음으로 姑息的手段을 쓸필요없이 嚴格한 2食을 처음부터 施行함이 좋다.

〔注意〕 2食은 發育期의 兒童이건 高齡의 老人이건 授乳하는 婦人이건 相關없이 施行하여도 支障없으며 但 一家族이 다같이 施行함이 便利하며 幼兒도 될수록 午前 10時半까지는 授乳치 않는 習慣을 들임이 좋다.

第六節   寒天食療法(寒天斷食)

〔効能〕 宿便排除 · 體質改造 · 各種疾患의 回復等 斷食의 效果와 同一하다.

〔方法〕 一本의 素寒天(約 2匁)을 2合의 水에 煎煮하여 1合 5勺 乃至 1合 8勺의 凝塊를 만들고 여기에 修酸化 Mg, 蜂蜜等을 加하여 服用하며 一切의 食事를 禁食하는 方法이다. 本法은 正規斷食療法의 代用으로 施行하는 斷食

法이다. 寒天食의 配合比率은 第41表와 같으며 表中의 量은 1食分量이다.

第41表　寒天食의 配合比率表

素寒天	修酸 mg (즈이마구)	蜂 蜜	食　日　數
1 本	3gr	27—30gr	1日 斷食代用
1 本	3gr	22gr	3日 斷食代用
1 本	3gr	15gr	5—7日 斷食代用

1年間에 걸쳐 施行하는 漸進的斷食法(2日·4日·6日·8日·8日 又는 3日·5日·7日·7日·7日)에 代身하여 寒天食療法을 施行하려면 第42表와 같이 하면 된다.

第42表　斷食代用의 寒天食療法

寒 天 食 日 數	平 常 食 日 數	寒 天 食 日 數	平 常 食 日 數
1 日	7 日	5 日	14 日
2 日	7 日	6 日	21 日
3 日	7 日	7 日	21 日
4 日	14 日		

또한 胃腸에 障碍가 있는 者는 2週間에 1日·動脈硬化·高血壓人은 1週間 隔을 두고 1日式 寒天食療法을 行하면 有效하되 間隔과 實行日을 正確히 嚴守할것, 但 1日 2食者는 3週에 1日式 施行하면 좋다.

〔注意〕 가) 實行中 每日 1回 微温水로 灌腸을 行할것.

나) 實行中 冷温浴의 實施는 無妨하나 温湯沐浴만은 禁할것.

다) 寒天食量은 平常食量과 同量程度의 量으로 寒天 2本 乃至 3本服用할 것. 寒天食量이 이보다 少量이면 腸管에 充塡이 不規則하여 危險하다. (第84圖 參照)

라) 腸管充塡이 不充分할때 脚湯法을 施行하면 안된다.

마) 寒天食을 嫌惡하여 本斷食으로 轉換한 境遇는 正規斷食療法과 같은 恢復期가 必要하다.

바) 寒天食療法에는 特別한 恢復期가 必要없으나 長期寒天食後에는 惡心

等症이 惹起함으로 短期間 重湯
或은 粥을 服用할것.

사) 寒天食으로 催吐가 되면 蜂蜜
을 火焙하여 少量服用하면 止嘔
한다.

아) 冷固한 寒天이 먹기 싫으면 凝
固直前(43°C 程度)의 液狀을 嚥下
하여도 無妨함 寒天은 體內에서
凝固함.

자) 寒天食은 斷食代用임으로 生水
와 修酸化 mg以外에의 飮食物은
勿論 寒天에 酢및 醬油도 加味하
여서는 안된다.

차) 寒天에 黑砂糖을 加하면 堅固
함으로 加用치 말것.

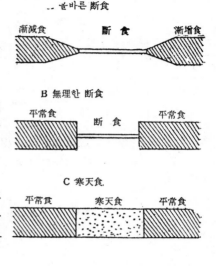

第84圖 斷食과 寒天食의 差異圖

카) 寒天의 臭氣는 長時間 水浸한後 使用하면 없어진다.

第七節　野菜粥療法

〔效能〕 粥은 腎臟疾患・水腫・腹水・食鹽過多 等에 有效하며 健康人도
1個月에 2日程度 粥食을 實行하면 健康에 좋다.

〔方法〕 普通粥과 같이 白米에다 大根・人蔘・시금치・白菜・蕪菁菜・미
나리・고부・토란等 野菜를 細切하여 넣고 野菜粥을 끓이되 醬油・食鹽・砂
糖및 其他 調味料는 一切加入치 않는다.

粥食日은 平常食事時間에 平常米飯量과 同量의 野菜粥만을 服用하고 其外
間食및 副食物을 一切 攝取하지 말고 無鹽・無糖日을 兼行함이 理想的이다.

粥에 加入하는 野菜의 量은 粥의 半의 半量: 普通白 米의 半分量보다 조금
적은 것이 좋다. 野菜量이 많으면 排尿가 頻繁하다. 一時間以內로 尿頻한 사
람은 野菜量을 조금 減少하면 된다. 尿量이 많은것은 體內에 過剩한 鹽分이

一時에 排出되는 것임으로 粥食後에는 體內鹽分吸收力이 好調하여서 鹽의 過不足이 調節된다.

老人은 榮養을 調節하는 意味에서도 月 2, 3回의 粥食을 實行할 必要가 있으며, 健康人도 3週에 1日程度 粥食을 하면 理想的이다. 特히 20分入浴法, 食鹽補給法을 實行中인 者는 食鹽攝取의 過不足을 調節하기 爲하여 2週내지 3週마다 1日의 粥食日을 반드시 實行하여야 한다.

第八節 理想的인 食餌攝取法

1) 平常食餌는 主食과 副食을 半半式同量으로하되 副食物은 野菜類 3割, 海草類 3割, 肉類 3割, 果物 1割의 比率로 함이 理想的이다.

2) 그러나 住宅및 勤務地가 高地면 肉類(酸性)를 많이 섭취하고 低地면 野菜類(알카리性)를 많이 攝取함이 좋다.

3) 主食및 副食·肉食및 菜食의 比率은 사람의 齒牙의 比率(門齒는 主食 臼齒는 副食·송곳이는 肉食 어금이는 菜食)에 依하여 그 比率대로 攝取하는것이 理想的이라고하는 說도 있으며 그외에도 여러主張이 있음으로 어떤 一定한것이 完全無缺한 方法이라고는 말할수 없음으로 3週間에 1回程度式 모든 食餌에 依한 過不足을 總決算할 必要가 있다. 이러한 調節을 目的으로 다음과 같은 方法이 있다.

가) 斷食日 : 그 代用으로 寒天食이 좋다.

나) 粥食日 : 野菜以外에는 一切의 調味料를 加하지 않는 野菜粥.

다) 生食日 : 熱熱物·火煮食은 一切禁하는 날.

라) 無鹽日 : 1日中 食鹽을 禁食하는 날로 生食日·粥食日과 兼行하면 便利하다.

마) 無糖日 : 砂糖을 禁하는날로 粥食과 兼行함이 便利하다.

바) 「라이스카레」食日 10日에 1回程度 過辛치않게 晝食에 攝取하면 咽喉·食道等에 芥子療法의 效能이 나타남으로 咽喉及食道를 健全케 한다.

사) 五穀飯日 : 月 1回程度 實行하여 各種色素를 補給한다.

294

아) 小豆飯日 : 月 2回程度 「Vitamin B」를 補給하는 意味에서 攝取한다.

4) 食餌의 調理및 榮養關係는 充分히 考慮되어야지만 一旦 食事에 臨하여서는 空虛・無我의 狀態에서 즐겁게 食事를 할것이니 即 美食은 貴族的인 襟度가 있고, 粗食은 庶民的인 風味가 있음으로 반드시 美食만이 좋은 飲食은 아니다.

第九節　脂肪攝取一粒主義法

〔效能〕 病弱및 其他原因으로 瘦瘠한 사람은 「빠다」・「치스」・肝油・食油等脂肪을 一粒或은 一滴式 攝取하면 生體機能의 條件反射에 依하여 適當하게 肥滿하여진다. 但 每日夕食後 1,2時間經過하여 一定한 時間에 攝取할것.

〔方法〕 다음 第43表와 같은 方法에 依하여 一粒(米粒大)或은 一滴을 單位로 攝取한다.

第43表　脂 肪 攝 取 施 行 表

連續日數	3日間	3	3	3	3	3	3	3	3
粒(滴)數	1 粒	2	3	4	5	6	7	8	9	10
回　數	第1回	2	3	4	5	6	7	8	9	10

第43表와 같이 30日間에 걸쳐서 10回까지 實行하고 31일째부터는 每日 1粒(또는 1滴)式 增量攝取하되 1日攝取量이 70粒에 達하면 肥滿하기 始作한다.

境遇에 따라서는 表의 第1回에서 第10回까지의 方法을 3回反復 施行하고 完了하여도 無妨하다. 期間은 어느 方法이나 모두 3個月이 所要된다.

第十節　「Vitamin」攝取法(條件反射應用)

1) 「Vitamin A」缺乏症에 對하여
夕食後 2時間에 例하여 肝油라면
第1回 1滴式 3日間 攝取하고
第2回 2滴式 3日間 攝取하고

第3回 3滴式 3日間 攝取한다.

이와같이 4日째마다 1滴式增加한다. 體重 60kgr의 사람을 基準으로 茶匙 二杯半을 1回에 攝取하기에 到達하면 缺乏症은 全治됨으로 其後는 中止한 다.(脂肪攝取法參照)

2)「Vitamin B」缺乏症에 對하여

他 Vitamin 과는 달리 特別히 條件反射法을 應用할 必要는 없으며 每日 適當한 時間에「Vitamin B」가 含有된 食物(搗米糖・麥・小豆等)을 攝取하 면 된다. 但 小豆는 絹篩으로 친 細粉을 1日 茶匙 1個量(生臭때문에 볶은것 을 使用하여도 可함) 程度攝取한다. 이를 特히 姙婦에 應用하면 腎臟障碍및 脚氣가 豫防되고 安産하게 된다(合掌合蹠運動을 併用할것).

3)「Vitamin C」缺乏症

體重 60kgr을 基準으로 食後約 3分頃에 例하여 蜜柑을 利用한다면

第1回 蜜柑 1房의 半片(3分之1房이 理想的임)을 3日間 攝取하고

第2回 蜜柑 1房을 3日間 攝取하고

第3回 蜜柑 1房半을 3日間 攝取한다.

이와같이 順次的으로 4日째마다 漸增하여 蜜柑의 크기가 鷄卵大(7, 8房짜 리)만한것 3個에 達하도록 繼續할것, 柿茶나煮汁은 條件反射法을 應用할必 要없이 適宜飲用하면 된다.「Vitamin P」는 毛細血管에 作用하며 性質은 大 體「Vitamin・C」와 同一하다. V—P는 菖蒲葉・夏蜜柑・柚子皮及汁中에 含有 되어 있다. 入浴時 菖蒲 또는 夏蜜柑 普通蜜柑의 皮를 袋囊에 넣어 40°C 以 內에서 3.40分煮出하면「Vitamin」이 充分하게 浸出함으로 이湯에 沐浴하면 皮膚가 美麗하여지고 風邪・赤痢・齒疾患이 豫防되고 健全하여진다. 但 菖 蒲는 新生物보다 若干陰乾한 것이 좋다.

4)「Vitamin D」缺乏症

肝油를 使用하려면 A의 境遇와 같은 方法으로 하면된다. 冬季(10月부터 4月까지)면 茶匙 2杯・夏季면 茶匙 1杯半에 達하도록 續行할것. 또 V—D 는 小乾魚에 많음으로 이를 3・4匹程度씩 攝取하면 小麥粉의 麥角中毒이 豫 防 및 治療된다.

5)「Vitamin E」缺乏症

「V—E」도 「V—B」와 같이 條件反射法이 必要없으며 小麥胚芽・大麥及米의 胚芽・玉蜀黍・「캬베츠」・小松菜等으로 適宜 補給한다.

6) 「Vitamin G」缺乏症

鰻魚의 肝을 利用할境遇는 이를 細刻하여 米粒大 1粒부터 始作하여 前記 A.C의 要領으로 4日째마다 1粒式漸增하여 3個月間 實行한다.

그外 甘酒・牛乳等도 小量으로 始作하여 前者는 3合 後者는 9合에 達할때까지 續行한다. 또 「V—G」는 無脂豚肉・犬肉(糞便을 食用하는 動物을 意味함)・鷄卵・馬鈴薯(特히 皮實이 接한 部分) 菜葉(靑色部分) 五穀 蕪葉等에 含有되어 있다.

7) 「Vitamin」補給의 順序

例하여 肺結核과같이 「V—A」缺乏者는 大部分「V—C」도 同時에 不足하며 V—B, V—G等도 必要함으로 三者를 同時에 補給하여야한다. 故로 G.C. A의 順序로 于先 G를 約 2週間, C를 2週間 攝取하고 비로서 A를 前記方法대로 攝取한다.

但 正確하게 4日째마다 漸增하는 理由는 條件反射가 確實하게 成立되게 하기 爲함이다.

第十一節　胡麻鹽의 製造法과 그 效用

胡麻鹽은 保健療養上 日常生活에 有效하게 使用되나 特히 夏季에는 發汗이 甚多함으로 食鹽을 胡麻鹽으로 補給하면 좋다. 胡麻鹽은 胡麻4・食鹽(燒鹽)6의 比率로 混合하여 擂鉢에 擂潰함이 좋다. 胡麻鹽은 飯食에 뿌려 먹든지 野菜에 뿌려 먹으며 食後 40分內에는 多量의 飮水는 하지 않음이 좋다.

胡麻는 種類가 많은데 黑胡麻는 腎臟・白胡麻는 肺臟 赤胡麻는 心臟・鼠色胡麻는 消化器에 有效하다(5行說 參照) 夏季에 發生하는 夏瘦・脚氣・胃弱・胃痙攣・脚膝無力等은 大部分 發汗으로 因한 食鹽不足이 原因임으로 發汗時마다 胡麻鹽을 補給하면 이들 病症은 發生치 않는다. 그러나 食鹽을 過多攝取하면 腎臟이나 肺에 有害하며 神經痛이나 「류마치스」의 原因이됨으로 2, 3週間마다 1日式 반드시 鹽分을 禁食하고 柿茶를 飮用하여 「Vitamin C」

를 補給하여야 한다.

第十二節　咀嚼療法

胃腸機能이 不完全한 者는 一時的인 方法으로 咀嚼法을 應用함도 一種의
療法이다. 그 實行法은 다음과 같다.

最初는 大體 1匙食을 50回咀嚼하되 이를 6個月間 施行한다. 그러면 1食에
約 2千回咀嚼이 되며 食事時間이 約 30—40分 所要된다.

다음은 1匙食을 25回咀嚼 3個月間 施行한다. 即 1食에 約 1千回 時間은
約 30分所要된다.

다음은 1匙食을 12回咀嚼 即 1食事에 4, 5百回式 1個月間 施行하고 漸次
的으로 咀嚼數를 減少하여 平常대로 復歸한다.

〔注意〕 咀嚼法은 어데까지나 一時的療法으로 應用하는 것이며 萬若 이를
長期間 永續하면 오히려 腸機能이 鈍磨되고 言語澁滯·腸閉塞等이 惹起된
다. 泄瀉等 一時的인胃 腸疾患에는 1,2日 咀嚼療法을 應用하면 治療된다.

第十三節　七福香療法

〔效能〕 各種「Vitamin」및 榮養素의 不足을 補充하고 特히 副甲狀腺
「Holmon」의 原料를 補給하기 爲하여 每日 茶匙 2杯式服用한다.

〔製造法〕

1. 黑豆粉(炒粉末) 1合
2. 메밀粉 1合
3. 小麥粉 1合
4. 玉蜀黍細粉 1合
5. 胡麻(白·黑·赤) 炒粉末 各 3勺
6. 昆布粉(灸粉末) 5勺
7. 黑砂糖少許

以上을 混合貯藏한다.

〔注意〕各種「Vitamin」및 榮養分은 化學製品이 많으나 自然生 有機食品

에서 攝取함이 合理的이다.

第6章 濕布療法

第1節 七掛温冷濕布法

〔効能〕 局所의 痛症에 施行하면 有效하다. 例하여 關節炎, 痛風, 「류마치스」, 腰痛, 背痛, 肋間神經痛, 腹痛및 其他一切의 痛症

〔方法〕 温湯과 冷水를 各各 準備하고 「타올」 或은 適當한 綿布로 第44表와 같이 患部에 濕布를 施行한다. 温濕布는 火傷이 않될 程程로 뜨거우면 된다. 始初에 温濕布부터 始作하여 温冷濕布를 各各 一分式 交代로 施行하게끔 時間을 漸減하면 된다.

第44表 温冷濕布 時間表

温濕布時間	20分	14分	10分	7分	5分	3分 30秒	2分 30秒	1分 40秒	1分	1分
冷濕布時間	14分	10分	7分	5分	3分 30秒	2分 30秒	1分 40秒	1分	1分	1分

〔注意〕 最初의 温濕布時間은 年齡및 患者의 體質, 患部位置, 症狀의 輕重에 따라 20分, 14分, 10分과 같이 長時間 施行하여야 할 境遇도 있고 5分및 3分半과 같이 短時間부터 施行하여도 支障없는 경우도 있다. 温濕布에 依한 湯傷을 防止하려면 皮膚에 乾布一枚를 깔고 温濕布는 하고 冷濕布는 皮膚에 直接 施行하면 된다. 毒素(老廢物) 排出을 促進하기 위해 濕布終了後 腎臟部微動을 行하면 좋을 境遇도 있다.

第2節 賦活浴 或은 腹浴

〔効能〕 腹筋을 補强하며 腸의 蠕動을 活潑히 하며 宿便를 排除하는 效果가 있다. 또 內臟 下垂를 防止하고 治癒로 誘導한다. 下痢에 應用하도 有效하다.

〔方法〕 「Abdomen Bath」 或은 「Vital Bath」라고도 하는데 一種의 腹部浴이다. 臍의 左方 約一寸部에서 上方 一寸部位가 太陽叢의 中心인데 이곳

을 中心으로 冷濕布로 摩擦한다. 水温이 冷할수록 效果的이나 大體로 13—
15°C 程度면 되며, 繼續時間은 普通人은 7分間, 患者면 3分間, 重患者는 1分
間이면 되나 病狀에 따라 增減한다. 摩擦回轉速度는 一秒에 一回 程度로 하
되 三秒 以上의 間隙이 있으면 안된다. 摩擦方向은 最初 右腹下方에서 上方
으로 다시 左方, 左下方으로 時計針과 같은 方向으로 回轉한다. 平素에 熱
湯浴만 하든 者는 效果가 薄함으로 沐浴한지 40分以上 經過한 後에 施行함
이 좋으며, 冷温浴을 實行한 者는 沐浴直後에도 有效하다.

〔注意〕 賦活浴으로 摩擦을 하면 震顫을 이르켜 이것이 끝이지 않는 사람
이 있는데 이럴 때는 身體의 急所를 어데고 强하게 꼬집으면 곧 中止한다.

第3節 腹　罨　法

〔效能〕 微熱, 便秘症, 神經痛 患者에 本法을 應用하면 奇蹟的인 效果를
보는 수가 있다.

〔方法〕 氣分이 좋을 程度의 温水, 夏節이면 常水에 타올이나 綿布를 浸
濕하여 물이 흐르지 않게 짜서 重疊하여 腹部에 接觸시키고 그 우에 油紙를
대고 腹帶 或은 適當한 綿布等으로 適當히 胴體에 감아맨다. 普通은 2·3時
間, 高熱이 있는 者는 40分 程度면 乾燥함으로 그 때 다시 濕布를 交換해야
한다. 高熱에는 濕布보다 賦活浴을 施行함이 보다 效果的이며, 神經痛에도
賦活浴이 좋으나 이때는 毛管運動을 併行함이 緊要하다. 本法은 特히 微熱
이 除去되지 않는 경우와 安靜을 要하는 경우에 施行하면 特效가 있다.

第4節 肝臟温蒟蒻罨法

〔效能〕 「肝温脾冷」이라 하여 肝臟部(右季肋部)는 温하게 하는 것이 健康
에 좋다. 肝臟部를 温하게 하면 肝臟의 肥大및 充血이 治癒되고 硬化를 防
止한다.

〔方法〕 就寢時에 蒟蒻을 뜨겁게 하여 綿布로 싸서 右季肋骨緣을 따라 肝
臟部位에 接觸시키되 冷却하면 包裝한 綿布를 除去하고 그대로 20—25分間
찜질을 한다. 이를 每日 저녁 다음과 같이 連續 施行한다.

第1回 二週間 連續温罨하고 1日 休息하고 다음 1日은 冷罨하고 第2回

를 繼續한다.

第2回 十日間 溫罨 1日休息 1日冷罨하고 第3回를 繼續한다.

第3回 7日間 溫罨 1日休息 1日冷罨하고 第4回를 繼續한다.

第4回 5日間 溫罨 1日休息 1日冷罨한다.

症狀에 따라 第2回 或은 第3回부터 始作하여도 無妨하며, 蒟蒻代身 水筒에 溫水를 넣어서 溫罨하여도 되나, 대리미는 좋지않다.

第5節 芥子療法

〔効能〕

肺炎, 咳嗽, 肋膜炎, 肺結核, 喉頭結核, 感冒, 神經痛, 肩凝, 中耳炎, 虫垂炎,「히스테리」, 疲勞恢復, 咽喉痛等에 施行하면 有效함.

〔方法〕

I 芥子泥法

普通 芥子100gr에 同量의 溫水를 加하여 充分히 攪拌하여 芥子泥를 製造한다. 小兒의 境遇에는 芥子와 小麥粉을 半半式, 幼兒에는 小麥粉을 더 많게 混合하여 製造한다. 水溫은 55°C가 가장 效果的이며 70°C以上이면 效力이 減少하고 100°C以上과 35°C以下는 效力이 없다.

芥子泥를 晒布에 約 1分두께로 塗布하고 患部의 皮膚에「가제」二枚를 깔고 그우에 芥子泥布를 貼付하고 油紙를 덮는다.

芥子泥布를 貼付한지 2,3分지나서 부터 가끔 泥布를 들어서 皮膚의 發赤狀態를 檢視하여 發赤이 되었으면 泥布를 곧 除去하여야 한다.

이때 五分以內에 發赤하면 效果가 良好한 것이며 症狀도 輕한것이지만, 20分까지 施行하여도 發赤치않든가 또는 發赤하였어도 빨리 褪色消失하는것은 重症이다. 萬若 20分이 經過하여도 發赤치않으면 一旦 中止하고 皮膚에 稀薄한 修酸化 Mg溶液을 塗布하여 4,50分 放置하였다가 다시 芥子泥法을 再施行한다. 肺炎의 경우에는 20分이 되여도 發赤치않으면 40分間隔으로 몇回고 反復施行하여 赤發케하여야 한다.

〔注意〕

가) 回數는 普通 1日 1回면 되나 2回施行하여야할 경우도 있다.

나) 發赤치 않아도 20分 以上 貼付하여 두면 않된다.

다) 한번 使用한 芥子泥布는 불(火)에 쪼여 4·5回 再用하여도 相關없다.

라) 發赤이 消失된後 芥子泥때문에 거칠어진 皮膚에는 修酸化mg稀溶液을 塗布하면 좋다.

마) 芥子는 日本芥子가 最良하나 藥用芥子도 無妨하며 臭가 消失된 것은 效果가 없음으로 粒芥子대로 保官하는 것이 좋다. 臭氣가 弱한 것은 小兒에게 小麥粉없이 使用하면 된다.

바) 粒芥子는 温水를 加하여 20分以上 放置하였다가 擂鉢로 擂潰하여 使用時 小温하여 貼付하면 된다.

사) 脚湯을 併行할 경우에는 夏에는 脚湯後에, 冬은 脚湯前에 芥子泥法을 施行함이 順序다아.

아) 芥子가 없을 때는 胡椒, 唐辛子, 生干等으로 代用할 수 있다.

자) 麻織物로 摩擦發赤시키는 것도 窮如之策이 된다.

Ⅱ 芥子濕布法

濕布는 幼兒와 같이 皮膚가 特히 弱한 者에 適當한 方法이다. 皮膚에 白紙를 깔고 一合의 熱湯에 芥子一茶匙을 넣어 攪拌한 芥子湯에 化裝紙를 浸漬하여 濕布를 하고 그우에 종이(紙)와 「타올」을 덮는다. 發赤이 되면 곧 濕布를 除去하고 타올 温濕布를 約30分間 施行한다.

Ⅲ 芥子浴法

冷温浴. 足冷温浴. 脚湯時에 少量의 芥子를 混和하고 施行하는 方法이다. 幼兒가 人事不省일 때 芥子湯을 만들어 全身을 浸浴하여 發赤시키면 起死蘇生한다. 이 때 湯1升에 芥子를 大匙로 1個程度 混入하고 湯의 温度는 43°C 程度가 適當하다.

〔註解〕 ①②의 目的은 體表面을 發赤시킴으로서 內部鬱血을 消散시키고 細菌의 糧食을 體表로 奪取함으로서 菌을 俄死케 하는 效果가 있다. 이 方法은 主로 咽喉部, 胸部, 背筋(背中惡寒, 脊椎「카리에스」, 脊椎打撲等에는 脊椎上)에 應用한다. ③의 芥子浴은 主로 癎性, 「히스테리」, 月經痛等을 緩和하는데 有效하다.

第6節　腹部된장濕布法

〔效能〕 된장濕布는 解熱, 便通, 呼吸順調, 小便利, 腹水吸收의 效能이 있음으로 腹膜炎, 腦溢血, 中風, 腹水潴溜, 肺結核, 結核性腹膜炎, 腎臟結核, 肋膜炎 및 其他 腹部膨滿, 便通不良, 發熱諸症等에 應用하면 卓效가 있다.

〔方法〕 茶碗一杯程度의 된장을 熱湯에 攪拌하여 約2分두께로 平偏하게 「가제」에 싸서 臍를 中心으로 腹部에 貼付하고 그우에 蒸熱한 타올 2枚를 접어서 덮은 다음 다시 油紙를 깔고 寢具나 솜방석같은 것으로 冷却치 않게 한다.

臍에는 된장이 這入치 않도록 미리 두꺼운 팍대기를 오려 붙이고 濕布를 貼付하여야 한다. 濕布는 계속 뜨뜻하게 30分마다 蒸熱한 타올로 交換하며 連續 4時間以上 繼續施行하여야 한다. 이 때 排便이 容易하게 肛門內에 「와세링」을 塗布하든가 微溫湯을 30—50cc 注入하여 둘 것.

腹痛이 있으면 便通이 되려는 것임으로 이 때 金魚運動을 行하면 多量의 糞便이 排出된다. 된장濕布는 1回만 施行할 수도 있지만 1週以上 長期間 連續施行할 때는 每回 1/3分量程度 새 된장으로 交換하여 使用함이 좋으며 濕布를 溫熱케하는 것은 蒸熱한 「타올」外에 電氣방석같은 것으로 代用하여도 된다.

肋膜炎等에는 胸部에 芥子泥濕布를 併行하면 肋膜停水가 잘 排泄되며, 腦溢血이나 中風等으로 人事不省일 때도 이를 併行하면 起死回生의 效果가 있다.

〔注意〕 多量의 排便이 되면 묽은 重湯이나 葛湯을 飮用하여 腸을 充塡한다. 이 重湯 或은 葛湯은 甚한 泄瀉後에도 服用하면 좋다. 鮮 된장은 염분이 많음으로 倭된장 을使用함이 좋다.

第7節　腹部萹蓄濕布法

〔效能〕 萹蓄은 漢方藥으로도 多用되는 俗名 "옥매듭" 野草다. 全草에는 2—3%의 "탄닝"과 蠟等이 含有되여 있으며 內服하면 利濕熱, 通林, 殺虫의 效가 있으나 濕布는 解熱, 便通, 利尿, 消炎作用이 있음으로 腹膜炎, 肝臟

病, 腎臟炎, 肋膜炎, 盲腸炎等에 應用하면 有效하며 特히 腹水潴溜諸症에 卓效가 있다.

〔方法〕 萹蓄을 生草나 乾草나 相關없이 석刀로 細切하여 1斤을 半半式 各各 다른 毛織 或은 麻織布囊에 分入하여 適當한 客器에 鹽一匙(食鹽)을 넣고 같이 煎湯한다. 約30分程度 煎湯하여 臍에 厚紙를 오려 貼付하고 腹部에 萹蓄溫濕布를 施行한다. 濕布는 溫度가 冷却되지 않게 30分마다 熱한 것으로 交換한다. 1回 1時間以上 4時間式 濕布하며 普通은 1日 1回면 充分하나 경우에 따라서는 1日 2回式 行하여도 無妨하다. 濕布를 施行하면 尿가 多量 排出됨으로 浮腫 및 腹水가 治癒된다.

第8節　葉綠素療法

〔效能〕 各種 炎症의 消散 例하여 咽喉「카탈」, 偏桃腺炎, 鼻炎, 皮膚病, 濕疹, 肛門病(痔疾), 嗄聲等을 治癒하며 또 寄生虫에 依한 腹痛, 吃逆에도 有效하다. 其他 여드름, 기미等에도 應用한다.

〔方法〕 ① 外用時에는 三種以上의 靑野菜를 葉脈을 除去하고「오리브」油 (其他 食用油 및 「와세링」으로 代用도可)를 點滴하며 잘 攪潰하여 患處에 塗布하는데 葉綠素와 油의 比率은 1對8 乃至 12倍(陰部는 8倍, 肛門은 9倍, 身體는 10倍, 頭는 11倍, 顔은 12倍)로 한다. 夏節에는 腐敗하기 쉬움으로 1日分式 製造하여 使用함이 좋다.

皮膚를 희(白)게 하려면 저녁에 엷게 塗布하고 그대로 就寢한다.

鼻腔에는 脫脂綿이나 綿棒으로 注入하고 膣內, 陰莖等에도 塗布하면 潰瘍, 糜爛等이 治癒된다.

또 靑野菜 三種以上을 攪潰하여 줄기를 除去한것 8%, 「와세링」90%, 桃仁(黑燒)粉末 2%에 少量의 박하나 氷腦를 加하여 練混하면 萬能膏藥이 된다. 痔疾에는 葉野菜를 9%로 한다.

冷溫湯의 경우에는 冷湯(1人用)에 葉野菜를 攪潰하여 1컵정도 넣고, 溫湯에는 修酸化Mg(스이마구)를 넣어서 잘 混合한다.

② 服用할 때는 咽喉「카탈」等에는 60gr의 葉綠素에 3倍의 生水로 稀釋하여 含嗽하고 飲服한다. 여기에 蜂蜜 2·3滴을 混入하면 飲用키 쉽다. 寄生

虫으로 因한 腹痛 嘔逆等 症에는 60gr의 絞汁 或은 擂潰한대로를 飮服하고 5—10分間 金魚運動을 하면 腹痛이 止한다. 이 때 適當한 驅虫劑를 服用한다.

〔注意〕

㉮ 外用時에는 葉綠素 7%가 大體로 適量이며 10%以上이면 오히려 惡化하는 傾向이 있다.

㉯ 含嗽服用後 暫時間은 水・茶 및 其他 食物을 攝取치 말 것

㉰ 野菜는 食用菜中에서도 辛味나 刺戟性이 없는 것이 좋으며 野生草는 蓚酸이 많다.

㉱ 땀띠, 햇빛에 탄 얼굴을 除去하려면 葉綠素와 油混合品을 1週間 施行하고 「스이마子」와 「오리브」油 同量 混合한 것을 1週間式 交代로 3回 返復貼付하면 完治된다.

第9節 芋膏藥法

〔效能〕 腫氣, 疼痛, 肩凝, 筋炎, 肉腫, 皮膚癌, 乳癌, 捻挫, 中耳炎, 虫垂炎等에 外用하면 有效함

〔方法〕 材料는 里芋(토란)10, 小麥粉10, 食鹽2, 生干2의 比率로 하되 토란은 毛根이 탈 程度로 炭火에 燒災하여 外皮를 脫穀하고 同量의 小麥粉과 食鹽, 去皮生干을 混合하여 擂鉢에 鍊磨攪伴하여 膏藥을 製造한다. 이를 適當한 紙面이나 綿布等에 3分두께로 발라서 患部에 付貼한다. 萬若 患部에 熱이 있으면 3・4時間마다 交換하고 普通은 半日間 放置한다. 貼付部位에 毛管運動을 行하면 一層 效果的이다.

〔注意〕

가) 貼付後에 搔痒感이 생기면 토란燒災가 不足하든가 皮膚가 弱한 것임으로 一時中止하고 그 部分에 「스이마子」를 塗布한다. 또 過燒하면 效果가 없다.

나) 芋膏藥을 貼付하여 發赤하는 것은 效果가 나타나는 反應임으로 中止하지 말고 續行할 것

다) 芋膏가 乾燥하여 떨어지지 않으면 生干煮汁으로 拂拭하면 된다.

라) 癌等이 허엿하여지는 것은 腫瘍이 崩壞하는 徵兆다.

마) 腫氣는 押搾하여 血液을 集中시킨 다음에 貼付한다.

바) 咽喉에 病이 있으면 病이 있는쪽에 貼付하고 膝部는 膝關節의 若干 上部를 押迫하여 疼痛이 있으면 손수건만한 크기로 膝關節의 前面에서 大腿 下部局處에 芋膏藥을 付貼하고 裏面의 膝膕部에는 付貼치 않는다.

男子는 14.5才 女子는 月經最初期때 하루건너식 就寢時에 3—7回 兩側膝 部에 芋膏藥을 貼付하면 身長을 크게 하고 20歲 以後의 結核感染을 豫防한 다.

第7章 精神療法과 觸手療法

第1節 合掌四十分行

五本의 手指를 모두 密着하고 兩手를 合掌하되 中指는 적어도 第2節까지 其他四指는 第1節까지 서로 隔離되지 않도록 左右手를 서로 密着하고 될 수록 直角으로 팔굽을 꾸부려서 顏面의 높이에서 똑바로 合掌한다. (第85圖 參照)이 狀態를 四十分間 實行하는 것을 合掌四十分行이라 한다. 合掌時間을 四十分으로 한 理由는 血液循環의 所要時間이 23秒半임으로 100回의 血液循 環에는 大槪四十分이 所要됨으로 이를 基準으로 定한 것이다.

合掌四十分行을 一生에 걸쳐 一回만 施行하면 爪廓과 手掌의 毛細血管蹄 係에생긴 捻轉이 校整되고 그 血液循環이 完全하게 되어 體內의 新陳代謝作 用을 爲始하여 生理機能全般에 걸쳐 平衡을 招來함으로 手掌이 疾病을 治療 할수 있는 神通力을 獲得하게 된다. 이것이 所謂 「그리스」의 神文에 「合掌 按手하면 萬病이 治癒된다.」「로마」의 神咒에 「合掌은 神通이다」라고한 合 掌이며, 또 禪家에서 말하는 「隻手音聲」을 發揮하는 手다. 「精神一到何事 不成」이란 말도 이를두고 한 말이다.

이러한 手掌은 第一平狀부터 第四毛管까지의 方法에 依하여서 治療되지 않는 疾病도 患部에 觸手함으로서 治癒로 誘導할 수 있다. 每日 五分程度만 合掌을 하면 그날의 無病息災가 保證된다.

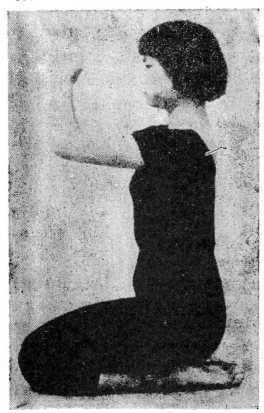

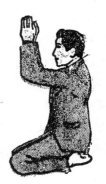

合掌四十分行姿勢

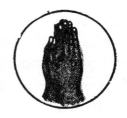

第85圖　合掌四十分行姿勢　　　　　第86圖　兩手合掌圖

　他人에게 觸手療法을 施行할 때는 患者로 하여금 血液循環이 잘 되도록
姿勢를 取하게 하고 合掌四十分行을 한 手掌으로 于先 患者의 手足 및 身體
의 不整部를 觸手 整正한다음 患部에 觸手를 行한다. 그리고 다시 指壓療法
을 行하면 自然治癒力이 發效하여 疾病이 治癒된다.

　觸手療法을 行할 때는 施行前에 于先 毛管運動을 한後 着手하고, 終了後
에도 兩手를下方으로 내려 三·四回 振動하여 精氣의 排泄을 閉封하여 두는
것이 좋다. 왜냐하면 四十分行을 行한 手는 毛管運動을 하면 病原 및 患部
를 見出하는 特殊한 精氣 所謂 神統力이 具現되기 때문이다. 따라서 他人에
게 觸手療法을 施行하면 術者의 精力이 많이 消耗됨으로 不得己한 境遇가

아니면 濫用치 않도록 格別히 銘心하여야 한다.

또한 食事時마다 一分十五秒以上 合掌을 實行하면 體液이 酸鹽基의 平衡狀態가 되어 食物中毒을 防止할 수 있다.

第2節　暗示療法

「쉐르니―」氏等의 實驗에 依하면 大槪 睡眠하기 始作하여 一時間 乃至 二時間(平均 一時間四十五分) 經過한 때가 가장 熟眠狀態라하며 이 때는 自律神經인 交感神經과 迷走神經이 完全平衡을 이루어 所謂 五管皆空狀態에 突入함으로 이 時間에 暗示療法을 施行하면 效果가 가장 잘 나타난다.

熟眠時에는 針으로 足蹠를 찔러도 默默히 발을 한번 오그리고 만다.

이 때 術者는 四十分行을 完了한 手掌을 擧上하여 한번 振動(毛管運動)하고 手掌이 이불(寢具)에 接觸되지 않도록 患者의 額上에서 부터 臍下方까지 靜肅히 移動한 다음 手를 내려 다시 한번 振動한다. 이러한 一回施術動作을 五秒의 速度로 數十回 反復施行하면서 被術者를 精神的으로 善導하고 또 暗示에 必要한 適當한 文句를 反復朗誦한다.

暗示療法은 被我間의 精神的 融合임으로 術者의 信念과 術者에 對한 被術者의 敬信度가 暗示效果를 크게 左右한다.

第3節　常思眞善美法

美國의 著名한 作家 「O. Henry」의 "The Last leaf"에 다음과 같은 文句가 있다. "She has about one chance in ten to live." he said… "And that one chance depend upon her desire to get better"… 即 "그女가 蘇生할 可能은 十中一밖에 없오, 그리고 이 하나의 可望도 전혀 그女의 信念如何에 달려 있오"라고 그(醫師)는 말하였다. 이 글은 한 文學作品의 句節이지만 틀림없는 事實이다. "하늘이 무너져도 蘇生할 구멍은 있다"라는 俗談도 精神 姿勢의 重要性을 力說한 것이다. 때문에 平時 常住坐臥 眞善美를 思念하고 良能成就를 祈求하면 不正이 眞理로 引導되고 不良이 優良으로 誘導되고 能力者가 되며 道德的으로 善하게 된다.

이 點에 對하여는 宗敎的敎理에 依하여서도 또한 現代心理學의 理論으로도, 認定되고있거니와 特히 神經的으로나 體液的으로나 中庸이며 漢方의 陰和陽平인 心身一如 狀態에서는 自己暗示가 强하게 感作된다.

精神分析學에 依하면 思想이나 信念은 動物性神經系統인 意識中에 들어가서 이것이 다시 交感神經과 迷走神經이 拮抗狀態에 있는 植物性神經系統을 刺戟하여 그 結果 最初의 思想 및 信念이 生理的으로 具現됨으로서 精神療法或은 心理療法이 臨床的 效用을 갖게 된다.

第四節　弛緩態勢四十分行法

〔効能〕

合掌四十分行이 上半身에 關連한 形而上의 一者라 한다면, 이에 反하여 弛緩態勢四十分行은 全身에 關連한 形而下의 一者라 하겠다. 故로 神經痛 「류마치스」等이 治癒되며 癌되 治癒로 誘導된다.

〔方法〕

緊張을 풀고 完全한 弛緩狀態에 陷入하여 無念·無想·無我·無中의 絕對不動姿勢로 四十分間 繼續하는 것이다. 坐勢건 臥勢건 肉身의 姿勢에는 相關없으나 鼻頭에 놓인 羽毛라도 흔들지 않을 程度로 呼吸을 調整하여야만한다. 이것이 않될때는 될때까지 實行하여 四十分에 到達할수있도록 練習하여야 하며 눈(目)은 감는것이 좋으나 졸아서는 안된다.

第8章　其他療法

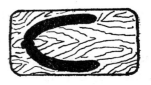

第1節　蓬萊下駄法

〔効能〕

蓬萊下駄(第87圖)를 신고 마루와 같이 堅固한 平面上에서 1分 20秒間 兩脚을 直立하고 正姿勢를 取하면 全身 六百六拾二本의 全筋肉이 均等하게 微妙한 運動을 일으키며 이 狀態에 益

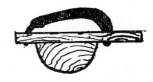

第87圖　蓬萊下駄

熱하도록 되면 腦溢血·腦貧血·癌 및 其他 疾患에도 感染되지 않는다. 이것은 人體旋轉儀(第89圖 參照)의 效能이 있다.

〔方法〕

始初부터 兩脚을 共히 靜止狀態로 直立하기는 困難함으로 最初에는 右側으로 堅持調整하며 左側만을 直立하도록 練習하고, 또 같은 方法으로 右側만을 直立하도록 練習하여, 兩脚共히 直立할 수 있도록 益熱하여야 한다. 蓬萊下駄를 신고 5分程度 步行할 수 있게 練習하면 身體의 各種故障이 除去되여 月經不順等이 治癒된다. 또한「하이힐」과 反對로 앞이 24度의 傾斜로 높은 下駄나靴(신)를 使用하면 腓腹筋이 伸脹되며 靜脉癌·高血壓·難聽·耳鳴等이 治療되며 環少의 效能이 있다. 이를 一日 2·30分 施行한다.

第2節 脚絆療法

〔效能〕

靜脉瘤는 各種疾病의 原因이 됨으로 脚絆療法을 利用하여 治療한다.

〔方法〕

幅五寸程度의 繃帶를 만들어 半을 접어서 就寢 2時間前에 于先 毛管運動을 하고 足先에서부터 股의 中間까지 힘껏 감아 올린다음 1尺乃至 1尺半程度의 高臺上에 兩脚을 올려놓고 安靜한다. 大體로 二時間程度 있다가 脚絆을 풀고 반듯이 누어 毛管運動을 한다음 就寢한다.

〔注意〕

가) 徹夜 脚絆을 施行하면 血液循環에 障碍가됨으로 二時間程度하고 풀을 것, 但水平의 位置라면 無妨함.

나) 完快時까지 每夜繼續施行할것.

다) 脚絆療法施行中 體溫이 上昇 或은 下降하는 경우가 있으나 풀으면 正常復歸함으로 念慮할 必要없다. 이때 發熱者는 番茶·「도마도」汁·柿茶等을 一杯飮用하여 「Vitaimn·C」를 補給할것.

라) 脚絆療法中에 咽喉炎이 再發하는 경우가 있으니 이때는 溫濕布나 芥子濕布等을 施行하고 修酸化Mg로 含嗽할것.

마) 心臟鼓動이 惹起되는 者가있으나 이는 疾病이 治癒되는 反證임으로 勘耐할것.

바) 各種 痔疾患者에는 極히 有效하다.

第3節 視軸矯正法

〔効能〕

疲勞回復·左右眼斜視·亂視等에 有效함.

〔方法〕

于先 前方의 一定한 點을 兩眼으로 凝視하고 人指나 鉛筆같은 것을 眼前 中央에 세우면 手指나 鉛筆이 二個로 보인다. 이 때 鉛筆이나 指를 前後로 振動하면서 이 二個 사이의 中央에 一定한 點이 位置하게 凝視한다. 이를 一·二分間 施行하면 疲勞가 恢復되며 鼻及眼에 關連된 疾患이 漸次好轉된 다. 이때 片目을 交代로 감아보면 眼前의 人指 或은 鉛筆이 一定한 凝規點 의 左右로 移動한다. 이 移動이 잘 보이는 쪽 眼이 잘 안보이는 眼보다 健 全하다.

第4節 煙草療法

〔効能〕

心臟瓣膜症에 有效하다. 煙草를 뻑뻑 吸煙하면 되며 반듯이 咽喉에 吸入할 必要는 없다.

〔方法〕

이 은 方法 처음 一刄三日, 二刄三日, 三刄三日, 四刄三日, 五刄이되면 五 日乃至 10日 連續한다.

連續期日은 症狀의 輕重·年齡·性別에 依하여 加減한다.

다음 四刄三日, 三刄三日, 二刄三日, 一刄三日式 段階的으로 漸減하여 五 刄을 連續吸煙한 기일만큼 5—10日 吸煙을 禁하다가 다시 처음부터 反復한 다. 이 方法을 三回 反復 施行하면 웬만한 難症도 回復된다.

이를 圖表로 表示하면 第88圖와 같다.

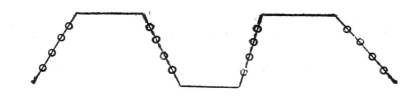

〔注意〕　第88圖　煙草療法圖

"吸煙療法施行時는 保健療養六大法則을 施行하되 特히 生食·生水及毛管
運動에 注力할 것.

第5節　脚袋療法

〔効能〕

手足厥冷·鼻塞·頭痛·肩凝·熱性患者·一般不健康者에 有效하며 比較的口小
한者 (四象的으로 小陰人 : 發汗하면 虛脫한者)에 脚湯代用으로 應用한다.

〔方法〕

足에서 膝까지 들어갈 수 있는 袋(자루)를 3벌 準備하고 밑은 막고 膝部
에는 고무줄을 넣어서 夜間就寢時 무릎이 덮이도록 兩脚에 신고 就寢한다.

第一期　7日—10日間　一枚

第二期　7日—10日間　二枚重着

第三期　7日—10日間　三枚重着

그 後는 三枚重着을 繼續하되 期間은 體質과 疾病에 따라서 加減한다. 이
때 腕袋를 倂用할 境遇가 있는데 이는 脚袋三枚重着時에 手에서 肘까지 타
올 二枚程度의 袋를 使用하면 된다.

〔注意〕

1) 脚袋를 使用하면 發汗함으로 夜寢直後나 朝起床直前에 生水·食鹽「V—
　 C」를 適宜攝取適할것.

2) 아침 起床時는 寢床中에서 脫袋하고 5—10分程度 經過한後 起床할것.

3) 風邪治療時는 10—20分마다 袋를 一枚에서 三枚까지 順序로 重着하고

腕袋를 併用하되 觸寒을 避할것.

4) 微熱에는 脚袋二枚를 常用하되 臥病者도 晝間에는 脫袋할것.

5) 二枚以上 使用時는 袋中에 惡臭吸收劑를 注入할 必要가 있다.

6) 痲疹初期에 脚腕袋療法을 行하면 有效하다.

第6節　微温水浣腸法

〔效能〕

生水에 熱湯을 加하여 26.7°C로한 微温水를 使用한다. 이는 腸內毒素를 中和하고 大腸으로 生水를 補給하는 效能이 있다. 또한 便通이 促進됨으로 早期排便의 必要가 있을때 發熱時等에 應用한다. 腦溢血·中風 等의 發作·日射病·腦炎等에도 于先 浣腸을 하여 排便케함이 重要하다.

特히 斷食中에는 每日 一回의 浣腸을 施行하여야 한다.

〔方法〕

大人은 500cc—1,000cc 入 浣腸器를 小兒는 30cc—50cc 硝子浣腸器를 使用함이 便利하며 浣腸液은 生水에 熱湯을 加한 26—7°c의 微温水 (修酸化Mg이 있으면 물 1000cc에 1cc를 混入하면 尤好)를 使用한다.

肛門과 浣腸器끝에 「완세링」을 塗布하면 浣腸器注入이 容易하다.

患者의 體位는 幼兒는 仰臥, 大人은 右下로 側臥하여 脚을 屈曲케 하고 肛門에 浣腸器끝을 4—5cm程度 揷入한다. 이때 患者는 입을 벌리고 腹部에서 힘을 뺀다.

揷入되었으면 徐徐히 浣腸液을 注入하되 大槪 一年 未滿兒는 30—60cc. 3歲미만은 100—300cc·大人은500—600cc가 標準이나 年齡과 病症에 따라 加減할수 있다.

意識不明者에게 大量 注入하면 腸破裂이 되는 경우가 있음으로 注意하여야 하며 注入途中 腹痛·便意가 있으면 中止하였다가 다시 繼續하되 痛症이 中止치 않을 때는 終了하여도 無妨하다. 注入이 終了되면 左下로 體位를 바꾸고 肛門을 押한채 8—15分間 있다가 排便한다. 이때 腹部를 時計方向으로 徐徐히 문질으면 좋으며, 경우에 따라 金魚運動을 行하면 效果的이다. 狀況에 따라서는 浣腸水가 全혀 排泄않되는 경우도 있으니 이것은 腸內에서 吸

收된 까닭임으로 特別한 支障은 發生치 않는다.

〔注意〕

1) 浣腸은 便利한 排便手段이나 亂用하면 않된다.

2) 注入은 極히 徐徐히 施行하고 浣腸器는 50—100cm程度 高位가 理想的이다. 幼兒는 더 低位로 한다.

3) 挿入時는 油類를 塗布하여 肛門 및 直腸이 損傷치 않도록 注意할 것.

4) 浣腸液의 溫度가 過冷 過溫하여서는 않된다.

5) 浣腸液을 湯冷・蒸溜水等으로 代用하면 生水와 같이 浣腸의 目的이 充分히 나타나지 않는다.

6) 藥劑는 修酸化 Mg以外는 加入치 말고 使用할것. 藥劑를 加入치 않아도 充分히 目的이 達成됨.

第7節　驅虫法

韓國民은 各種 寄生虫을 많이 保有하고 있다고 한다. 그러나 完全하고도 安全한 理想的인 驅虫藥이 아직 別로 없는 實情이다.

漢方에서는 다음과 같은 藥劑를 많이 使用하여 從來에는 民間에서도 널리 愛用되어 왔다.

1) 石榴根皮

이는 十二指腸虫 驅除에 效果가 있다. 乾材60gr을 水一合五勺에 一晝夜 浸漬하였다가 一合으로 煎湯하여 大 人一日量으로 空服에 數回分服하고 3・40分後에 修變化 mg나 柿茶를 飮用 緩下한다. 이를 3日間 連用함이 效果的이다.

2) 海人草

海人草는 蛔虫 및 蟯虫에 效果적이다.

海人草 10gr을 1合의 水에 煎湯하여 2/3로 만들어 1日量으로 한다. 이것은 腐敗하지 않음으로 同時에 五日分을 煎湯하여 五日間 連服한다.

3) 南瓜葉

南瓜葉을 7—10日間 陰乾 粉末하여 1日茶匙一杯式 5—10日間 連服한다.

4) 榧子

榧子를 去殼하여 蜂蜜이나 黑砂糖과 함께 搗潰하에 適宜服用한다. 이것은 寸虫에 有效하다.

以上 單方藥以外에도 많은 藥劑와 處方이 있으나 一般的으로 驅虫劑는 每月 2回를 基準으로 3個月間 繼續服用하고, 3個月間 中斷하였다가, 다시 3個3月間 繼續服用한다. 이렇한 方法을6個月間隔으로 反復施行하면 虫體가 排出되지 않아도 小腸內에서 死滅하여 消化吸收되어 손톱에생긴 橫線이 없어진다. 驅虫劑를 服用하기 前에 葉綠素를 2컵程度 飮用하고 金魚運動을 6—10分程度하면 腸外에 있는 寄生虫도 腸內로 歸來함으로 容易하게 驅除할 수 있다. 驅虫劑는 寄生虫이 腸內에 있을때만 有效함으로 消化器以外로 潛入한 것에 對하여는 生野菜를 併用할 必要가 있다. 連續的인 驅虫劑의 服用도 寄生虫이 腸內에 있을 때마다 適時攻擊을 加하기 위하여서이다.

特히 蛔虫은 韓國民이 現在 가장 많이 保有하고 있는 寄生虫임이 檢査結果 밝혀져 있고 또한 健康上 害毒이 莫大하여 모든 幼兒 및 學童의 健康을 威脅하고 있다.

蛔虫은 腸官內以外에 蝶形骨洞·聽器·鼻腔·氣管·肝臟內·胆囊及胆道·虫垂·膵臟·腹膜腔·胸膜腔·皮下膿瘍·「헤루니아」·泌尿器·生殖器等에 注入 寄生하기도 하며 蛔虫이 있으면 手足瓜甲에 橫筋이 생기고 鼻詰·鼻痒·原因不明의 發熱·微熱·腹痛·夜尿症·小兒虛弱 發育不良 瘦瘠·其他 各種 病症을 일으킨다. 故로 特히 小兒의 原因不明諸症에는 于先 蛔虫을 驅除할 必要가 있다.

第8節 人體旋轉儀와 健康器

1) 人體旋轉儀 (第89圖 参照)

人體旋轉儀라는 器具가 있다. 그러나 이것은 棟梁이나 一定한 支柱에 籠(사람이 들어가 앉거나 슬수 있는 크기의 통이면 可함)을 顚吊하여 代用하면 된다.

〔効能〕

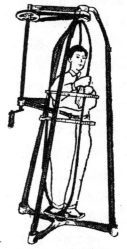

第89圖 人體旋轉儀

「生命은 回轉에서 獲得되며 回轉은 不對稱 不均衡에서 起始한다. 生命잇
는 모든 動物은 施轉·回轉하며, 生을 亨樂한다. 人類도 蜜蜂과같이 舞踏·
舞踊·跳躍·旋廻를 즐긴다.」—「셀쥬·그라니에·그라산스키」— ·「生命의 構
造·狀態 그 有機的構造 即 母性의 場은 모두 不對稱이다. 그 深遠한 生命
의 起源은 回轉裡에 存在한다.」—「빠셀」— ·「夫自古通天者 生之本·本干陰
陽·天地之間·六合之內·其氣九州 九竅五藏十二節 皆通乎天氣……」—生氣
通天論— 以上과 같이 東西의 文獻은 모두 生命은 回轉이라 하였다. 人體를
回轉시키면 血液循環이 正常化하고 宿便이 排除되고 消化吸收가 旺盛하여져
서 疾病이 驅逐되고 壽命이 延長된다.

〔方法〕

旋轉儀에 (乘)을라서서 1分間에 20回轉의 速度로부터 漸次增加하여 180回
轉할 수 있도록 練習하되 一分間式 左右로 交代하여 各 2回式 旋轉한다.
이를 朝夕 2回 施行한다.

〔注意〕

本法을 實行하면 消化吸收가 旺盛함으로 食量을 調節하여야 하고 또 全身
에 運動이 加해짐으로 1日 60匁以上의 生野菜을 攝取하지 않으면 안된다.

2) 健康器(第 90圖 參照) 日本 西勝造氏에 依해 考案된 三號型健康器라는
器械가 있다. 이 機械는 懸垂·金魚·毛管運動을 同時에 行할 수 있음으로
效果가 相乘的으로 增大한다. 또한 全身 特히 頭部 및 腎臟部位에 微振動을
加하면 上部의 毛細血管活動을 旺盛케하여 眼·耳·鼻의 疾患과 頭痛·腦腫
瘍·腦血管破裂 等을 根治하고 腎臟의 機能을 正常化하여 준다. 따라서 全
身體位를 矯整하고 全身組織의 健康을 强化하는 效用이 있다.

附　　錄

Ⅰ. 標 準 血 壓

心臟收縮期의 動脈內壓力을 最大血壓이라 하고 心臟弛緩期의 動脈內 壓力을 最少血壓이라 하며 그 差를 脈壓이라 한다.

最高血壓과 最少血壓과 脈壓의 比率은 3.14 : 2 : 1.14 或은 1 : 7/11 : 4/11가 標準이라 한다.

이 比率은 統計에 依하면 美國人은 平均 3 : 2 : 1이며, 日本人은 平均 1 : 7/11 : 4/11라 하며 女子는 男子보다 一般的으로 5mm 程度 低血壓이라 한다. 韓國人의 統計는 筆者로서 알지 못함으로 紹介치 못하나 日本人과 大差없으리라 짐작된다.

따라서 標準血壓은 다음과 같은 方法으로 算出한다. (但 21歲以上)

男子의 最大血壓 $= 115 + \dfrac{年令 - 20}{2}$

女子의 最大血壓 $= 110 + \dfrac{年令 - 20}{2}$

또한 實測血壓의 比例가 標準値와 같은가 아닌가는 다음과 같은 方法으로 算出한다.

12歲 以上의 경우 $= \dfrac{最大血壓}{最少血壓} = 1.57$

12歲 以下의 경우 $= \dfrac{最大血壓}{最少血壓} = 1.5$

例하여 이 比가 1.37以下면 腦溢血, 1.8以上이면 栓塞, 結核, 癌, 肺炎等에 感染될 危險性이 있음으로 可能한限 1.57에 近似하도록 勞力하여야 한다.

血壓調整은 平牀, 硬枕, 金魚, 毛管, 裸療法, 足의 冷温浴, 生食療法, 斷食療法, 足運動, 下肢柔軟法 等을 實行함으로서 可能하다.

Ⅱ. 赤血球沈降反應

赤血球沈降速度에 依하여 健康狀態, 疾病의 程度 및 豫後判定 或은 程度

의 鑑別診斷을 行한다.

血沈反應이 促進되는 것은 熱性疾患, 組織崩壞에 依한 蛋白質吸收, 炎症 産物의 吸收,「아지도시스」, 重症貧血, 腎臟機能不全等이며 血沈反應이 遲 延되는 것은 赤血球增加症,「알카로시스」, 重症惡液質(昏睡 및 痙攣), 實質 性 黃疸, 過敏性쇽等이다.

第45表 赤沈反應의 標準表

男　　子	女子(月經中姙娠中은除外)	鑑　　別
2mm以下	3mm以下	遲延
2—5mm	3—8mm	正常(成人)
6—10 〃	9—12 〃	境界値
11--20 〃	12—25 〃	輕度促進
21·-30 〃	26—35 〃	中度促進
31—60 〃	36—60 〃	强度促進
60mm以上	60mm以上	最强度促進

第45表는「우에스다—구렝」氏法에 依하여 一 時間後의 沈降距離를 粍로 表示한 것이다.

그러나 血沈에 影響을 주는 가 장 重大한 因子는 血漿蛋白體의 比例 變化이며 餘他條件은 第二 次的인 것이다.

一酸化炭素中毒은 赤沈과 直接 的 關係는 없으나 血沈이 促進되 고 있는 患者에 修酸化Mg(스이 마구)를 應用하면 急速히 正常値 에 復歸하는 點으로 血漿蛋白體 의 安定은 全身的인 機能의 平衡

으로 이루어 진다고 생각된다. 또 柿葉煮汁에 依하여 VitaminC를 補給하 여도 赤沈促進은 大概 正常으로 回復된다고 한다.

Ⅲ. 健 康 日 課 銘

無病健康, 一家明朗, 能率增進을 爲하여 다음과 같은 生活計劃을 樹立하 여 實行할 必要가 있다.

1) 生水를 30分에 30gr式 飮用한다.

2) 金魚運動을 實行한다.

3) 背腹運動과 常住坐臥 眞善美를 思念하고 良能成就를 祀求한다.

4) 就寢時 腹部를 露出한다.

5) 平牀, 硬枕을 應用한다.

6) 足의 扇形 及 上下運動을 行하고 그 前後에 毛管運動을 倂行한다.

7) 柿茶 및 煮汁을 1日 20—30gr式 飮用하여「Vitamin C」를 補給하되 發

汗時는 適宜增量한다.

8) 胡麻鹽을 1日 大人은 6gr 小兒는 3gr씩 攝取하되 發汗時는 適宜增量 補充하고 반듯이 2—3週間에 1日無鹽日을 實行한다.

9) 海草類를 1日 平均 3匁 服用한다.

10) 無砂搗米糠(小焙도 可)을 大人은 1日 6瓦 小兒는 3瓦 攝取한다.

11) 驅虫劑는 副作用이 없는 것으로 選擇하여 月2回式 3個月 連服하고 3 個月 지나서 다시 3個月 連服한다.

12) 生野菜 3種以上(患者은 絕對로 5種以上)을 1日 20—30匁 攝取한다.

13) 朝食을 廢止하고 1日 晝, 夕 二食主義를 實行한다.

14) 冷溫浴을 行한다.

15) 때때로 粥食, 寒天食, 斷食을 實行하여 食餌의 不規則을 調節한다.

16) 每日 大便을 보되 排便後 手足을 洗滌할것.

Ⅳ. 發汗과 그 措置

人間生活과 發汗은 不可分離의 關係가 있다. 夏季와 같은 暑炎에서 뿐아니라 夜間 就寢時에도 누구나 普通300—400gr의 體液이 皮膚를 通해 發散된다. 이 發汗에 對한 措置를 잘못하면 各種障碍가 惹起되어 例하면 脚氣, 夏瘦, 消化不良, 元氣衰弱, 感冒等의 各種 疾病의 誘因이 된다.

汗의 成分

汗中에는 水分, 鹽分은 勿論 V—C도 含有되어 있다. 盛夏에는 1—4「릿틀」의 많은 發汗이 된다고 하니 그만한 量의 水分과 食鹽과 「V—C」가 喪失되는 것임으로 이를 補充하지 않으면 健康에 有害하다. 汗 100gr 中에는 0.3gr—0.7gr(平均 0.5gr)의 鹽分과 10mgr 의 V—C 가 含有되어 있다고 한다.

發汗의 處置

發汗으로 水分이 缺乏하면 尿毒症의 危險이 있고 鹽分을 喪失하면 胃液이 缺乏되고 神經炎을 일으켜 足에 機械的인 故障이 생기고 脚氣症狀이 나타나며 風邪에 感染되기 쉽다. 食鹽은 鹽化 나트리움(NaCl)로서 酸性灰分中 가장 重要한 Cl 과 均基性灰分中 가장 重要한 Na 의 化合物로서 體液에 含有

된 灰分의 75%를 占하고 있으며 「Energy」의 生産에 直接的인 關係는 없지만 體液中에 溶解되여 滲透壓을 調節하는 同時 酸鹽基의 平衡을 調節하는 重要한 役割을 한다. 때문에 生水와 胡麻鹽을 攝取하여 이를 防止하되 2·3週間마다 1日의 無鹽日을 設定하여 鹽分量을 調節하여야 한다.

「V—C」가 缺乏하면 壞血病, 齒槽膿漏가 생기며 細胞組織이 弱化되어 皮下出血을 일으켜 各種 傳染病, 肺炎, 肋膜炎等에 罹患하기 쉽다. 皮下出血은 廣義의 瘀血이다. 其外 發汗中에는 尿素와 尿酸도 含有되어 있다.

正常的인 生理過程(健康生活)에서는 體內에서 尿素와 「암모니아」가 發生되는데 萬若 發汗, 吐瀉等으로 水分이 喪失되면 正常的인 尿素나 「암모니아」代身 有害한 「구아니징」이 發生한다. 即

$$〔Co(NH_2)_2 + NH_3〕 - H_2O → C=NH \begin{matrix} /NH_2 \\ \\ \backslash NH_2 \end{matrix}$$

(尿素＋암모니아)—水(汗,吐,下)→(구아니징)

「구아니징」은 體內에서 尿毒症을 惹起하는 有害毒素다. 이 때 生水를 補給하면 正常的으로 環元하여 尿素와 「암모니아」로 됨으로 健康을 保持케 한다. 即

$$C=NH \begin{matrix} /NH_2 \\ \\ \backslash NH_2 \end{matrix} + H_2O = 〔CO(NH)_2 + NH_3〕$$

때문에 發汗하고 적어도 20時間 以內에 生水와 食鹽과 V—C를 補給하면 健康上의 障碍를 防止할 수 있다. 生水飲用法, 食鹽補給法, 「V—C」攝取法에 對하여는 임이 各項에서 詳細히 說明하였다. 越冬後 溫和한 春季에도 風邪, 肺炎, 流行性眼疾患等에 罹患하는 것은 各 季節의 發汗에 適當한 措置를 取하지 않았기 때문이다. 이를 漢方에서는 所謂 瘟病이라 한다.

溫浴과 發汗

溫浴時의 發汗量은 第46表와 같다.

第46表와 같이 溫浴은 水溫에 따라 發汗量에 顯格한 差異가 있으며 無意味한 發汗은 各種 故障의 原因이 된다. 發汗이 過重하면 身體의 自然調節 機能에 異常이 惹起되어 疾病 現象으로 나타난다. 때문에 熱湯沐浴 代身 冷溫浴을 實施하면 無意味한 發汗은 안하게 된다. 熱湯을 좋아하는 老人이나

第46表　温浴時의　發汗表

| (九州醫大調査) | | 入浴後의　發汗量（gr） | | | | | | (Gr) |
水　温　（°C）	入浴時間(分)	直後	30分後	60分後	90分後	120分後	150分後	計
43°C	10分	400	110	40	30	20	0	600
42	〃	160	95	40	20	20	0	335
41	〃	95	85	40	20	19	0	259
40	〃	90	80	30	20	17	0	237
冷温浴 温水　42°C 冷水　15°C	温浴 1分 冷浴 1分 ⎫7回	0	0	0	0	0	0	0

從來 韓國老人들이 齒牙가 早拔한 理由도 結局 温突에 만 常住함으로 因하어 發汗으로「V—C」가 缺乏한데 原因이 있음으로 發汗에 對한 適宜한 措置를 取하면 이도 豫防할 수 있다.

다음에 發汗에 關한 諸元을 參考로 記述한다. 比較的 口小한 者는 發汗하기 쉬운 體質임으로 特히 鹽分과「V—C」의 補給에 注意를 기우려야 하며 好酒나 砂糖嗜好도 食鹽不足 때문이다. 朝食廢止와 生食은 體温을 低下시킴으로 發汗量을 減少한다.

第47表　發汗에 關한 諸元

發　　汗　　程　　度	發汗量(gr)	食鹽損失量(gr)	V-C損失量(mgr)
暫時의 發汗程度	400	2.0	40
激甚한 發汗（每時間）	1,000	5.0	100
猛烈한 勞勤時 發汗（每時）	1,400	7.0	140
蹴球（2時間中）	1,000—2,000	5—10.0	100—200
二時間의 驅步（每時間 7.7粁）	2,100	10.5	210
漕艇（22分間）	2,500	12.5	250
蹴球（1時間 10分）	6,400	32.0	640
三時間의 驅步	3,900	19.5	390
夏季日常勤務（平均27—29°C）	3,000—3,200	15.0—16.0	300—320

3,000呎의 登山	5,000—7,000	25.0—35.0	500—700
鑛山勞動者 (1日間)	10,000	50.0	1,000
夜間就寢中	300—400	1.5—2.0	30—40
夏季 發汗을 感知하지 않을 때	3,000—4,000	15.0—20.0	300—400

V. 脊椎骨測定法(第91圖 參照)

脊椎骨을 正確하게 測定하는 것은 診察 및 治療上 重要하다. 特히 鍼灸學의 經穴을 探知하는데 指壓療法, 叩打療法의 實際에서 많이 應用됨으로 다음에 參考的으로 記述한다. 脊椎骨은 頸椎(略稱 C)7個, 胸椎(略稱 D)12個, 腰椎(略稱 L)5個, 仙骨(略稱 S)5個, 尾骨 4個를 合하여 總33個의 骨로 이루어 졌으나 仙椎와 尾骨은 모두 癒着되어 한덩어리를 이루고 있다.

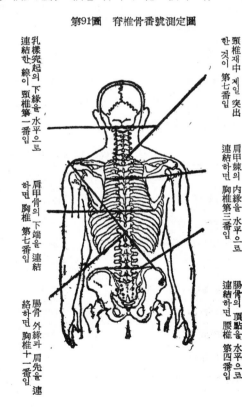

第91圖 脊椎骨番號測定圖

C1.2＝乳嘴突起의 下緣을 水平으로 連結한 線은 C1과 C2의 사이를 通過 한다.

C6.7＝C6의 棘狀突起는 V字形을 이루어 外見上 廣平하나 C7은 單突起임으로 皮膚上에 뾰족하게 突出되었고 頸椎中 가장 突出되어 있다.

D3＝肩甲棘의 內緣을 水平으로 連結하면 D3을 通過한다.

D5＝手를 背中으로 廻

轉하여 拇指가 닿는 곳이 D5로서 C7보다 約5寸(大人) 下方에 位置한다.

D7=肩甲骨 下端을 連結하면 D7 棘狀突起를 通過한다.

D9=心窩部의 正背點이다.

D11=正坐하여 肩峰突起와 腸骨前上棘를 連結하는 對角線의 交叉點이 D11이다.

L2=正坐하여 季肋骨의 最下를 水平으로 連結하면 L2다.

L3=臍의 正背點이 L3에 該當한다.

L4=腸骨頂點을 水平으로 連結하면 L4를 通過한다.

大槪 以上을 基準으로 脊椎骨을 測定하면 簡便하다.

Ⅵ. 「아―루부랑」博士의 脊椎診斷法

頸椎와 胸椎는 數가 많음으로 다음과 같이 分類한다. 即 頸椎上部는 C1.
2.3. 中部는 C4.5 下部는 C6.7 胸椎上部는 D1.2.3.4 中部는 D5.6.7.8 下部는 D9.10.11.12이며 第48表中에서 例하여 C1—4는 頸椎 1番부터 4番까지

第48表 「아―루부랑」氏 脊椎診察表

故障 器管	副脫臼된 脊椎骨 番號	故障 器管	副脫臼된 脊椎骨 番號
頭	C1—4 D6.10	鼻	C1—4 D上部
顔과 頸	C1—4 D上部 及 10	咽喉	C上 及 下部 D下部
腦	C1—4 D上部 及 下部	扁桃腺	C上部 及 下部 D5
眼	C1—4 D5.10 L1 或은2	喉頭와 舌	C1—4 D5
齒와 口	C3 或은 4 D5	膵臟	D8.9
甲狀腺	C6 D5.6	脾臟	D6 或은 9
副甲狀腺	C6 D5	胃	C1—4 D5—7.11
乳腺	C6 或은 7 D2—6	小腸	D11 或은 12
心臟	C1—4 D2	大腸	L1 或은 2
肺臟	C1—4 D3	虫垂	L2 右側
氣管支	D1 或은 2	直腸	L4 或은 5
橫隔膜	C3—5 D中部	腎臟	D10
腹膜	D11 或은 12 L1 或은 2	副腎	D9
肝臟	D4.8 (特히 4는 絶對的)	膀胱	L1 及 4
子宮	L4	睾丸	L3
攝護腺	L1 과 4	腟	L4
卵巢	L3	陰莖	L2 와 4

를 意味한다.

但 第48表에서 各器管의 故障時에 副脫臼된 脊椎骨番號는 鍼灸療法 및 觸
手療法을 施行할 治療上의 實際部位와 반듯이 一致하지는 안는다.

Ⅶ. 頸椎7番叩打法

頭를 前方으로 屈曲하면 頸과 肩의 境界에 相當하는 곳에 特別히 突出한
椎骨이 第7頸椎다. 이 第7頸椎를 叩打하면 各種 疾病에 有效하다.

叩打方法은 被術者를 正坐케 하고 施術者는 左或은 後方에서 膝로 患者의
D10을 接押하고 左手掌은 患者의 心窩部 即 鳩尾에 대고 右手握拳의 小指部
로 患者가 氣分좋을 程度의 强度로 叩打한다. 叩打는 普通 1分乃至 三分間
施行하되 1分間에 150—200回의 速度로 한다. 但 大動脉瘤에는 1分間 150回
의 速度로 10分—15分間 繼續한다. 特히 叩打時에 반듯이 D10을 押支하여야
한다.

第7頸椎叩打로 有效한 病症은 다음과 같다.

頭感冒, 偏頭痛, 腦貧血(C1을 押하고 C7 叩打한 다음 D8을 叩打한다. 手
毛管에 主力할것), 耳充血, 耳鳴, 神經性耳聾, 聽力增進(D. 3. 4를 叩打하면
조금 減退함), 聽力障碍(1分間 150回로 3分間式 1日 2·3回 施行), 視力減退,
眼充血, 眼瞼筋의 痙攣 及 反射, 鼻感冒, 「카탈성」鼻炎, 鼻出血(但 月經 前
後에는 注意할 것), 鼻充血, 鼻粘膜炎症, 吐血(喀血), 聲帶痙攣(失語症),
咽喉痛, 咳嗽, (1分에 150·200回式 1—3分間), 百日咳(1分間에 160回의 速
度), 甲狀線機能亢進(疲勞가잘옴), 「바세도써」病, 乳頭筋(心臟)痛症, 腕麻
痺, 四肢冷症, 窒息, 心臟麻痺, 狹心症(1分間 180回式 7—8分間 施行後 毛
管運動), 心臟衰弱으로 因한 呼吸困難, 心臟收縮, 肺臟擴大, 心臟衰弱症(强
心法이됨), 心臟性喘息, 心筋炎, 心臟肥大症, 瓣膜不全症, 心臟鼓動過多症
(1分에 180回式 1—3分間 施行後 D1—3에 掌壓), 心臟衰弱으로 因한 高血
壓, 肺機能을 强化함. 肺充血, (1分에 150回式 5—6分間 1日 4.5回 施行),
風邪, 一般下熱, 鬱血을 消散함(毛管運動을 하고 C7을 叩打한다), 內臟充
血, 動脉硬化症, 赤血球를 減少함. 食中毒, 胃擴張(胃를 收縮시킴 L1—3을
押支키도 하나 月經時는 不可), 胃下垂(C7. D6.7L2를 同時에 叩打) 胃機能

을 增進함. 脉膊容積을 減少함(增加하려면 D3—4를 叩打 지부스등의 경우)
脉膊速度를 減少함. 血管運動神經麻痺, 大動脉瘤(1分間 150回式 10—15分).
大動脉管收縮(反對로 反撥하여 擴大된 것을 意味함), 大動脉管의 機能增進.
血管擴張神經疾患, 迷走神經機能促進, 內出血防止, 血壓下降(C 7을 叩打後
다시 D2—4을 叩打), 月經閉止, 月經過多, 糖尿病, 溺水者(台上에 腹部를
걸치고 四肢를 느려뜨리게한 다음 叩打하면 吐水함), 日射病等에 奏效하다

Ⅷ. 脊椎神經節의 相剋 相生 關係

鍼灸, 指壓, 叩打等에 依하여 脊椎神經部에 刺戟治療를 行할 때 同時에
刺戟을 加함으로서 相乘的인 效果가 나타나는 경우와 서로 桔抗하여 效力이
減退되거나 或은 逆效果가 나타나는 경우가 있다.

心臟

1) 相生關係

  a) 擴張시키려면—胸 8.9.10.11.12

  b) 收縮시키려면—頸 7

  c) 心臟機能抑制에—胸 1.2 或은 4

  d) 心臟機能刺戟에—頸 3.4

  e) 迷走神經機能增進에—頸 7

  g) 迷走神經機能減退에—胸 3.4

2) 相剋 關係

  a) 「胸椎 9.10.11.12」와 「頸椎 7」

  b) 「胸椎 1.2 或은 4」와 頸椎 3.4」

  c) 「胸椎 3.4」와 「頸椎 7」

3) 臨床應用

  a) 瓣膜狹窄症等에는 胸椎 8 或은 9에서 12까지 그리고 頸椎 3.4를 刺
     戟하여 心臟을 擴張시킨다. 標準體重 以上의 사람은 胸椎 8—12로 充
     分하다.

  b) 大動脉瘤, 狹心症, 心臟擴大, 瓣膜不全症, 心筋炎, 心囊炎等에는 頸
     椎 7을 刺戟하여 收縮作用케 하되 頸椎 7은 모든 血管을 收縮시켜 腎

326

盂炎等을 惹起할 憂慮가 있음으로 이때는 반듯이 胸椎10을 同時에 押持하고 頸椎 7에 鍼灸, 叩打, 指壓等 適切한 療法을 施行하여야 한다.

c) 心囊炎, 高血壓, 心臟內膜炎等에는 胸椎 1.2 或은 4에서 抑止作用케 한다.

d) 心臟弛緩症等에 頸椎3.4에 鍼灸, 叩打, 指壓等을 施行하면 心臟이 刺戟되어 昻奮한다.

e) 心臟性喘息, 心悸亢進, 不整脉, 呼吸困難, 咳嗽, 狹心症, 心臟衰弱症, 心臟脂肪變性等에는 頸椎7을 刺戟함으로서 迷走神經 機能을 增進할 必要가 있으나 但 胸椎10을 支持할 것이며 患者 自身이 直接 行할 때는 右膝을 正面에서 40度로 벌리고 右足踵을 右臀部에 받이고 左脚은 伸張하여 左脚直股筋을 引張케 하고 上半身을 조금 後方으로 反張하고 背腹運動의 準備動作 第五를 2分—5分間 實行할 것.

F) 心臟痙攣, 煙草心臟等에는 胸椎3.4에 加療하여 迷走神經 機能을 減退케 하되 操作施行前, 深呼吸 또는 腹式呼吸을 行할 것.

肺臟

1) 相生 關係

a) 擴張作用—頸7 胸3.4.5.6.7.8

b) 收縮作用—頸4.5 胸1.2

c) 肺臟內血液減少作用—頸7

d) 肺臟內血液增加作用—胸10

2) 相剋 關係

a) 「頸椎7 胸椎3.4.5.6.7.8」과 「頸椎4.5 胸椎1.2」

b) 「胸椎10」과 「頸椎7」

3) 臨床應用

a) 肺結核, 肺炎, 肋膜炎, 肺膨脹不全症等에는 肺를 擴張케 할 必要가 있으며 이 때 頸椎7 胸椎3—8에 施療한다.

b) 氣管支喘息, 肺氣腫, 枯草熱等에는 頸椎4.5 胸椎1.2를 刺戟하여 收縮作用케 한다.

c）肺結核에는 肺臟內에 血液을 減少케 하여 炎症의 繁盛를 防止케 할 必要가 있으니 頸椎7에 加療한다.

d）肺充血, 氣管支炎, 氣管支出血等에는 胸椎10을 刺戟하여 肺臟內에 血?을 增加시킨다.

（註）硬枕使用은 頸椎4.5番을 恒時 齊整함으로 그 故障을 防止하며 이로 因한 肺의 過度收縮을 防止하기 爲하여 平牀을 使用하여 胸椎3—8의 不調를 防止하면 擴張이 促進되어 肺臟收縮과 擴大가 調節되어 陰陽이 和平하게 된다.

脾臟

1）相生 關係

a）擴張作用—胸椎11

b）收縮作用—腰椎1.2.3

2）相剋 關係

a）「胸椎11」과 「腰椎1.2.3」

3）臨床應用

a）모든 傳染病에는 脾臟을 擴大케 할 必要가 있다. 이 때 胸椎11을 刺戟한다.

b）貧血症, 脾臟炎, 白血病, 脾臟擴大症, 마라리아, 白血球減少症 等에는 脾臟을 收縮케 하기 爲하여 腰椎1.2.3을 應用한다.

胃

1）相生 關係

a）擴張作用—胸椎11

b）收縮作用—腰1.2.3

c）迷走神經機能增加作用—頸1.2.3.4 或은 7

d）胃液分泌增加(交感神經機能增加)作用—胸5.6.7

e）胃液分泌減少 作用—胸椎5.11

2）相剋 關係

a）「胸椎11」과 「腰椎1.2.3」

3) 臨床應用

a) 幽門狹窄症 및 痙攣, 心臟痙攣 等에는 胸椎11을 刺戟함으로서 胃를 擴張케 하며 特히 幽門狹窄症에는 胸椎5를 併用한다. 胸椎5는 幽門을 擴張시킨다.

b) 히스테리性吐血, 胃擴張, 胃下垂, 胃潰瘍, 急性胃炎, 胃아토니, 胃疾患性心臟障碍(Herzinsuffizieng), 胃疾患性幽門障碍(Pylorusinsuffizieng)等에는 胃를 收縮케 하는 것이 治療方法이 된다. 이 때 腰椎1. 2. 3을 應用한다.

c) 胃痙攣, 胃蠕動不穩症, 神經性噯氣 및 嘔吐, 嘈囃, 胃아토니, 胃痛症 等에는 迷走神經機能을 增進케 하여야 하며 이에 胸椎1—4 或은 7을 應用한다,

d) 慢性胃炎, 貧食症, 貧食不飽症, 神經性食欲欠乏症에는 交感神經機能을 增加시켜 胃液分泌를 促進한다. 이 때 胸椎5. 6. 7을 應用한다.

e) 胃酸過多症, 神經性分泌過多 或은 過少症 等에는 胞椎5. 11을 刺戟하여 胃液分泌를 減少케 한다.

膵臟

1) 相生關係

a) 收縮作用—胸椎4. 5. 6 或은 8

2) 臨床應用

a) 膵臟炎, 糖尿病에는 胸椎4. 5. 6 或은 8을 應用한다.

腸

1) 相生關係

a) 擴張作用—胸椎11

b) 收縮作用—腰椎1. 2. 3

2) 相剋關係

a) 「胸椎11」과 「腰椎1. 2. 3」

3) 臨床應用

a) 痙攣性便秘, 神經性下劑, 腸蠕動不穩, 腸神經痛, 腸閉塞 等에는 胸椎

11에 加療하면 腸이 擴張케 되며 治癒된다.

b) 아토니性便秘, 腸炎及 카탈, 虫垂炎, 結腸炎, 內腸下垂症, 腸出血**等**에는 腰椎1.2.3을 應用하여 腸을 收縮시킨**다.**

腎臟

1) 相生關係

   a) 擴張作用—胸4.5.6.7.8.9.10

   b) 收縮作用—胸12

2) 相剋關係

   a) 「胸椎6—10」과 「胸椎12」

3) 臨床應用

   a) 腎結石, 腎臟機能減退, 慢性間質性腎炎, 尿毒症, 腎臟水腫, 腎膿腫, 蠟樣腎臟 等에는 胸椎4에서 10까지 應用하여 腎臟을 擴張시키되 特히 胸椎6.10이 效果的이다.

   b) 腎臟貧血, 腎臟充血, 急性腎炎, 慢性糸球體腎炎, 腎臟下垂 等에는 胸椎12에서 收縮케 한다. 萎縮腎에 胸椎12를 刺戟하면 甚히 惡化함으로 注意할 것.

肝臟

1) 相生關係

   a) 擴張作用—胸11

   b) 收縮作用—腰1.2.3

   c) 肝液素分泌作用—胸4 及 8

   d) 迷走神經刺戟—頸3.4.5

2) 相剋關係

   a) 「胸椎11」과 「腰椎1.2.3」

3) 臨床應用

   a) 脂肪肝臟, 蠟樣肝臟, 急性黃色萎縮症 等에는 胸椎11과 胸椎4.8을 應用하여 擴張作用케 한다.

   b) 肝臟充血, 肝臟炎, 膽汁異常(黃疸), 肝臟無感覺症, 肝臟囊腫, 膿瘍,

肥大性肝硬變症, 輪膽管炎 等에는 腰椎1. 2. 3과 胸椎4. 8을 應用 收縮
作用케 한다.

膽囊

1) 相生關係

a) 擴張作用—胸椎9

b) 收縮作用—胸椎4. 5. 6

2) 相剋關係

a) 「胸椎4. 5. 6」과 「胸椎9」

3) 臨床應用

a) 膽石疝痛에는 胸9에서 擴張을 圖謀하되 胸椎4. 5. 6과 9를 交代로 刺
戟하면 膽石이 排出된다.

b) 膽囊炎에는 胸椎4. 5. 6을 應用 收縮作用케 한다.

肪胱

1) 相生關係

a) 肪胱은 擴張시킬 必要는 없다.

收縮作用—胸11 及 腰4

2) 臨床應用

a) 肪胱炎, 遺尿症, 尿不禁症에 胸椎11과 腰椎4를 刺戟하여 收縮케 하
면 治癒된다.

子宮

1) 相生關係

a) 擴張作用—胸10

b) 收縮作用—腰1, 2. 3

2) 相剋關係

a) 「胸椎10」과 「腰椎1. 2. 3」

3) 臨床應用

a) 月經不順, 白帶下 等에는 子宮을 擴張시킬 必要가 있다. 胸椎10을
應用한다.

b) 子宮內膜炎, 外膜炎, 實質炎, 月經痛, 月經過多症, 子宮收縮不全, 子宮後屈 및 前屈症, 子宮脫出症, 出血, 子宮息肉(polypus) 및 腫瘍 等은 모두 子宮을 收縮함으로서 治癒로 誘導된다. 이 때 腰椎1.2.3의 神經節에 針灸, 叩打指壓療法을 施行한다.

前立腺
1) 相生關係
　a) 擴張은 不要하며 收縮作用은—胸12 及 腰椎1.2.3.4
2) 臨床應用
　a) 前立腺肥大症, 前立腺癌腫, 前立腺硬化症, 前立腺腫脹 等에 모두 收縮作用을 圖謀한다. 이 때 胸椎12 及 腰椎1.2.3.4를 應用하면 된다.

大動脉
1) 相生關係
　a) 擴張作用—胸9.10.11,12
　b) 收縮作用—頸椎7
2) 相剋關係
　a) 「頸椎7」과 「胸椎9.10.11.12」
3) 臨床應用
　a) 小兒麻痺, 運動障碍, 下肢麻痺 等은 胸椎9.10.11.12를 刺戟하여 大動脉을 擴張 作用케 할 必要가 있다.
　b) 大動脉瘤에는 頸椎7을 應用하여 收縮시킴으로 治療로 誘導한다.

血壓
1) 相産關係
　a) 血壓下降作用—胸椎2.3.4
　b) 血壓上昇作用—胸椎6.7
2) 相剋關係
　a) 「胸椎2.3.4」와 「胸椎6.7」
3) 臨床應用
　a) 高血壓等血壓을 下降시켜야 할 경우는 胸椎2.3.4를 應用한다.

b) 血栓等에는 胸椎6.7을 應用한다.

以上은 身體的인 連關關係를 無視하고 單一病症에 對하여서 脊椎神經節에 鍼灸, 叩打, 指壓療法을 施行할 때의 適應椎骨임으로 餘他 合倂症이 있을 境遇에는 充分히 前後 相關性을 考慮하여 施療하지 않으면 안된다. 따라서 同一 病證이라도 施療部位의 設定, 施療順序, 刺戟의 强弱 等은 全身狀態 및 病症에 따라 相異하게 應用된다. 勿論 針灸療法을 施行할 때는 鍼灸學의 經絡關係理論에 依據하여 治療點이 決定되지만 아직도 經絡의 本體가 自然科學的으로 究明되고 있지않은限 相剋作用은 原則的으로 鍼灸 및 如何한 刺戟療法에도 適用된다 하겠다.

參考 및 引用資料

第一篇, 總論은 漢醫書와現代基礎醫學書를 參考하였으며, 第二篇은 日本西勝造氏의 自然療法의 實際를 主로 引用하였다.

主要 參考 및 引用書籍目錄(無順)

東醫寶鑑, 許浚, 臺灣 東方書店
黃帝內經, 素門靈樞合編馬元臺, 張隱庵合註. 台灣, 東方書店
東洋醫學大辭典, 李泰浩,
醫學入門, 李梴臺灣, 東方書店
漢方治療法講話, 馬場和光, 東京成光舘書店
鍼灸大成, 楊繼洲,
醫方類聚, 東洋醫科大學
仲景全書, 張仲景台, 灣東方書店
靈素鍼灸經, 東隱權寧俊, 醫學書林
本草集要, 申佶求, 프린트版
通俗漢醫學原論, 趙憲泳, 乙支文化社
理療法, 趙憲泳,
奧村療法學, 奧村凱一, 奧村療法學院
東醫壽世保元, 東武李濟馬,
東醫四象診療의醫典,

韓國醫學史, 金斗鍾, 探求堂

近世病理學總論, 今裕 武田勝男, 日本 南山堂

現代衛生學, 張熙國, 南山堂

General patholzoy Florey, Saunders

禪の修養と妙味, 新井石禪外多人, 大洋祉

標準銅人圖, 柳谷素靈,

大韓漢醫學會報中 黃帝內經講義, 韓東錫

西醫學原論實踐寶典, 西勝造

斷食療法の理論と實際, 西勝造

家庭醫學寶鑑(前後編), 西勝造

西醫學健康講座, 西勝造

生野菜汁療法, 樫尾太郎譯

成人病も恐れるに足りない, 渡邊正

現代病への挑戰, 渡邊正

透視人體解剖圖, 新井正治

毛管運動とその他の運動とその效果, 山崎佳三郎

肝臟病의條件 山崎佳三郎

癌は恐れるに足りない, 渡邊正

西醫學誌多數 西會刊

1958　慶熙大學校 醫科大學 漢醫學科 卒業
1960　週刊 漢藥時報社 主幹
1965　大韓四象醫學會 理事
1970　大韓漢醫學會 理事
1971　第四回 許浚醫學賞 金賞受賞
1973　慶熙大學校 醫科大學 漢醫學科 講師
1974　中國研究所 東洋醫學研究院長
　　　中國醫學史學會 第四屆 顧問
　　　臺北市 中醫師公會 學術顧問
1975　慶熙大學校 漢醫科大學 專任講師
1976　慶熙大學校 大學院 漢醫學 碩士
1977　慶熙醫療院 漢方病院 婦人科 科長
1978　慶熙大學校 漢醫科大學 助教授
1979　慶熙大學校 文化賞(學術部門) 受賞
1980　保健社會部 東洋醫學開發育成協議會 委員
　　　大韓漢方 婦人科學會 會長
　　　漢方基準 處方 作成研究 責任研究委員
1981　漢醫學博士學位 取得
1982　慶熙大學校 漢醫科大學 副教授
著　　書
1) 自然治療學(1970)
2) 漢方婦人科學(1978, 1980)
3) 漢方基準處方集(1980, 共同研究)
4) 方證新編(1983)
論　　文
1) 東醫壽世保元 新定方에 使用된 漢藥材의 本草性能에 關한 統計的研究(1976)
2) 龍膽瀉肝湯과 銀花瀉肝湯의 抗炎症, 解熱, 鎭痛, 利尿劑 및 抗菌 效果(1981)
　 以上外 論文 約 20餘片

◆ 저 자 ◆

宋 炳 基
· 慶熙大 漢醫科大學 敎授(前)
· 漢醫學 博士

현대 자연치료학 이해와 실제	정가 24,000원

2014年 10月 15日 인쇄
2014年 10月 20日 발행

저 자 : 송 병 기
발행인 : 김 현 호
발행처 : 법문 북스
　　　　〈한림원 판〉
공급처 : 법률미디어

152-050
서울 구로구 경인로 54길 4
TEL : (대표) 2636-2911, FAX : 2636~3012
등록 : 1979년 8월 27일 제5-22호
Home : www.lawb.co.kr